全国高等职业院校预防医学专业规划教材

基本公共卫生服务技术

（供预防医学、公共卫生管理、临床医学等专业用）

主　编　杨柳清　杨智源

副主编　张　谦　王　丹

编　者　（以姓氏笔画为序）

王　丹（重庆三峡医药高等专科学校）

刘世安（绵阳市疾病预防控制中心）

李　君（四川中医药高等专科学校）

李佳蔓（重庆三峡医药高等专科学校）

杨柳清（重庆三峡医药高等专科学校）

杨智源（长春医学高等专科学校）

邹华军（常德职业技术学院）

张　谦（重庆医药高等专科学校）

张寒冰（山西卫生健康职业学院）

曹　毅（遵义医药高等专科学校）

崔司宇（长春医学高等专科学校）

秘　书　李佳蔓

中国健康传媒集团

中国医药科技出版社

内 容 提 要

本教材为"全国高等职业院校预防医学专业规划教材"之一。本教材以国家卫生健康委员会发布的《国家基本公共卫生服务规范》为依据，面向基层公共卫生服务岗位的能力需求，对接预防医学专业教学标准、预防医学执业助理医师资格考试构建内容体系。本教材由 1 个课程导学、13 个项目、38 个学习任务和 9 个实训项目组成。本教材提供了各项目重点内容的思维导图、课后练习题，形成了由课程知识点体系、PPT 课件、题库、微课等组成的"数字化资源"。

本教材主要供高职高专预防医学、公共卫生管理、临床医学等专业课程教学使用，也可作为基层医疗卫生机构公共卫生人员能力培训资料。

图书在版编目（CIP）数据

基本公共卫生服务技术/杨柳清，杨智源主编. 北京：中国医药科技出版社，2024.8（2025.3 重印）.

全国高等职业院校预防医学专业规划教材

ISBN 978 – 7 – 5214 – 4329 – 5

Ⅰ.①基… Ⅱ.①杨… ②杨… Ⅲ.①公共卫生 – 卫生服务 – 高等职业教育 – 教材 Ⅳ. R199.2

中国国家版本馆 CIP 数据核字（2023）第 247555 号

美术编辑 陈君杞
版式设计 友全图文

出版 **中国健康传媒集团** | 中国医药科技出版社
地址 北京市海淀区文慧园北路甲 22 号
邮编 100082
电话 发行：010 – 62227427 邮购：010 – 62236938
网址 www.cmstp.com
规格 889mm×1194mm $^1/_{16}$
印张 14 $^1/_4$
字数 410 千字
版次 2024 年 8 月第 1 版
印次 2025 年 3 月第 2 次印刷
印刷 天津市银博印刷集团有限公司
经销 全国各地新华书店
书号 ISBN 978 – 7 – 5214 – 4329 – 5
定价 **49.00 元**

获取新书信息、投稿、为图书纠错，请扫码联系我们。

为了贯彻党的二十大精神，落实《国家职业教育改革实施方案》《关于推动现代职业教育高质量发展的意见》等文件精神，对标国家健康战略、服务健康产业转型升级，服务职业教育教学改革，对接职业岗位需求，强化职业能力培养，中国健康传媒集团中国医药科技出版社在教育部、国家药品监督管理局的领导下，组织相关院校和企业专家编写"全国高等职业院校预防医学专业规划教材"。本套教材具有以下特点。

1. 强化课程思政，体现立德树人

坚决把立德树人贯穿、落实到教材建设全过程的各方面、各环节。教材编写将价值塑造、知识传授和能力培养三者融为一体。在教材专业内容中渗透我国医疗卫生事业人才培养需要的有温度、有情怀的职业素养要求，着重体现加强救死扶伤的道术、心中有爱的仁术、知识扎实的学术、本领过硬的技术、方法科学的艺术的教育。引导学生始终把人民群众生命安全和身体健康放在首位，尊重患者，善于沟通，提升综合素养和人文修养，提升依法应对重大突发公共卫生事件的能力，做医德高尚、医术精湛的健康守护者。

2. 体现职教精神，突出必需够用

教材编写坚持"以就业为导向、以全面素质为基础、以能力为本位"的现代职业教育教学改革方向，根据《高等职业学校专业教学标准》《职业教育专业目录(2021)》要求，教材编写落实"必需、够用"原则，以培养满足岗位需求、教学需求和社会需求的高素质技能型人才，体现高职教育特点。同时做到与技能竞赛考核、职业技能等级证书考核的有机结合。

3. 坚持工学结合，注重德技并修

围绕"教随产出，产教同行"，教材融入行业人员参与编写，强化以岗位需求为导向的理实教学，注重理论知识与岗位需求相结合，对接职业标准和岗位要求。设置"学习目标""情景导入""知识链接""重点小结""练习题"等模块，培养学生理论联系实践的综合分析能力；增强教材的可读性和实用性，培养学生学习的自觉性和主动性，强化培养学生创新思维能力和操作能力。

4.建设立体教材，丰富教学资源

依托"医药大学堂"在线学习平台搭建与教材配套的数字化资源(数字教材、教学课件、图片、视频、动画及练习题等),丰富多样化、立体化教学资源,并提升教学手段,促进师生互动,满足教学管理需要,为提高教育教学水平和质量提供支撑。

本套教材的出版得到了全国知名专家的精心指导和各有关院校领导与编者的大力支持,在此一并表示衷心感谢。希望广大师生在教学中积极使用本套教材并提出宝贵意见,以便修订完善,共同打造精品教材。

数字化教材编委会

主　编　杨柳清　李佳蔓
副主编　杨智源　张　谦　王　丹
编　者　（以姓氏笔画为序）
　　　　王　丹（重庆三峡医药高等专科学校）
　　　　刘世安（绵阳市疾病预防控制中心）
　　　　李　君（四川中医药高等专科学校）
　　　　李佳蔓（重庆三峡医药高等专科学校）
　　　　杨柳清（重庆三峡医药高等专科学校）
　　　　杨智源（长春医学高等专科学校）
　　　　邹华军（常德职业技术学院）
　　　　张　谦（重庆医药高等专科学校）
　　　　张寒冰（山西卫生健康职业学院）
　　　　曹　毅（遵义医药高等专科学校）
　　　　崔司宇（长春医学高等专科学校）

PREFACE
前言 ▶

实施国家基本公共卫生服务是推进"健康中国"战略、落实基本公共卫生服务逐步均等化的重要内容,也是我国公共卫生制度建设的重要组成部分。

本教材适应我国基层医疗卫生机构职能的重要转变,遵循"以就业为导向、全面素质为基础,能力为本位"的现代职业教育教学改革理念,以国家卫生健康委员会发布的《国家基本公共卫生服务规范》为依据编写。面向基层公共卫生服务岗位的能力需求,全书内容与预防医学专业教学标准相对接、与预防医学执业助理医师资格考试相对接、与岗位工作群的工作任务要求相对接构建内容体系。突出"三基、五性、三特定",精炼基础理论知识,强化技能应用能力,注重职业行动能力的培养。将课程思政元素自然融入教材内容中,着力塑造爱国情怀,弘扬"有温度服务"的医者精神和尽职尽责守护百姓健康的工匠精神。

本教材主要用于高职高专预防医学、公共卫生管理、临床医学等专业课程教学,也可作为基层医疗卫生机构公共卫生人员能力培训资料。全书由 1 个课程导学、13 个项目、38 个学习任务和 9 个实训项目组成。课程导学介绍国家基本公共卫生服务开展的背景以及相关历程;项目 1 至项目 13 介绍基层医疗卫生机构在公共卫生服务工作中的职责、内容和技术规范。此外本教材提供了各项目重点内容的思维导图、练习题,形成了由课程知识点体系、PPT 课件、题库、微课等组成的"数字化资源",为读者提供多媒体整合增值服务,使纸质教材与数字教材融合,满足教师日常教学、在线教学和学生自主学习等多种需求。

本教材编写团队由学校教职人员与行业骨干人员组成。具体编写任务:课程导学与项目 9 由杨柳清编写,项目 1 由张寒冰编写,项目 2 与项目 13 由张谦编写,项目 3 由王丹编写,项目 4 由李君编写,项目 5 由李佳蔓编写,项目 6 由崔司宇编写,项目 7 与项目 8 由杨智源编写,项目 10 由邹华军编写,项目 11 由刘世安编写,项目 12 由曹毅编写。

本教材在编写过程中除得到编者所在院校的支持外,还得到绵阳市疾控中心、重庆市预防医学会、吉林省长春市二道区东方广场社区卫生服务中心、湖南省常德市武陵区白马湖街道社区卫生服务中心、贵州省遵义市新蒲新区新中街道社区卫生服务中心、山西省太原市尖草坪区兴华西社区卫生服务站等卫生机构、学会的大力支持,特向以上单位致以衷心感谢!

限于编者水平有限,书中难免有不足之处,真诚希望所有读者不吝赐教、及时反馈,提出建设性意见,以便我们不断修订完善。

编　者
2024 年 3 月

CONTENTS
◀ **目录**

课程导学 🄴微课

⬡ 学习目标

知识目标

1. 掌握我国卫生与健康工作方针。
2. 熟悉国家基本公共卫生服务的项目内容。
3. 了解全球战略目标和初级卫生保健的实施原则。

能力目标

能根据"三级预防"的原则，区分出我国在健康维护中的"三级预防"措施。

素质目标

1. 认识到我国公共卫生服务是公益事业，是"健康中国"战略的重要内容，树立社会主义核心价值观。
2. 深刻理解我国"卫生与健康工作方针"精神，树立扎根基层、当好老百姓"健康守门人"的人生价值观。

情境导入

情境：小殷的父母在城市务工，他从小与爷爷、奶奶生活在乡村。小殷从小身体弱，经常去医院看病，镇卫生院的医生基本都认识他。有一天镇卫生院的王医生来到小殷家里，为他和爷爷、奶奶建立个人健康档案，还带来血压计等设备为他们进行健康检查。

思考：

1. 为什么王医生不在卫生院内坐诊等候患者，却来到健康人家里做上门服务？
2. 王医生这次上门服务需要收费吗？

健康是人类追求幸福生活的基础，是促进人的全面发展的必然要求，也是国家富强和民族昌盛的重要标志。虽然当今世界人类的科技、生物、医疗等技术快速发展，但是传染性与非传染性疾病始终是人类健康的绊脚石。2020 年新冠病毒感染全球流行再次向人类敲响了警钟，构建人类命运共同体，加强疾病预防控制的国际合作，共同应对疾病对人类健康的危害，才能真正实现人类文明与健康的可持续性发展。

"健康中国"是我国的国家战略，充分体现了政府维护人民健康的坚定决心。在《"健康中国2030"规划纲要》中，提出了我国新时代卫生与健康工作方针是"以基层为重点，以改革创新为动力，预防为主，中西医并重，将健康融入所有政策，人民共建共享"。坚持"预防为主、防治结合"的原则，牢固树立"大卫生、大健康"理念，将疾病预防控制工作的关口前移，以基层为重点，采取有效干预措施，加强公共卫生服务体系建设，以较低成本的投入取得较高健康效益的最有效策略，也是解决当前中国居民健康问题的现实途径。

任务一　初级卫生保健

1998 年世界卫生组织在第 51 届世界卫生大会上通过了"21 世纪人人享有卫生保健"的总目标和具体目标，并再次确认实现"人人享有卫生保健"的目标需要通过初级卫生保健来实施。

一、初级卫生保健的概念

1978 年世界卫生组织在国际初级卫生保健会议上发表了《阿拉木图宣言》，提出了推行初级卫生保健是实现"人人享有卫生保健"目标的基本策略和根本途径。WHO 指出："初级卫生保健（primary health care，PHC）是一种基本的卫生保健，它依靠切实可行、学术可靠又受社会欢迎的方法和技术，是社区的家庭积极参与普遍能够享受的，费用也是社区或国家依靠自力更生精神能够负担的。它是国家卫生系统和社会经济发展的组成部分，是国家卫生系统的中心职能和主要环节。它是个人、家庭和社区同国家卫生系统保持接触，使卫生保健深入人民生产和生活的第一步，也是整个卫生保健工作的第一要素。"

2018 年在全球初级卫生保健会议上，世界卫生组织 197 个成员国一致通过了《阿斯塔纳宣言》，重申了《阿拉木图宣言》的重大历史意义，并且对"人人享有卫生保健"作出新的全球承诺，即：在所有部门为增进健康做出大胆的政治选择；建立可持续的初级卫生保健服务；增强个人和社区权能；使利益攸关方的支持与国家政策、战略和计划保持一致。

知识链接

世界卫生组织

世界卫生组织（World Health Organization，WHO，中文简称"世卫组织"）于 1948 年 4 月 7 日成立，是联合国下属的一个专门机构，总部设置在瑞士日内瓦，只有主权国家才能参加，是国际上最大的政府间卫生组织。

世界卫生组织的宗旨是使全世界人民获得尽可能高水平的健康。

每年的 4 月 7 日是全球性的"世界卫生日"。世界卫生组织每年为世界卫生日选定一个主题，突出其关注的重点领域。

二、初级卫生保健的内容

（一）四个方面

1. 健康教育和健康促进　通过健康教育和各种环境支持，促使人们自觉改变不良的行为生活方式，控制、减轻和消除危害健康的因素，提高健康水平。

2. 预防保健　采取积极有效的措施，预防各种疾病的发生、发展和流行；对重点特殊人群开展有针对性的保健服务。

3. 合理治疗　以基层医疗机构（社区卫生服务中心或乡镇卫生院）为核心，为社区居民提供及时有效的基本治疗服务，防止疾病恶化，争取早日痊愈。

4. 社区康复　对已经确诊的患者，要积极采取措施防止并发症和致残。对丧失了正常功能或功能上有缺陷的残疾者，通过医学的、教育的、职业的和社会的综合措施，尽量恢复其功能，使他们重新获得生活、学习和参加社会活动的能力。

（二）八项要素

《阿拉木图宣言》中提出初级卫生保健的具体内容因不同的国家和居民团体可有所不同，但至少包括八项。

1. 对当前主要卫生问题及其预防和控制方法的健康教育。
2. 改善食品供应和合理营养，供应足够的安全卫生水。
3. 基本环境卫生。
4. 妇幼保健和计划生育。
5. 主要传染病的预防接种。
6. 地方病的预防与控制。
7. 常见病和外伤的合理治疗。
8. 提供基本药物。

1981 年第 34 届世界卫生大会上增加："使用一切可能的办法，通过影响生活方式和控制自然和社会心理环境来预防和控制慢性非传染性疾病和促进精神卫生"。

三、初级卫生保健的实施原则

1. 体现社会公正原则　初级卫生保健是人人都能得到的一种基本保健服务，就要体现卫生服务、卫生资源的分配和利用的公正性。

2. 社区和群众参与原则　提供的预防、保健、康复服务需要社区个人、家庭、政府的积极参与才能得到推广普及。

3. 部门协同原则　初级卫生保健是整个社会经济发展的一个重要主要组成部分，因此，仅靠医疗保健部门的努力是不能实现的，还必须依赖卫生部门与其他有关部门（包括政治、经济、文化等）的通力合作与协调行动。

4. 预防为主原则　预防为主是我国卫生与健康工作方针的重要内容，突出预防服务是初级卫生保健的显著特征。

5. 适宜技术原则　是实施初级卫生保健的重要基础。初级卫生保健提供的是一种基本的卫生服务，解决老百姓最基本的卫生需求。卫生保健部门使用的技术、设备、药品应是可靠、方便、乐于接受而且费用低廉的。

6. 综合应用原则　仅靠医疗卫生保健服务是不能改善全体人民卫生状况的，还需要满足个人生活中最基本和最低的生活需要，如营养、教育、社区环境卫生、安全饮用水、住房等。

任务二　疾病三级预防策略

三级预防是针对疾病自然史的全过程而采取的积极预防措施，包括在疾病尚未发生时采取的第一级预防措施，疾病症状发生前期采取的第二级预防措施，临床出现期及发病后期采取的第三级预防措施。

一、第一级预防

第一级预防即病因预防（primary prevention）。针对致病因素或健康危险因素而采取措施，也是预防疾病和消灭疾病的根本措施。WHO 提出的人类健康四大基石"合理膳食、适量运动、戒烟限酒、心理平衡"是一级预防的基本原则。主要措施有①健康促进措施：如卫生立法、健康教育、改变不良行为方式和生活习惯，创造良好的劳动和生活居住环境，控制人口过度增长等；②特殊防护措施：如免疫接种、消毒杀菌灭虫、监测高危险性环境（如工业毒物）和高危险性人群（如免疫缺陷者、高血压高危险人群等）。

二、第二级预防

第二级预防即临床前期预防（secondary prevention）。主要通过病例发现、年度体检或周期性健康检查、社区筛检达到早期发现、早期诊断和早期治疗（即"三早"）疾病的目的。如定期作胸部 X 线检查以早期发现肺癌、肺结核或矽肺（矽尘接触作业人群）患者，妇女定期体检以早期发现乳癌或宫颈癌，在肝癌高发区作甲胎蛋白测定以早期发现肝癌等。疾病早期发现后应立即制订合理有效的治疗方案、控制疾病的发展、促进身体尽早痊愈。

三、第三级预防

第三级预防即临床预防（tertiary prevention）。通过采取积极、有效的措施，防止疾病进一步恶化或发生严重的并发症、后遗症，尽可能地保护和恢复机体的功能。包括防止病残和康复工作。防止病残是为了使患者不致丧失劳动能力，力求病而不残、残而不废，保存个人的社会价值；康复工作是对身体和心理疾病患者以及老年人采取措施，使他们能够在身体、心理、社会及职业上成为有用的人。做好第三级预防，开展康复医学服务、充分发挥社区康复保健功能，可以减轻临床治疗压力，促进病残人恢复，提高生命质量。

任务三　基本公共卫生服务

一、基本公共卫生服务的概念

基本公共卫生服务，是指由疾病预防控制机构、社区卫生服务中心、乡镇卫生院、村卫生室等城乡基本医疗卫生机构向全体居民提供的、公益性的公共卫生干预措施，以达到疾病预防控制的目的。其特征是服务免费，费用由政府承担，直接面向群众。

2009 年我国启动了基本公共卫生服务项目，于 2011 年、2015 年、2017 年、2023 年四次修订，2017 年《国家基本公共卫生服务（第三版）》项目内容扩大至 12 类共 14 项。同时国家对基层开展基本公共卫生服务补助经费标准从人均 15 元提高至 45 元。2019 年我国再次对基本公共卫生服务项目进行调整，新划入 19 个项目与原 14 项国家基本公共卫生服务项目合并，人均经费补助标准达到 69 元。目前我国基本公共卫生服务人均经费补助标准按每年 5 元增加，2023 年已达到 89 元。

二、基层开展基本公共卫生服务的意义

1. 是党和政府实施的惠民政策　基本公共卫生服务是各级财政共同提供经费保障，项目本质就是政府购买公共卫生服务，交由基层医疗卫生机构实施，让居民享受国家基本卫生保健制度。

2. 是促进基本公共卫生服务逐步均等化的重要内容　为城乡居民免费自愿提供基本公共卫生服务，使居民人人能享受到公共卫生资源与卫生服务，从而促进基本公共卫生服务逐步均等化，实现人人公平、共享。

3. 是深化医药卫生体制改革的重要工作　我国医药卫生体制改革的总体目标之一就是"普遍建立

比较完善的公共卫生服务体系和医疗服务体系"，因此我国公共卫生领域的一项长期的、基础性的制度安排，就是医药卫生体制改革的一项十分重要的内容，是落实"预防为主，普及健康"的大事。

4. 是实现健康中国战略的重要内容 国家基本公共卫生服务是针对城乡居民存在的主要健康问题，以儿童、孕产妇、老年人、慢性疾病患者为重点人群，落实以预防为主的理念，提高了城乡居民的健康水平。

三、基本公共卫生服务项目内容

为进一步规范国家基本公共卫生服务项目实施，原国家卫生计生委组织制订了《国家基本公共卫生服务规范》，明确了服务对象、服务内容、服务流程、服务要求及工作指标。

1. 2017 年《国家基本公共卫生服务规范》（第三版） 包括：城乡居民健康档案管理服务、健康教育服务、预防接种服务、0~6 岁儿童健康管理服务、孕产妇健康管理服务、老年人健康管理服务、慢性病患者健康管理服务（包括高血压患者健康管理和 2 型糖尿病患者健康管理）、严重精神障碍患者管理、传染病及突发公共卫生事件应急处理、卫生监督协管服务、肺结核患者健康管理服务、中医药健康管理、免费提供避孕药具、健康素养促进。

2. 2019 年新划入基本公共卫生服务相关规范的项目 新划入的项目将国家基本公共卫生服务项目和原重大公共卫生、计划生育项目中的妇幼卫生、老年健康服务、医养结合、卫生应急、孕前检查等内容合并为基本公共卫生服务。新划入的项目包括：地方病防治、职业病防治、重大疾病与健康危害因素监测、人禽流感、SARS 防控项目管理、鼠疫防治项目管理、国家卫生应急队伍运维保障管理、农村妇女"两癌"检查项目管理、基本避孕服务项目管理、贫困地区儿童营养改善项目管理、贫困地区新生儿疾病筛查项目管理、增补叶酸预防神经管缺陷项目管理、国家免费孕前优生健康检查项目管理、地中海贫血防控项目管理、食品安全标准跟踪评价项目、健康素养促进项目管理、国家随机监督抽查项目管理、老年健康与医养结合服务管理、人口监测项目、卫生健康项目监督管理。

知识链接

重大公共卫生服务

重大公共卫生服务也是促进基本公共卫生服务逐步均等化的重要内容，是国家针对主要传染病、慢性病、地方病、职业病等重大疾病和严重威胁妇女、儿童等重点人群的健康问题以及突发公共卫生事件预防和处置需要制订和实施的公共卫生服务。

四、基本公共卫生服务均等化

基本公共卫生服务均等化是指每个公民都能平等地获得基本公共卫生服务。我国现阶段的基本公共卫生服务均等化的目标是：通过实施国家基本公共卫生服务项目和重大公共卫生服务项目，明确政府责任，对城乡居民健康问题实施干预措施，减少主要健康危险因素，有效预防和控制主要传染病及慢性病，提高公共卫生服务和突发公共卫生事件应急处置能力，使城乡居民逐步享有均等化的基本公共卫生服务。

促进基本公共卫生服务均等化的主要任务：①制定和实施基本公共卫生服务项目；②实施重大公共卫生服务项目；③提高服务能力，大力培养公共卫生技术人才和管理人才，转变公共卫生服务模式；④规范管理，完善基本公共卫生服务规范；⑤转变运行机制。

基本公共卫生服务均等化是我国新一轮医药卫生体制改革的重要目标和要求之一。"均等化"体现的是公平性和人人享有，旨在使人人都均等地享有获得基本公共卫生服务的机会。

✏️ 练习题

一、A 型题

1. 世界卫生组织首次提出初级卫生保健的背景，以下正确的是（ ）
   A. 1977 年国际初级卫生保健会议　　　　B. 1977 年《阿拉木图宣言》
   C. 1978 年国际初级卫生保健会议　　　　D. 1978 年《阿斯塔纳宣言》
   E. 2018 年《阿拉木图宣言》

2. 对初级卫生保健最正确的理解是（ ）
   A. 最低级的卫生保健
   B. 是满足居民最低要求的卫生保健
   C. 居民通过购买才能享受的卫生保健
   D. 是高端科技技术的卫生服务
   E. 是人人都能受益、最基本的服务

3. 以下公共卫生服务项目中，属于第二级预防的是（ ）
   A. 实施农村改水改厕
   B. 宫颈癌检查、乳腺癌检查
   C. 国家免疫规划
   D. 农村孕产妇住院分娩补助
   E. 孕前和孕早期进行免费补服叶酸

4. 2019 年我国新增划入国家基本公共卫生服务项目的有（ ）
   A. 16 项　　　　　　　　　　　　　　　　B. 17 项
   C. 18 项　　　　　　　　　　　　　　　　D. 19 项
   E. 20 项

5. 目前不属于国家基本公共卫生服务项目的是（ ）
   A. 卫生监督协管
   B. 建立居民健康档案
   C. 0～6 岁儿童健康管理
   D. 1 型糖尿病患者健康管理
   E. 传染病和突发公共卫生事件报告和处理

二、问答题

1. 什么是初级卫生保健？
2. 国家基本公共卫生服务的实施有何意义？

（杨柳清）

书网融合……

本章小结　　　　　　　微课

项目一 居民健康档案管理服务规范 微课

PPT

保障和改善民生是党和政府工作的永恒主题，居民健康档案属于民生服务工作的一部分，它的发展不仅让居民享有更多健康服务的权益，而且在很大程度上推动了医疗卫生事业的进步。居民健康档案是居民享有均等化公共卫生服务的重要体现，是医疗卫生机构为居民提供高质量医疗卫生服务的有效工具，是各级政府及卫生行政部门制定卫生政策的参考依据。

任务一 居民健康档案概述

一、居民健康档案的概念

居民健康档案是医疗卫生机构为居民提供医疗卫生服务过程中的规范记录，是以居民个人健康为核心、贯穿整个生命过程、涵盖各种健康相关因素的系统化文件记录。目前，随着信息化的发展，居民健康档案由纸质版过渡到电子版，使基层卫生管理上升到一个新的水平。

二、居民健康档案的类别

居民健康档案包括个人、家庭和社区健康档案。

1. 个人健康档案 个人健康档案是指一个人从出生到死亡的整个过程中，其健康状况的发展变化以及所接受的各项卫生服务记录的总和。我们平时在工作中所说的居民健康档案主要是指个人健康档案。

2. 家庭健康档案　家庭健康档案是以家庭为单位，记录其家庭成员健康基本状况、疾病动态、预防保健服务利用情况等的文件材料。家庭健康档案包括家庭基本资料、家系图、家庭评估资料、家庭主要问题目录、问题描述等内容。目前家庭健康档案还没有形成统一的构建和管理标准，所以各地基层医疗卫生机构在家庭健康档案的使用上仍存在很大差异。

3. 社区健康档案　社区健康档案是以社区为单位，收集和记录反映社区卫生状况、社区居民健康状况（如出生率、死亡率、人口自然增长率等）、社区卫生资源、社区居民需求以及卫生服务提供与利用状况等各方面资料，并在系统分析的基础上作出的社区卫生诊断。

知识链接

家系图（pedigree），指的是表明亲缘与婚姻关系的图。一般男用□表示，女用○表示；□、○以横线连接的称为婚姻线，表示为夫妇；从婚姻线的近中点向下作垂线，下端连上子女记号，子女如在二人以上，可按出生顺序从左向右排列，世代数在图左端以罗马数字标出。完全的家系图应一个不漏地包括死亡者、流产者和性别不明者。患者或具有特别性状的人以■●表示，或在□中加斜线、纵线等以示区别（图1-1）。

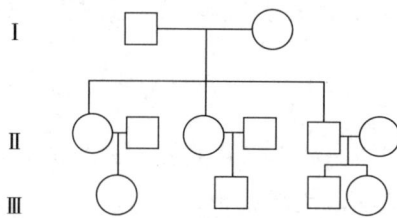

图1-1　家系图示例

三、建立居民健康档案的目的和意义

1. 提高自我保健能力　居民健康档案是自我保健不可缺少的医学资料，居民可以通过身份安全认证、授权查阅自己的健康档案，系统、完整地了解自己不同生命阶段的健康状况和利用卫生服务资源的情况。居民通过一段时间内相关医学检查及接受卫生服务效果的数据比较，可发现自身健康状况的变化及疾病发展趋向等，提高自我预防保健意识和识别健康危险因素的能力，主动接受医疗卫生机构的健康咨询和指导，提高自我保健能力。

2. 开展循证个体诊疗服务　居民健康档案详细、连续地记录了个人的健康问题、所患疾病及相关的危险因素，是全科医师开展连续性服务的基础，是实现双向转诊的必备条件，也是评价居民个体健康水平并针对个体进行医疗、预防、保健和康复的重要依据。从个体层面上讲，通过长期管理和照顾患者，医生有更多的机会及时发现、辨识患者现存的健康危险因素，评估其健康状况的动态变化，有助于恰当地诊断疾病，开展个体化的药物和非药物治疗，针对性地提供预防、保健、医疗服务，控制疾病的发生、发展。通过对居民健康档案静态、动态信息的综合评估，真正实现循证医疗。

3. 实现循证群体健康管理　居民健康档案汇集了丰富的居民健康相关信息，通过定期汇总分析，可以掌握居民健康问题的发生、发展规律和变化情况，辨识高危人群，了解疾病的人群、地区、时间分布以及疾病的严重程度等；可以动态监测相关危险因素（如生活行为方式）的变化，及时制定调整群体预防保健项目，对个体或群体进行有针对性的健康教育；可以动态监测重点人群健康管理情况，及时采取措施，提高管理效果。

4. 提供科研教学资源 居民健康档案收集一个人从出生到死亡的整个过程中其健康状况的发展变化情况以及所接受的各项卫生服务记录，可以为各种不同类型的课题研究提供良好素材。同时，居民健康档案以问题为中心的健康记录（problem-oriented medical record，简称 POMR），反映居民生理、心理、社会方面的问题，具有连续性、逻辑性，是很好的教材，有利于培养学生的临床思维和全科医疗思维能力。

5. 满足健康决策需要 卫生行政管理部门可以根据健康档案客观评价居民健康水平、医疗费用负担以及卫生服务工作的质量和效果，为区域卫生规划、卫生政策制定以及突发公共卫生事件的应急指挥提供科学决策依据。

四、居民健康档案的基本要求

1. 真实性 居民健康档案应能真实地反映居民的一般情况、健康状况、病情变化、治疗经过、康复状况等。在记录时对于某些不太明晰的情况，一定要通过调查，获取真实的结果，绝不能想当然地加以描述。例如在国家基本公共卫生服务考核工作中，发现某村全体居民的 ABO 血型均被填写为"不详"，在实际生活中部分居民确实不知道自己的血型，但是如果全村居民都不知道自己的血型，这种情况是可疑的，可能是没有认真开展调查而任意填写的结果。已经记录在案的资料，绝不能出于某种需要而任意改动。居民健康档案除了具有医学效力还具有法律效力，这就需要保证资料的真实可靠。

2. 科学性 居民健康档案作为医学信息资料，应按照医学科学的通用规范进行记录。各种图表制作、文字描述、计量单位使用都要符合有关规定，做到准确无误。医疗卫生服务中经常使用的健康问题名称，要符合疾病分类的标准，健康问题的描述符合医学规范。

3. 完整性 居民健康档案记录的内容必须完整。这种完整性一是体现在各种表单应当齐全，一份完整的健康档案应该包括个人基本信息和一个人从出生到死亡的整个过程中其健康状况的发展变化情况以及所接受的各项卫生服务记录；二是每个表单中的项目要应填尽填，填写完整。

4. 连续性 通过对慢性病患者每年一次的健康体检、每年至少四次的随访，体现了对慢性病患者健康管理的连续性，可以把健康问题的动态变化记录下来。

5. 可用性 居民健康档案的使用频率很高，一份理想的健康档案不应成为一叠被隔离在柜子里、长期贮存起来的"死"资料，而是保管简便、查找方便，能充分体现其使用价值的"活"资料。电子健康档案信息系统的开发应用，更加方便了医务人员对居民健康档案的查询和使用。

任务二 居民健康档案管理服务规范

情境导入

情境： 2023 年 8 月 28 日，贺先生和他的妻子及女儿来到了××社区卫生服务站。医护人员与贺先生沟通后，得知贺先生一家三口于 2022 年 9 月由外省迁入本市××社区居住，贺先生和他的妻子在本市主要从事蔬菜销售工作。他们的女儿已满 3 周岁，2023 年 9 月即将进入幼儿园。幼儿园需要贺先生提供女儿的居民健康档案编号。于是，贺先生一家来到了社区卫生服务站建档。

思考：

1. 贺先生一家三口属于××社区卫生服务站的服务对象吗？

2. 医护人员了解到贺先生一家三口过去从未建档，那么在建档时，医护人员应该填写哪些表单？

一、服务对象

1. 辖区内常住居民 指居住半年以上的户籍及非户籍居民。如果户籍在辖区，但不居住在本辖区的居民不属于服务对象。

2. 重点服务对象 包括 0～6 岁儿童、孕产妇、老年人、慢性病患者、严重精神障碍患者和肺结核患者。这 6 类重点人群，均应先为其建立健康档案，再纳入专项管理。

二、服务内容

（一）居民健康档案的内容 📱微课

居民健康档案的内容包括个人基本信息、健康体检、重点人群健康管理记录和其他医疗卫生服务记录。居民健康档案各表单需装入档案袋存放。

1. 个人基本情况 包括姓名、性别等基础信息和既往史、家族史等基本健康信息。

2. 健康体检 包括一般健康检查、生活方式、健康状况及其疾病用药情况、健康评价等。

3. 重点人群健康管理记录 包括国家基本公共卫生服务项目要求的 0～6 岁儿童、孕产妇、老年人、慢性病、严重精神障碍和肺结核患者等各类重点人群的健康管理记录，详见有关章节。

4. 其他医疗卫生服务记录 包括上述记录之外的其他接诊、会诊、转诊记录等。

（二）居民健康档案的建立

1. 辖区居民到乡镇卫生院、村卫生室、社区卫生服务中心（站）接受服务时，由医务人员负责为其建立居民健康档案，并根据其主要健康问题和服务提供情况填写相应记录，同时为服务对象填写并发放居民健康档案信息卡。

2. 通过入户服务（调查）、疾病筛查、健康体检等多种方式，由乡镇卫生院、村卫生室、社区卫生服务中心（站）组织医务人员为居民建立健康档案，并根据其主要健康问题和服务提供情况填写相应记录。

3. 将医疗卫生服务过程中填写的健康档案相关记录表单，装入居民健康档案袋统一存放。

（三）居民健康档案的使用

1. 已建档居民到乡镇卫生院、村卫生室、社区卫生服务中心（站）复诊时，在调取其健康档案后，由接诊医生根据复诊情况，及时更新、补充相应记录内容。

2. 入户开展医疗卫生服务时，应事先查阅服务对象的健康档案并携带相应表单，在服务过程中记录、补充相应内容。已建立电子健康档案信息系统的机构应同时更新电子健康档案。

3. 对于需要转诊、会诊的服务对象，由接诊医生填写转诊、会诊记录。

4. 所有的服务记录由责任医务人员或档案管理人员统一汇总、及时归档。

（四）居民健康档案的终止和保存

1. 居民健康档案的终止缘由包括死亡、迁出、失访等，均需记录日期。对于迁出辖区的还要记录迁往地点的基本情况、档案交接记录等。建档居民死亡、迁出、失访等档案终止情况应及时记录在本人的个人基本信息表空白处，纳入管理的疾病患者还应记录在随访服务记录表中。

2. 纸质健康档案应逐步过渡到电子健康档案，纸质和电子健康档案，由健康档案管理单位（即居民死亡或失访前管理其健康档案的单位）参照现有规定的病历的保存年限、方式负责保存。国家卫生计生委、国家中医药管理局于 2013 年 11 月印发了《医疗机构病历管理规定（2013 年版）》，该规定第二十九条明确门（急）诊病例由医疗机构保管的保存时间自患者最后一次就诊之日起不少于 15 年；住院病历保存时间自患者最后一次住院出院之日起不少于 30 年。

三、服务流程

（一）确定建档对象流程图

确定建档对象时，首先要判断是否为辖区内常住居民，对于尚未建档的常住居民，应耐心告知建档的目的并征得个人同意后，即时建档或预约建档，对于过去建过档的居民，可以调取其档案，进行档案更新，确定建档对象流程如图 1-2 所示。

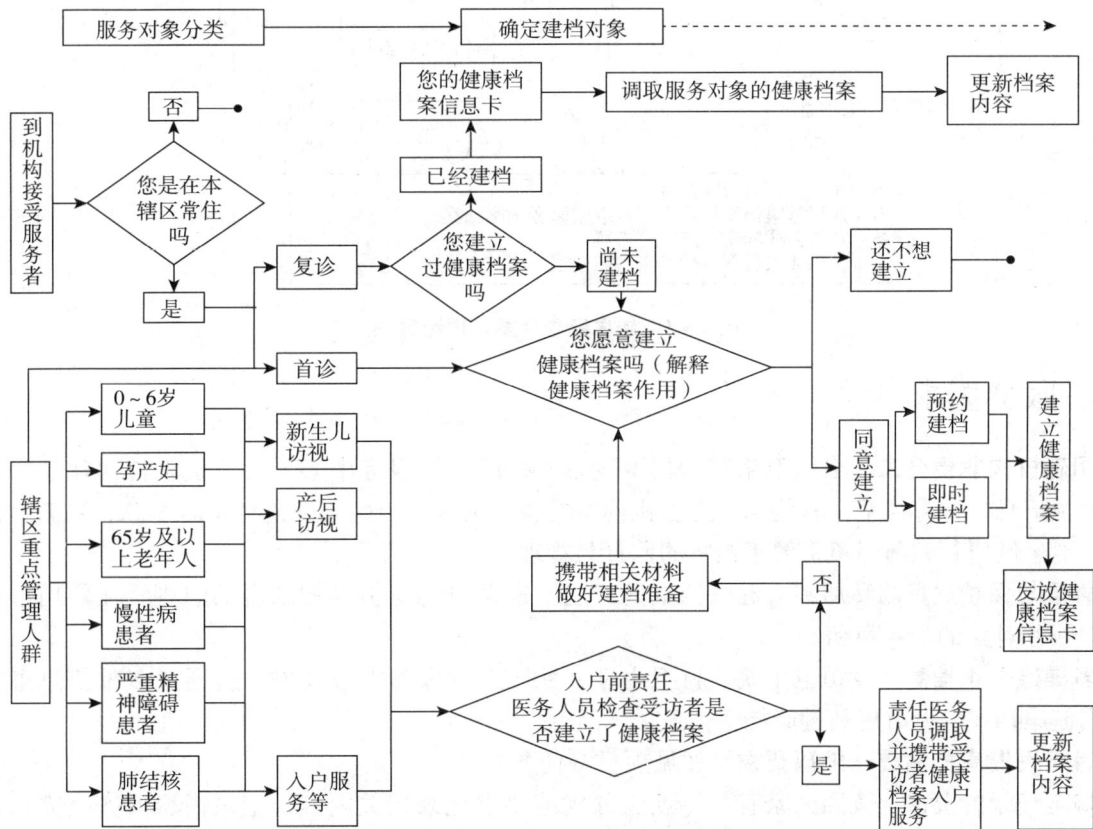

图 1-2　确定建档对象流程图

（二）居民健康档案管理流程图

居民健康档案管理流程包括健康档案的建立、使用和维护等过程，如图 1-3 所示。

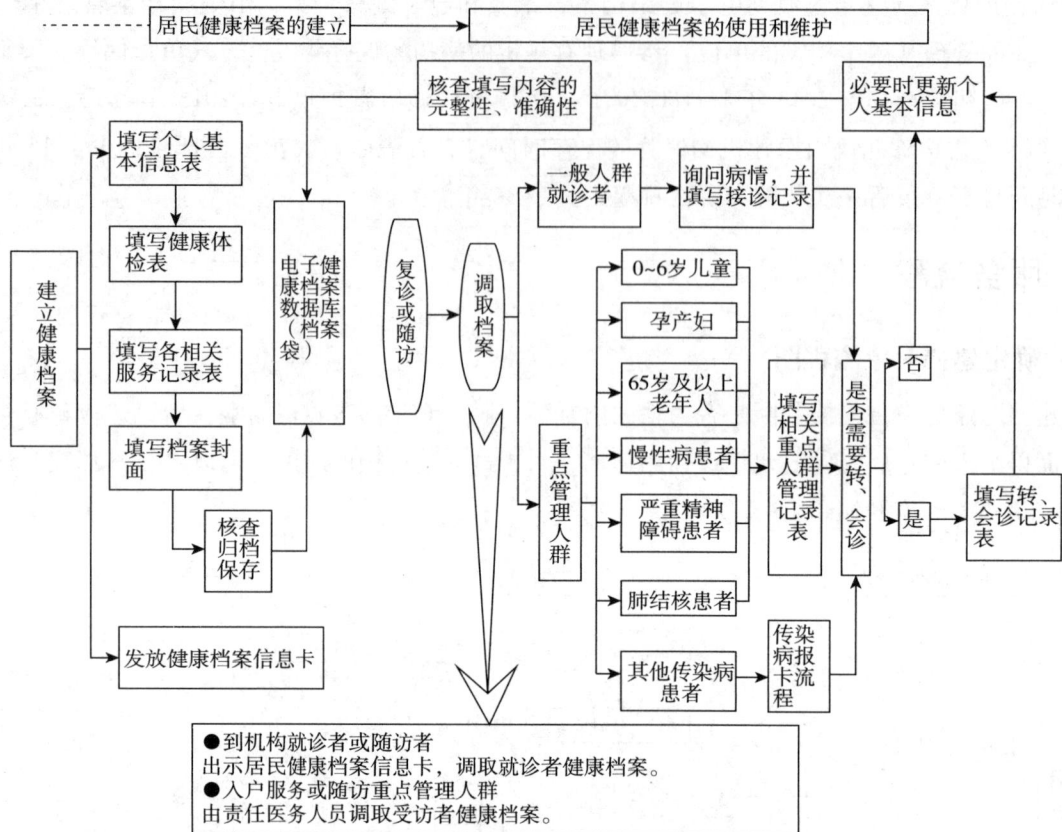

图1-3 居民健康档案管理流程图

四、服务要求

1. 明确机构职责分工 乡镇卫生院、村卫生室、社区卫生服务中心（站）负责首次建立居民健康档案、更新信息、保存档案；其他医疗卫生机构负责将相关医疗卫生服务信息及时汇总、更新至健康档案；各级卫生健康行政部门负责健康档案的监督与管理。

2. 尊重与保护居民隐私原则 健康档案的建立要遵循自愿与引导相结合的原则。在使用过程中要注意保护服务对象的个人隐私。

3. 多渠道采集信息 乡镇卫生院、村卫生室、社区卫生服务中心（站）应通过多种信息采集方式建立居民健康档案，及时更新健康档案信息。

4. 为居民健康档案统一编码要求 详见项目一任务三。

5. 规范记录的要求 按照国家有关专项服务规范要求记录相关内容，记录内容应齐全完整、真实准确、书写规范、基础内容无缺失；各类检查报告单据和转诊、会诊的相关记录应粘贴留存归档；如果服务对象需要可提供副本。

6. 健康档案保管要求 健康档案管理要具有必需的档案保管设施设备，按照防盗、防晒、防高温、防火、防潮、防尘、防鼠和防虫等要求妥善保管健康档案。指定专（兼）职人员负责健康档案管理工作，保证健康档案完整、安全。

7. 其他 积极应用中医药方法为居民提供健康服务，记录相关信息纳入健康档案管理。

五、电子健康档案信息化建设的管理要求

居民电子健康档案是指电子化的居民健康档案，是关于居民个人健康状况的信息资源库。该信息资源库以计算机可处理的形式存在，由居民本人授权使用。2022年国家卫生健康委员会提出全面推进电

子健康档案普及应用。2023年7月，国家卫生健康委员会发布了《关于做好2023年基本公共卫生服务工作的通知》，提出将电子健康档案的利用效率和质量作为绩效评价的重要内容。并要求各地要进一步推进电子健康档案管理平台与区域范围内医疗卫生机构电子病历系统及妇幼保健、免疫规划、慢病管理、地方病防治、老年健康信息等重点公共卫生业务系统的条块融合和信息共享，逐步提高电子健康档案管理平台层级，有条件的省份要在省域内建设统一的电子健康档案管理平台。各地要加强对电子健康档案的质量控制，提高信息录入的时效性、完整性和准确性。要通过各种途径广泛宣传电子健康档案"记录一生、服务一生"的理念，结合实际通过开展"晒晒我的健康账户""口袋里的健康档案"等形式，调动居民参与记录、更新、使用电子健康档案的积极性。2024年6月，国家卫生健康委印发了《居民电子健康档案首页基本内容》，将居民电子健康档案中的重点健康信息，依据统一标准动态提取形成的档案概要，作为居民电子健康档案首页。首页可从已有系统中提取生成，是居民电子健康档案的主数据和主索引，是居民电子健康档案跨区域互通共享和规范查询的基本要求与基础支撑。

（一）建立电子健康档案

1. 建立电子健康档案的地区，逐步为服务对象制作发放居民健康卡，替代居民健康档案信息卡，作为电子健康档案进行身份识别和调阅更新的凭证。

2. 已建立居民电子健康档案信息系统的地区应由基层医疗机构为个人建立居民电子健康档案。并按照标准规范上传区域人口健康卫生信息平台，实现电子健康档案数据的规范上报。

3. 居民电子健康档案的数据存放在电子健康档案数据中心。

（二）使用电子健康档案

1. 居民在接受服务过程中记录、补充更新健康档案，已建立电子健康档案信息系统的机构应同时更新电子健康档案。

2. 已建立电子健康档案的地区应保证居民接受医疗卫生服务的信息能汇总到电子健康档案中，保持资料的连续性。

3. 已建立电子版化验和检查报告单据的机构，化验及检查的报告单据可交居民留存。

（三）电子健康档案信息化管理

1. 电子健康档案应有专（兼）职人员维护。

2. 建立电子健康档案的地区，要注意保护信息系统的数据安全。

3. 对于同一个居民患有多种疾病的，其随访服务记录表可以通过电子健康档案实现信息整合，避免重复询问和录入。

4. 电子健康档案在建立完善、信息系统开发、信息传输全过程中应遵循国家统一的相关数据标准与规范。电子健康档案信息系统应与新农合、城镇基本医疗保险等医疗保障系统相衔接，逐步实现健康管理数据与医疗信息以及各医疗卫生机构间数据互联互通，实现居民跨机构、跨地域就医行为的信息共享。

六、工作指标

1. 健康档案建档率 = 建档人数/辖区内常住居民数 ×100%　建档指完成健康档案封面和个人基本信息表，其中0~6岁儿童不需要填写个人基本信息表，其基本信息填写在"新生儿家庭访视记录表"上；建档人数是指统计时，辖区内累计建立健康档案的居民人数；辖区内常住居民数来自公安部门人口资料（或统计年鉴），计算时可以依据政府拨付的基本公共卫生服务经费，按人均补助标准计算出的人口数（供参考）。

2. 电子健康档案建档率 = 建立电子健康档案人数/辖区内常住居民数 ×100%　建立电子健康档案人数，仅指建立电子健康档案的人数，不包括建立纸质健康档案的人数。

3. 健康档案使用率 = 档案中有动态记录的档案份数/档案总份数 ×100%　有动态记录的档案是指1年内与患者的医疗记录相关联和（或）有符合对应服务规范要求的相关服务记录的健康档案；居民健

康档案中凡有相关联的医疗记录或公共卫生服务记录均为健康档案的动态记录；重点人群健康管理中的服务记录均为动态记录，无论其管理是否规范。

知识链接

《国家基本公共卫生服务项目绩效考核指导方案》中强调要强化县级考核的主体责任，形成基层机构自查、县级全面考核、市级及以上抽查复核的绩效考核格局。要坚持考核结果与补助经费挂钩，考核结果好的奖励，落后的适当扣减补助经费。绩效考核主要针对上一年度国家基本公共卫生服务项目实施情况，包括组织管理、资金管理、项目执行、项目效果四部分。

省级对地市级、地市级对县级的年度考核均应当覆盖100%的辖区。省级考核时，对每个被考核市至少抽查2个县区，对每个被考核县区至少抽查2个基层医疗卫生机构。地市级考核时，对每个被考核县区至少抽查2个基层医疗卫生机构。省级、地市级考核每年至少开展1次，省级考核工作应当在每年5月底前完成，考核结果应当及时报送国家卫健委和财政部。

现场考核一般采取听取汇报、查阅资料、现场核查、问卷调查、电话访谈、入户访谈等形式进行。

任务三　居民健康档案填写技术要求

一、填表基本要求

（一）基本要求

1. 档案填写一律用钢笔或圆珠笔，不得用铅笔或红色笔书写。字迹要清楚，书写要工整。数字或代码一律用阿拉伯数字书写。数字和编码不要填出格外，如果数字填错，用双横线将整笔数码划去，并在原数码上方工整填写正确的数码，切勿在原数码上涂改。

2. 在居民健康档案的各种记录表中，凡有备选答案的项目，应在该项目栏的"□"内填写与相应答案选项编号对应的数字，如性别为男，应在性别栏"□"内填写与"1 男"对应的数字1。对于选择备选答案中"其他"或者是"异常"这一选项者，应在该选项留出的空白处用文字填写相应内容，并在项目栏的"□"内填写与"其他"或者是"异常"选项编号对应的数字，如填写"个人基本信息表"中的既往疾病史时，若该居民曾患有"腰椎间盘突出症"，则在该项目中应选择"其他"，既要在"其他"选项后写明"腰椎间盘突出症"，同时在项目栏"□"内填写数字13。对各类表单中没有备选答案的项目用文字或数据在相应的横线上或方框内据情填写。

3. 在为居民提供诊疗服务过程中，涉及疾病诊断名称时，疾病名称应遵循国际疾病分类标准 ICD - 11 填写，涉及疾病中医诊断病名及辨证分型时，应遵循《中医病证分类与代码》（GB/T 15657—1995，简称 TCD）。

（二）各类检查报告单据及转诊记录粘贴

服务对象在健康体检、就诊、会诊时所做的各种化验及检查的报告单据，都应该粘贴留存归档。可以有序地粘贴在相应健康体检表、接诊记录表、会诊记录表的后面。

双向转诊（转出）单存根与双向转诊（回转）单可另页粘贴，附在相应位置上与本人健康档案一并归档。

（三）其他

各类表单中涉及的日期类项目，如体检日期、访视日期、会诊日期等，按照年（4位）、月（2位）、日（2位）顺序填写。

二、居民健康档案封面填写技术要求

（一）居民健康档案编号

健康档案封面的右上方是居民健康档案个人编号。采用 17 位编码制。

1. 编码第一段为 6 位数字，表示县及县以上的行政区划，统一使用《中华人民共和国行政区划代码》（GB/T 2260—2007），例如山西省太原市杏花岭区行政区划代码为 140107。

2. 编码第二段为 3 位数字，表示乡镇（街道）级行政区划，按照国家标准《县以下行政区划代码编制规则》（GB/T 10114—2003）编制。

3. 编码第三段为 3 位数字，表示村（居）民委员会等，具体划分为：001~099 表示居委会，101~199 表示村委会，901~999 表示其他组织。

4. 编码第四段为 5 位数字，表示居民个人序号，由建档机构根据建档顺序编制。

5. 健康档案的全部服务记录表中，除健康档案封面（图 1-4）的右上角是建档居民的 17 位编码外，健康档案中的其他服务记录表，表单右上角全部是 8 位编码（10~17 位）。即：村（居）民委员会编码（10~12 位）和机构为居民编制的最后 5 位个人编码。

（二）联系电话

填写建档对象本人或者联系人的电话。

（三）建档日期

注意年份要填写四位，月和日均填写两位。

编号 □□□□□□-□□□-□□□-□□□□□

居民健康档案

姓　　名：＿＿＿＿＿＿＿＿＿＿

现 住 址：＿＿＿＿＿＿＿＿＿＿

户籍住址：＿＿＿＿＿＿＿＿＿＿

联系电话：＿＿＿＿＿＿＿＿＿＿

乡镇（街道）名称：＿＿＿＿＿＿＿

村（居）委会名称：＿＿＿＿＿＿＿

建档单位：＿＿＿＿＿＿＿＿＿＿

建 档 人：＿＿＿＿＿＿＿＿＿＿

责任医生：＿＿＿＿＿＿＿＿＿＿

建档日期：＿＿＿＿＿年＿＿月＿＿日

图 1-4　居民健康档案封面

三、个人基本信息表填写技术要求

个人基本信息表见表 1-1。

（一）个人基本信息表的内容

1. 个人基础信息，如姓名、性别等。

2. 个人基本健康信息，如既往史、家族史等。

3. 生活环境，如燃料类型等。

（二）个人基本信息表适用范围

1. 用于居民首次建立健康档案时填写。

2. 0～6 岁儿童不需要填写该表，其基本情况来自"新生儿家庭访视记录表"。7 岁及以上人群均按一般人群要求建档。

（三）个人基本信息变动更新

1. 如果居民的个人信息有所变动，可在原条目处修改，并注明修改时间或重新填写。

2. 档案终止时的填写要求。若失访，在空白处写明失访原因；若死亡，写明死亡日期和死亡原因；若迁出，记录迁往地点基本情况、档案交接记录。

（四）填写个人基础信息

1. 性别　按照国标分为男、女、未知的性别及未说明的性别。

2. 出生日期　根据居民身份证的出生日期，按照年（4 位）、月（2 位）、日（2 位）顺序填写，如 19490101。

3. 工作单位　应填写目前所在工作单位的全称。离退休者填写最后工作单位的全称；下岗待业或无工作经历者需具体注明。

4. 联系人姓名　填写与建档对象关系紧密的亲友姓名。

5. 民族　少数民族应填写全称，如彝族、回族等。

6. 血型　在前一个"□"内填写与 ABO 血型对应编号的数字；在后一个"□"内填写与"RH"血型对应编号的数字。

7. 文化程度　指截至建档时间，本人接受国内外教育所取得的最高学历或现有水平所相当的学历。

（五）填写基本健康信息

1. 药物过敏史　表中药物过敏主要列出青霉素、磺胺或者链霉素过敏，如有其他药物过敏，请在其他栏中写明名称。

2. 既往史　包括疾病、手术、外伤和输血情况。

（1）疾病　填写现在和过去曾经患过的某种疾病，包括建档时还未治愈的慢性病或某些反复发作的疾病，并写明确诊时间，如有恶性肿瘤，请写明具体的部位或疾病名称，如有职业病，请填写具体名称。对于经医疗单位明确诊断的疾病都应以一级及以上医院的正式诊断为依据，有病史卡的以卡上的疾病名称为准，没有病史卡的应有证据证明是经过医院明确诊断的。可以多选。

（2）手术　填写曾经接受过的手术治疗。如有，应填写具体手术名称和手术时间。

（3）外伤　填写曾经发生的后果比较严重的外伤经历。如有，应填写具体外伤名称和发生时间。

（4）输血　填写曾经接受过的输血情况。如果有，应填写具体输血原因和发生时间。

3. 家族史 指直系亲属（父亲、母亲、兄弟姐妹、子女）中是否患过所列出的具有遗传性或遗传倾向的疾病或症状。有则选择具体疾病名称对应编号的数字，可以多选。没有列出的请在"其他"中写明。

4. 残疾情况 原则上应以残疾证明或疾病诊断为据填写。如有脑卒中后遗症（半身不遂）、失明、言语障碍等情况，虽无残疾证明但能现场判断的，可填写相应选项。其他均应经检查诊断后填写。

（六）生活环境

农村地区在建立居民健康档案时需根据实际情况选择填写此项。不需要填写可以空项。

表1-1 个人基本信息表

姓名：　　　　　　　　　　　　　　　　　　　　　　编号□□□-□□□□□

性别	1 男　2 女　9 未说明的性别　0 未知的性别　　　　　　□	出生日期	□□□□ □□ □□
身份证号		工作单位	
本人电话		联系人姓名	联系人电话
常住类型	1 户籍　2 非户籍　　　　　□	民族	01 汉族　99 少数民族（填写全称）　□
血型	1 A 型　2 B 型　3 O 型　4 AB 型　5 不详　/　RH：1 阴性　2 阳性　3 不详		□/□
文化程度	1 研究生　2 大学本科　3 大学专科和专科学校　4 中等专业学校　5 技工学校　6 高中　7 初中　8 小学　9 文盲或半文盲　10 不详		□
职业	0 国家机关、党群组织、企业、事业单位负责人　1 专业技术人员　2 办事人员和有关人员　3 商业、服务业人员　4 农、林、牧、渔、水利业生产人员　5 生产、运输设备操作人员及有关人员　6 军人　7 不便分类的其他从业人员　8 无职业		□
婚姻状况	1 未婚　2 已婚　3 丧偶　4 离婚　5 未说明的婚姻状况		□
医疗费用支付方式	1 城镇职工基本医疗保险　2 城镇居民基本医疗保险　3 新型农村合作医疗　4 贫困救助　5 商业医疗保险　6 全公费　7 全自费　8 其他		□/□/□
药物过敏史	1 无　2 青霉素　3 磺胺　4 链霉素　5 其他		□/□/□/□
暴露史	1 无　2 化学品　3 毒物　4 射线		□/□/□

既往史	疾病	1 无　2 高血压　3 糖尿病　4 冠心病　5 慢性阻塞性肺疾病　6 恶性肿瘤　7 脑卒中　8 严重精神障碍　9 结核病　10 肝炎　11 其他法定传染病　12 职业病　13 其他 □ 确诊时间　　年　　月/□ 确诊时间　　年　　月/□ 确诊时间　　年　　月 □ 确诊时间　　年　　月/□ 确诊时间　　年　　月/□ 确诊时间　　年　　月	
	手术	1 无　2 有：名称①　　时间　　/名称②　　时间	□
	外伤	1 无　2 有：名称①　　时间　　/名称②　　时间	□
	输血	1 无　2 有：原因①　　时间　　/原因②　　时间	□

家族史	父　亲	□/□/□/□/□/□	母亲	□/□/□/□/□/□
	兄弟姐妹	□/□/□/□/□/□	子女	□/□/□/□/□/□
	1 无　2 高血压　3 糖尿病　4 冠心病　5 慢性阻塞性肺疾病　6 恶性肿瘤　7 脑卒中　8 严重精神障碍　9 结核病　10 肝炎　11 先天畸形　12 其他			
遗传病史	1 无　2 有：疾病名称＿＿＿＿＿			□
残疾情况	1 无残疾　2 视力残疾　3 听力残疾　4 言语残疾　5 肢体残疾　6 智力残疾　7 精神残疾　8 其他残疾			□/□/□/□/□/□

续表

生活环境	厨房排风设施	1 无 2 油烟机 3 换气扇 4 烟囱	□
	燃料类型	1 液化气 2 煤 3 天然气 4 沼气 5 柴火 6 其他	□
	饮水	1 自来水 2 经净化过滤的水 3 井水 4 河湖水 5 塘水 6 其他	□
	厕所	1 卫生厕所 2 一格或二格粪池式 3 马桶 4 露天粪坑 5 简易棚厕	□
	禽畜栏	1 无 2 单设 3 室内 4 室外	□

四、健康体检表填写技术要求

健康体检表见表 1－2。

（一）健康体检表使用范围

1. 老年人、高血压、2 型糖尿病和严重精神障碍患者等的年度健康检查。

2. 一般居民的健康检查可参考使用。

3. 肺结核患者、孕产妇和 0～6 岁儿童无需填写该表。

（二）健康体检表的内容

症状、一般状况、生活方式、脏器功能、查体、辅助检查、现存主要健康问题、住院治疗情况、主要用药情况、非免疫规划预防接种情况以及健康评价、健康指导等 12 大项内容，各大项包含若干小项。

（三）表中带有"*"号的项目含义

1. 为一般居民建立健康档案时不作为免费检查的项目。

2. 不同重点人群的免费检查项目按照各专项服务规范的具体说明和要求执行。

3. 对于不同的人群，完整的健康体检表指按照相应服务规范要求做完相关检查并记录的表格。

（四）填写顺序

填写健康体检表时，首先填写表头的体检对象姓名和 8 位编号。表内首行填写体检日期（年 4 位、月 2 位、日 2 位）和责任医生完整姓名。

（五）询问症状

多选，如有无选项编号的症状，在填写编号 25 后，将具体症状在横线上方写明。无症状则填 1。除 1 之外，其他可多选。

（六）一般状况

1. 测量体温、脉率、呼吸频率、血压。

2. 体质指数（BMI）＝体重（kg）/身高的平方（m²）。

成人 BMI 判定标准：肥胖：BMI≥28.0；超重：24.0≤BMI＜28.0；体重正常：18.5≤BMI＜24.0；体重过低：BMI＜18.5。

3. 腰围测量方法。测量肋骨下缘与髂嵴连线中点的腹部周径。中心型肥胖（腹型肥胖）判断标准为：男性腰围≥90cm、女性腰围≥85cm。

4. "老年人健康状态自我评估""老年人生活自理能力评估"项：65 岁及以上老年人需询问填写此项，详见书中"老年人健康管理服务规范"项目。

5. 老年人认知功能粗筛方法。告诉被检查者"我将要说三件物品的名称（如铅笔、卡车、书），请您立刻重复"。过 1 分钟后请其再次重复。如被检查者无法立即重复或 1 分钟后无法完整回忆三件物品名称为粗筛阳性，需进一步行"简易智力状态检查量表"检查。

6. 老年人情感状态粗筛方法。询问被检查者"你经常感到伤心或抑郁吗"或"你的情绪怎么样"。如回答"是"或"我想不是十分好",为粗筛阳性,需进一步行"老年抑郁量表"检查。

（七）生活方式

1. 体育锻炼　指主动锻炼,即有意识地为强体健身而进行的活动。不包括因工作或其他需要而必须进行的活动,如为上班骑自行车、做强体力工作等。锻炼方式填写最常采用的具体锻炼方式。

2. 吸烟情况　"从不吸烟者"不必填写"日吸烟量""开始吸烟年龄""戒烟年龄"等,已戒烟者填写戒烟前相关情况。

3. 饮酒情况　"从不饮酒者"不必填写其他有关饮酒情况项目,已戒酒者填写戒酒前相关情况,"日饮酒量"折合成白酒量。（啤酒/10 = 白酒量,红酒/4 = 白酒量,黄酒/5 = 白酒量）。

4. 职业暴露情况　指因患者职业原因造成的化学品、毒物或射线接触情况。如有,需填写具体化学品、毒物、射线名或填不详。

5. 职业病危险因素接触史　指因患者职业原因造成的粉尘、放射物质、物理因素、化学物质的接触情况。如有,需填写具体粉尘、放射物质、物理因素、化学物质的名称或填不详。

（八）脏器功能

1. 视力　填写采用对数视力表测量后的具体数值（五分记录）,对佩戴眼镜者,可戴其平时所用眼镜测量矫正视力。

2. 听力　在被检查者耳旁轻声耳语"你叫什么名字"（注意检查时检查者的脸应在被检查者视线之外）,判断被检查者听力状况。

3. 运动功能　请被检查者完成以下动作:"两手摸后脑勺""捡起这支笔""从椅子上站起,走几步,转身,坐下",判断被检查者运动功能。

（九）查体

查体项目中,除了糖尿病患者需做足背动脉搏动检查外,其他带＊项目,一般不作为免费检查项目。

1. 异常情况　如有异常请在横线上具体说明,如可触及的淋巴结部位、个数;心脏杂音描述;肝脾肋下触诊大小等。

2. 眼底　建议有条件的地区开展眼底检查,特别是针对高血压或糖尿病患者。如果有异常,具体描述异常结果。

3. 足背动脉搏动　糖尿病患者必须进行此项检查。足背动脉一般位于足内踝与外踝连线的中点,稍向下方,在足背大脚趾和二脚趾之间。足背动脉搏动的正常值范围为60～100次/分。糖尿病病变影响到足部血液供应时,足背动脉的搏动会减弱或消失。

4. 乳腺　检查外观有无异常,有无异常泌乳及包块。

5. 妇科

（1）外阴　记录发育情况及婚产式（未婚、已婚未产或经产式）,如有异常情况,请具体描述。

（2）阴道　记录是否通畅,黏膜情况,分泌物量、色、性状以及有无异味等。

（3）宫颈　记录大小、质地、有无糜烂、撕裂、息肉、腺囊肿;有无接触性出血、举痛等。

（4）宫体　记录位置、大小、质地、活动度;有无压痛等。

（5）附件　记录有无块物、增厚或压痛;若扪及肿块,记录其位置、大小、质地;表面光滑与否、活动度、有无压痛以及与子宫及盆壁关系。左右两侧分别记录。

（十）辅助检查

1. 该项目根据各地实际情况及不同人群情况,有选择地开展。老年人、高血压、2 型糖尿病和严重精神障碍患者的免费辅助检查项目按照各项规范要求执行。

2. 尿常规中的"尿蛋白、尿糖、尿酮体、尿潜血"可以填写定性检查结果,阴性填"－",阳性根据检查结果填写"＋""＋＋""＋＋＋"或"＋＋＋＋",也可以填写定量检查结果,定量结果需写明计量单位。

3. 大便潜血、肝功能、肾功能、胸部 X 线片、B 超检查结果若有异常,请具体描述异常结果。其中 B 超写明检查的部位。65 岁及以上老年人腹部 B 超为免费检查项目。

4. 其他。表中列出的检查项目以外的辅助检查结果填写在"其他"一栏。

(十一) 现存主要健康问题

现存主要健康问题指曾经出现或一直存在,并影响目前身体健康状况的疾病。可以多选。若有高血压、糖尿病等现患疾病或者新增的疾病需同时填写在"个人基本信息表"既往史一栏。

(十二) 住院治疗情况

住院治疗情况是指最近 1 年内的住院治疗情况,应逐项填写。日期填写年月,年份应写 4 位。如因慢性病急性发作或加重而住院/家庭病床,请特别说明。医疗机构名称应写全称。

(十三) 主要用药情况

1. 对长期服药的慢性病患者了解其最近 1 年内的主要用药情况。

2. 西药填写化学名及商品名,例如阿司匹林肠溶片是商品名,化学名为 2－乙酰氧基苯甲酸。中药填写药品名称或中药汤剂。

3. 用法、用量按医生医嘱填写,用法指给药途径,如:口服、皮下注射等。用量指用药频次和剂量,如:每日三次,每次 5mg 等。

4. 用药时间是指在此时间段内一共服用此药的时间,单位为年、月或天。

5. 服药依从性是指对此药的依从情况,"规律"为按医嘱服药;"间断"为未按医嘱服药,频次或数量不足;"不服药"即为医生开了处方,但患者未使用此药。

(十四) 非免疫规划预防接种史

填写最近 1 年内接种的疫苗的名称、接种日期和接种机构。

(十五) 健康评价

1. 无异常是指无新发疾病原有疾病控制良好无加重或进展,否则为有异常。

2. 异常结果评价。填写具体异常情况,包括高血压、糖尿病、生活能力、情感筛查等身体和心理的异常情况。

(十六) 健康指导

1. 纳入慢性病患者健康管理是指高血压、糖尿病、严重精神障碍患者等重点人群定期随访和健康体检。

(1) 已经纳入管理的高血压、2 型糖尿病和严重精神障碍患者,应纳入慢性病患者健康管理。

(2) 体检新发现的确诊高血压患者、2 型糖尿病患者或严重精神障碍患者,应继续纳入慢性病患者健康管理。

(3) 对首次发现血压高、血糖高者,需要复查或转诊,待确诊后方可纳入管理。

(4) 其他异常结果视具体情况决定复查或转诊等。

2. 针对体检中发现的危险因素进行健康指导。

(1) BMI≥24 应指导减体重。减体重的目标是指根据居民或患者的具体情况,制定下次体检之前需要减重的目标值，即减到××kg，不是减少××kg。

（2）凡不能坚持每天锻炼者，应指导锻炼（特殊情况除外）。

（3）凡荤食、嗜盐、嗜糖、嗜油者应指导饮食。

（4）凡吸烟者应指导戒烟，不良饮酒者指导健康饮酒。

（5）根据服务对象的健康状况，提出疫苗预防接种建议。

表1-2 健康体检表

姓名：   编号□□□-□□□□□

体检日期	年　月　日		责任医生			
内容	检查项目					
症状	1 无症状　2 头痛　3 头晕　4 心悸　5 胸闷　6 胸痛　7 慢性咳嗽　8 咳痰　9 呼吸困难　10 多饮 11 多尿　12 体重下降　13 乏力　14 关节肿痛　15 视物模糊　16 手脚麻木　17 尿急　18 尿痛 19 便秘　20 腹泻　21 恶心呕吐　22 眼花　23 耳鸣　24 乳房胀痛　25 其他_____　□/□/□/□/□/□/□/□/□/□					
一般状况	体温		℃	脉率		次/分钟
	呼吸频率		次/分钟	血压	左侧	/　　　　mmHg
					右侧	/　　　　mmHg
	身高		cm	体重		kg
	腰围		cm	体质指数（BMI）		kg/m²
	老年人健康状态自我评估*	1 满意　2 基本满意　3 说不清楚　4 不太满意　5 不满意				□
	老年人生活自理能力自我评估*	1 可自理（0~3分）　　　　2 轻度依赖（4~8分） 3 中度依赖（9~18分）　　4 不能自理（≥19分）				□
	老年人认知功能*	1 粗筛阴性 2 粗筛阳性，简易智力状态检查，总分_____				□
	老年人情感状态*	1 粗筛阴性 2 粗筛阳性，老年人抑郁评分检查，总分_____				□
生活方式	体育锻炼	锻炼频率	1 每天　2 每周一次以上　3 偶尔　4 不锻炼			□
		每次锻炼时间		分钟	坚持锻炼时间	年
		锻炼方式				
	饮食习惯	1 荤素均衡　2 荤食为主　3 素食为主　4 嗜盐　5 嗜油　6 嗜糖				□/□/□
	吸烟情况	吸烟状况	1 从不吸烟　2 已戒烟　3 吸烟			□
		日吸烟量	平均　　　　支			
		开始吸烟年龄		岁	戒烟年龄	岁
	饮酒情况	饮酒频率	1 从不　2 偶尔　3 经常　4 每天			□
		日饮酒量	平均_____两			
		是否戒酒	1 未戒酒　2 已戒酒，戒酒年龄：_____岁			□
		开始饮酒年龄		岁	近一年内是否曾醉酒	1 是　2 否　□
		饮酒种类	1 白酒　2 啤酒　3 红酒　4 黄酒　5 其他			□/□/□/□
	职业病危害因素接触史	1 无　2 有（工种_____ 从业时间___年） 毒物种类　粉尘_____　　　防护措施　1 无　2 有 　　　　　放射物质_____　防护措施　1 无　2 有 　　　　　物理因素_____　防护措施　1 无　2 有 　　　　　化学物质_____　防护措施　1 无　2 有 　　　　　其他_____　　　防护措施　1 无　2 有				□ □ □ □ □ □

续表

脏器功能	口腔	口唇 1 红润 2 苍白 3 发绀 4 皲裂 5 疱疹	□
		齿列 1 正常 2 缺齿——3 龋齿——4 义齿（假牙）——	□/□/□
		咽部 1 无充血 2 充血 3 淋巴滤泡增生	□
	视力	左眼_____ 右眼_____ （矫正视力：左眼_____ 右眼_____）	
	听力	1 听见 2 听不清或无法听见	□
	运动功能	1 可顺利完成 2 无法独立完成任何一个动作	□
查体	眼底*	1 正常 2 异常	□
	皮肤	1 正常 2 潮红 3 苍白 4 发绀 5 黄染 6 色素沉着 7 其他	□
	巩膜	1 正常 2 黄染 3 充血 4 其他	□
	淋巴结	1 未触及 2 锁骨上 3 腋窝 4 其他	□
	肺	桶状胸：1 否 2 是	□
		呼吸音：1 正常 2 异常	□
		啰音：1 无 2 干啰音 3 湿啰音 4 其他	□
	心脏	心率：_____次/分钟 心律：1 齐 2 不齐 3 绝对不齐	□
		杂音：1 无 2 有	□
	腹部	压痛：1 无 2 有	□
		包块：1 无 2 有	□
		肝大：1 无 2 有	□
		脾大：1 无 2 有	□
		移动性浊音：1 无 2 有	□
	下肢水肿	1 无 2 单侧 3 双侧不对称 4 双侧对称	□
	足背动脉搏动*	1 未触及 2 触及双侧对称 3 触及左侧弱或消失 4 触及右侧弱或消失	□
	肛门指诊*	1 未及异常 2 触痛 3 包块 4 前列腺异常 5 其他	□
	乳腺*	1 未见异常 2 乳房切除 3 异常泌乳 4 乳腺包块 5 其他	□/□/□/□
	妇科* 外阴	1 未见异常 2 异常	□
	阴道	1 未见异常 2 异常	□
	宫颈	1 未见异常 2 异常	□
	宫体	1 未见异常 2 异常	□
	附件	1 未见异常 2 异常	□
	其他*		
辅助检查	血常规*	血红蛋白_____g/L 白细胞_____×10⁹/L 血小板_____×10⁹/L 其他_____	
	尿常规*	尿蛋白_____ 尿糖_____ 尿酮体_____ 尿潜血_____ 其他_____	
	空腹血糖*	_____mmol/L 或 _____mg/dl	
	心电图*	1 正常 2 异常	□

续表

辅助检查	尿微量白蛋白*	_____mg/dl	
	大便潜血*	1 阴性　2 阳性	□
	糖化血红蛋白*	_____%	
	乙型肝炎表面抗原*	1 阴性　2 阳性	□
	肝功能*	血清谷丙转氨酶_____U/L　　　血清谷草转氨酶_____U/L 白蛋白_____g/L　　　总胆红素_____μmol/L 结合胆红素_____μmol/L	
	肾功能*	血清肌酐_____μmol/L　　　血尿素_____mmol/L 血钾浓度_____mmol/L　　　血钠浓度_____mmol/L	
	血脂*	总胆固醇_____mmol/L　甘油三酯_____mmol/L 血清低密度脂蛋白胆固醇_____mmol/L 血清高密度脂蛋白胆固醇_____mmol/L	
	胸部 X 线片*	1 正常　2 异常	□
	B 超*	腹部 B 超　1 正常　2 异常	□
		其他　1 正常　2 异常	□
	宫颈涂片*	1 正常　2 异常	□
	其他*		
现存主要健康问题	脑血管疾病	1 未发现　2 缺血性卒中　3 脑出血　4 蛛网膜下隙出血　5 短暂性脑缺血发作 6 其他	□/□/□/□/□
	肾脏疾病	1 未发现　2 糖尿病肾病　3 肾功能衰竭　4 急性肾炎　5 慢性肾炎 6 其他	□/□/□/□/□
	心脏疾病	1 未发现　2 心肌梗死　3 心绞痛　4 冠状动脉血运重建　5 充血性心力衰竭 6 心前区疼痛　7 其他	□/□/□/□/□/□
	血管疾病	1 未发现　2 夹层动脉瘤　3 动脉闭塞性疾病　4 其他	□/□/□
	眼部疾病	1 未发现　2 视网膜出血或渗出　3 视乳头水肿　4 白内障 5 其他	□/□/□/□
	神经系统疾病	1 未发现　2 有	□
	其他系统疾病	1 未发现　2 有	□

住院治疗情况	住院史	入/出院日期	原因	医疗机构名称	病案号
		/			
		/			
	家庭病床史	建/撤床日期	原因	医疗机构名称	病案号
		/			
		/			

续表

	药物名称	用法	用量	用药时间	服药依从性 1 规律　2 间断　3 不服药
主要 用药 情况	1				
	2				
	3				
	4				
	5				
	6				

	名称	接种日期	接种机构
非免疫 规划预防 接种史	1		
	2		
	3		

健康 评价	1 体检无异常 2 有异常 异常 1 异常 2 异常 3 异常 4	□

健康 指导	1 纳入慢性病患者健康管理 2 建议复查 3 建议转诊 □／□／□	危险因素控制：　　　　　　　　　　□／□／□／□／□／□／□ 1 戒烟　2 健康饮酒　3 饮食　4 锻炼 5 减体重（目标 _____ kg） 6 建议接种疫苗 7 其他

五、接诊记录表的填写技术要求

接诊记录是每次患者就诊内容的详细资料记录，常采用 SOAP 的形式对就诊问题逐一进行描述。S 表示就诊者的主观资料，O 表示就诊者的客观资料，A 表示对健康问题的评估，P 表示对健康问题的处置计划。接诊记录表见表 1–3。

填表说明。

1. 就诊者的主观资料：包括主诉、咨询问题和卫生服务要求等。

2. 就诊者的客观资料：包括查体、实验室检查、影像检查等结果。

3. 评估：根据就诊者的主、客观资料作出的初步印象、疾病诊断或健康问题评估。

4. 处置计划：指在评估基础上制定的处置计划，包括诊断计划、治疗计划、患者指导计划等。

表 1 - 3　接诊记录表

姓名：　　　　　　　　　　　　　　　　　　编号□□□-□□□□□

就诊者的主观资料：

就诊者的客观资料：

评估：

处置计划：

医生签字：

接诊日期：　　年　　月　　日

六、会诊记录表填写技术要求

会诊，指几个医生共同诊断疑难病症。会诊记录表（表 1 - 4）供居民接受会诊服务时使用。会诊记录表中包含会诊原因、会诊意见、会诊医生所在医疗卫生机构名称、会诊医生签名。

填表说明。

1. 会诊原因，责任医生填写患者需会诊的主要情况。

2. 会诊意见，责任医生填写会诊医生的主要处置、指导意见。

3. 会诊医生及其所在医疗卫生机构，填写会诊医生所在医疗卫生机构名称并签署会诊医生姓名。来自同一医疗卫生机构的会诊医生可以只填写一次机构名称，然后在同一行依次签署姓名。

表 1 - 4　会诊记录表

姓名：　　　　　　　　　　　　　　　　　　编号□□□-□□□□□

会诊原因：

会诊意见：

会诊医生及其所在医疗卫生机构：

医疗卫生机构名称	会诊医生签字

责任医生：

会诊日期：　　年　　月　　日

七、双向转诊单填写技术要求

转诊，指将患者转移到另一个医疗机构的制度。

双向转诊单包括转出单（表1-5）和回转单（表1-6）。填写转出单的目的是将基层医院的急危重症患者转移到上级医院救治，从而使患者获得及时有效的保障，避免延误诊疗时机。

转出单由基层医院的转诊医生填写。转出单要写明初步印象、主要现病史、主要既往史、治疗经过。初步印象是转诊医生根据患者病情做出的初步判断；主要现病史指患者转诊时存在的主要临床问题；主要既往史指患者既往存在的主要疾病史；治疗经过是经治医生对患者实施的主要诊治措施。转出单交给上级医院保存，存根由基层医院保存。

表1-5 双向转诊单（转出）

存　根

患者姓名：_____　　性别：_____　年龄：_____　　档案编号：_____

家庭住址：_____　　联系电话：_____

于_____年_____月_____日因病情需要，转入_____单位_____科室

_____接诊医生。

转诊医生（签字）：

年　月　日

- -

双向转诊（转出）单

_____（机构名称）：

现有患者_____性别_____年龄_____因病情需要，需转入贵单位，请予以接诊。

初步印象：

主要现病史（转出原因）：

主要既往史：

治疗经过：

转诊医生（签字）：

联系电话：

_____（机构名称）

年　月　日

回转单由上级医院的转诊医生填写。主要内容有主要检查结果、治疗经过、康复建议。主要检查结果需填写患者接受检查的主要结果；治疗经过需写明经治医生对患者实施的主要诊治措施；康复建议需填写经治医生对患者转出后需要进一步治疗及康复提出的指导建议。

表1-6　双向转诊单（回转）

存　根

患者姓名：_____　性别：_____　年龄：_____　病案号：_____

家庭住址：_____

联系电话：_____

于_____年_____月_____日因病情需要，转回_____

单位_____接诊医生。

转诊医生（签字）：
年　　月　　日

- -

双向转诊（回转）单

_____（机构名称）：

现有患者_____因病情需要，现转回贵单位，请予以接诊。

诊断结果_____住院病案号_____

主要检查结果：

治疗经过、下一步治疗方案及康复建议：

转诊医生（签字）：

联系电话：

_____（机构名称）
年　　月　　日

八、居民健康档案信息卡的填写技术要求

居民健康档案信息卡为正反两面，根据居民信息如实填写，应与健康档案对应项目的填写内容一致。见表1-7。

表1-7 居民健康档案信息卡

（正面）

姓名		性别		出生日期		年 月 日
健康档案编号					□□□-□□□□□	
ABO 血型	□A □B □O □AB		Rh 血型		□Rh 阴性 □Rh 阳性 □不详	

慢性病患病情况：
□无 □高血压 □糖尿病 □脑卒中 □冠心病 □哮喘 □职业病 □其他疾病_____

过敏史：

（反面）

家庭住址		家庭电话	
紧急情况联系人		联系人电话	
建档机构名称		联系电话	
责任医生或护士		联系电话	
其他说明：			

表1-7中的过敏史主要指青霉素、磺胺、链霉素过敏，如有其他药物或食物等其他物质（如花粉、酒精、油漆等）过敏，请写明过敏物质名称。

✎ **练习题**

答案解析

一、A 型题

1. 居民健康档案内容包括（　　）
   A. 个人健康信息、健康体检、重点人群健康管理记录和其他医疗卫生服务记录
   B. 个人基础信息、随访记录、健康体检和其他医疗卫生服务记录
   C. 健康体检、随访记录、健康评价、健康指导
   D. 个人基本信息、健康体检、重点人群健康管理记录和其他医疗卫生服务记录
   E. 健康信息卡、健康体检、重点人群健康管理记录和医疗卫生服务记录

2. 不需要填写"个人基本信息表"的人群为（　　）
   A. 0～6 岁儿童
   B. 孕产妇
   C. 老年人
   D. 原发性高血压患者和 2 型糖尿病患者
   E. 严重精神障碍患者

3. 居民健康档案编号统一采用的编码位数是（　　）

　　A. 15 位　　　　　　　　B. 16 位　　　　　　　　C. 17 位

　　D. 18 位　　　　　　　　E. 19 位

4. 李某，男，43 岁，平均每天中午饮白酒 100ml，每天晚上饮啤酒 500ml。按照《国家基本公共卫生服务规范》要求，在"健康体检表"中填写的"日饮酒量"是（　　）

　　A. 3 两　　　　　　　　B. 5 两　　　　　　　　C. 8 两

　　D. 10 两　　　　　　　　E. 12 两

5. 健康档案建档率的分子"建档人数"中，建档是指（　　）

　　A. 完成健康档案封面

　　B. 完成健康档案封面、个人基本信息表

　　C. 完成健康档案封面、个人基本信息表、健康体检表

　　D. 发放居民健康卡

　　E. 完成随访记录

6. 负责首次建立居民健康档案的机构是（　　）

　　A. 各级卫生健康行政部门　　　　　B. 疾病预防控制中心

　　C. 各级医院　　　　　　　　　　　D. 三级甲等医院

　　E. 乡镇卫生院、村卫生室、社区卫生服务中心（站）

7. 张某，男，72 岁，患有原发性高血压，医生根据病情给张先生开降压药"卡托普利"，每次口服 1 片（12.5mg），每日 2 次。而张先生由于没有自觉症状和不适，自行改为每日 1 次，每次 1 片。这种情况属于（　　）

　　A. 规律服药　　　　　　　B. 间断服药　　　　　　　C. 不服药

　　D. 依从性好　　　　　　　E. 依从性差

8. 居民健康档案更新的频率应为（　　）

　　A. 一次更新后永不更新　　B. 每月更新一次　　　　　C. 每年更新一次

　　D. 每 10 年更新一次　　　E. 不定期更新

9. 健康体检表不包括（　　）

　　A. 一般状况　　　　　　　B. 中医体质辨识　　　　　C. 现存主要健康问题

　　D. 生活方式　　　　　　　E. 住院治疗情况

10. 以下各项中不属于居民健康档案基本要求的是（　　）

　　A. 真实性　　　　　　　　B. 科学性　　　　　　　　C. 完整性

　　D. 可靠性　　　　　　　　E. 连续性

二、问答题

1. 根据国家基本公共卫生服务规范，居民健康档案管理的重点服务对象有哪些？

2. 简述居民健康档案管理的服务内容

（张寒冰）

书网融合……

| 本章小结 | 微课1 | 微课2 | 题库 |

项目二　健康教育服务 📱微课

⬡ **学习目标**

知识目标

1. 掌握健康需求评估内容及方法；健康教育计划内容；健康教育服务规范。

2. 熟悉健康教育、健康促进和健康素养的概念；健康教育与健康促进的任务；促进健康行为和危害健康行为的特点及分类。

3. 了解健康促进的活动领域；基层健康教育；健康教育处方。

能力目标

能够开展健康需求评估，撰写健康教育计划书；能够按照规范要求开展健康教育服务，并填写相关表格。

素质目标

通过本项目的学习，深刻理解健康教育在减少疾病风险、维护公众健康和促进公共卫生服务均等化中的重要作用。在医疗卫生服务实践中自觉主动地开展健康教育服务。

随着疾病谱和死因谱的转变，影响人类健康的主要疾病逐渐从传染性疾病转变为慢性非传染性疾病。而慢性非传染性疾病的主要影响因素是不良行为与生活方式。2016 年中共中央、国务院《"健康中国 2030"规划纲要》中要求大幅提高全民健康素养，全面普及健康生活方式。针对行为及生活方式的改善是健康教育的核心，故健康教育是提升健康素养、普及健康生活方式的关键。

健康教育服务既是国家基本公共卫生服务中一项独立的服务内容，又是开展其他基本公共卫生服务项目的重要内容和方法，引领并贯穿于落实基本公共服务项目的全过程。

情境导入

情境： 北卡累利阿区位于芬兰东部，当地以农业生产为主，在 20 世纪 70 年代，当地人口约 20 万，是当时芬兰心血管疾病发病率最高的省份。经调查发现疾病的风险因素与当地人们包括饮食在内的行为习惯有关。从 1972 年开始，芬兰政府便开始实施以社区为基础的以改善不健康生活方式为主的全方位干预计划，通过制定政策影响农作物结构、补贴蔬菜水果生产销售以及市场食品供给、提供有利于运动的环境等，影响人们生活方式的选择。经过 15 年的努力，居民总吸烟率从 52% 下降到 35%，吸烟量下降 28%，血清胆固醇水平下降 11%，中年男性缺血性心脏病死亡率下降 38%。到 2006 年，监测数据显示，当地居民蔬菜、水果摄入、脱脂奶饮用比例持续增加，面包抹黄油的行为明显减少，35～64 岁男性全因死亡率下降了约 62%，心血管疾病死亡率下降了约 79%。

思考：

1. 导致北卡累利阿区心血管疾病发病率高的主要危险因素是什么？

2. 为降低心血管疾病发病率，芬兰政府采取了哪些干预措施？

3. 健康教育健康促进对改善居民健康水平发挥了怎样的作用？

任务一　健康教育服务概述

一、健康教育与健康促进

（一）健康教育

健康教育是通过信息传播和行为干预，帮助个人和群体掌握卫生保健知识、树立健康观念，自觉采纳健康行为和生活方式的教育活动与过程。其目的是消除或减轻健康的危险因素，预防疾病，促进健康和提高生活质量。

健康教育的核心是促使个人或群体改变不利于健康的行为与生活方式，要实现行为改善的目标，首先要使个体或群体掌握卫生保健知识，提高认知水平，建立追求健康的理念和以健康为中心的价值观。同时，强调信息传播和行为干预等方法是健康教育的主体手段。

随着健康教育研究的不断深入，现代健康教育越来越重视科学管理思想和循证决策的作用，即基于对特定个体、群体健康相关行为的分析，确定有针对性的健康教育内容与方法，并且有计划、有步骤地实施干预活动，然后评估干预活动的效果。因此，健康教育是有计划、有组织、有系统的教育活动过程，其干预活动多数情况下是一个组合设计，而不是零散的活动；同时健康教育又是有评价的教育活动，通过评价能够确定有效的干预方法与措施，总结经验、提升健康教育能力。

（二）健康促进

健康教育实践证明，行为改变是一个长期而复杂的过程。健康认知和技能的增强，可以促使行为生活方式发生改变，但是，环境条件的制约、政策的缺乏等可能会阻碍人们采纳健康行为意愿的实现进程。于是，把健康教育与支持性环境结合起来的健康促进越来越受到重视。

美国健康教育学家劳伦斯·格林对健康促进的定义是：健康促进是指一切能促使行为和生活条件向有益于健康方向改变的教育与环境支持的综合体。

1995 年 WHO 指出"健康促进指个人、家庭、社区和国家一起采取行动，鼓励人们采纳健康行为，增强人们改进和处理自身健康问题的能力"。

由此可见，健康促进是调动社会、经济和政治的广泛力量，改善人群健康的活动过程，是一个综合的干预，它不仅包括一些旨在直接增强个体和群体知识技能的健康教育活动，更包括那些直接改变社会、经济和环境条件的活动。

（三）健康教育与健康促进的关系

1. 健康教育通过教育手段，侧重于干预影响人们行为的个人因素，而健康促进不仅干预影响行为的个人因素，还干预环境因素和政策因素，因此健康教育是健康促进的组成部分。

2. 健康教育通过改变人们的行为生活方式预防疾病、增进健康，健康促进提供的环境、政策支持也有助于人们行为生活方式的改善，而环境、政策本身的改变也会直接增进健康。

3. 相较于健康教育，健康促进更加强调政府责任、社会动员和多部门合作。

（四）健康教育与健康促进的任务

1. 针对辖区居民的健康需求，开展各种形式的健康教育活动，向辖区居民普及医药卫生知识，提倡文明、健康、科学的生活方式，摒弃封建迷信和陈规陋习，提高居民的健康水平与文明素质。

2. 增强个体和群体对疾病预防和健康促进的责任感，促进个体和群体选择有益于健康的行为，并为社区居民提供具体的行为指导和示范，帮助居民提高自我保健能力。

3. 促进全社会关心社区卫生和居民健康，创建有益于健康的社区环境。倡导政府有关部门制定促进健康的公共卫生政策，完善基本公共卫生服务，协调社会组织支持和参与社区健康促进工作。

4. 加强社区行动，发掘和整合社区资源，动员和组织社区居民参与社区规划及各项活动，增强社区居民解决健康问题的能力。

（五）健康教育与健康促进在建设"健康中国"中的作用

《"健康中国2030"规划纲要》是今后一段时间里推进健康中国建设的行动纲领，它提出"要坚持以人民为中心的发展思想，坚持正确的卫生与健康工作方针，坚持健康优先、改革创新、科学发展、公平公正的原则，以提高人民健康水平为核心，从广泛的健康影响因素入手，以普及健康生活、优化健康服务、完善健康保障、建设健康环境、发展健康产业为重点，把健康融入所有政策，全方位、全周期保障人民健康，大幅提高健康水平，显著改善健康公平"。

该纲要的原则、重点和目标都与健康教育与健康促进密切相关。首先，健康教育与健康促进是普及健康生活的主要策略，而优化健康服务、完善健康保障、建设健康环境和发展健康产业也都需要健康教育与健康促进的参与。其次，在建设"健康中国"的进程中，健康教育与健康促进将以"大健康观"为指导，以整个政府和全社会的健康共治为路径，从大健康、大卫生的高度出发，通过健康中国、健康城市、健康乡村以及健康场所的建设，营造良好的支持性环境，广泛地提升人们的健康素养，加强自上而下和自下而上的良性互动，构建以健康为中心的经济社会发展模式，从而实现人人享有健康的生产生活环境和社会环境，人人形成健康的生活行为方式，人人得到有效方便的医疗卫生服务，地区间人群健康差异明显缩小，大幅度提高全民健康水平，构建全民健康型社会，实现健康发展目标和社会的可持续发展。

二、健康相关行为

健康相关行为是指人类个体和群体与健康和疾病有关的行为。根据行为对行为者自身和他人健康的影响，健康相关行为可以分为促进健康行为和危害健康行为两大类。

（一）促进健康行为

促进健康行为是指个体或群体表现出来的，客观上有益于自身和他人健康的一组行为。

1. 促进健康行为的特点

（1）有利性　行为有益于自己、他人和全社会的健康。

（2）规律性　行为有规律地发生而不是偶然行为。

（3）和谐性　个体行为表现与其所处的环境相和谐。

（4）一致性　个体外在行为表现和内在心理情绪一致，不冲突。

（5）适宜性　行为强度适宜，有理性控制，无明显冲动表现。

2. 促进健康行为的分类

（1）基本健康行为　是指日常生活中一系列有益于健康的基本行为，如平衡膳食、适当运动、合理作息等。

（2）预警行为　是指事件发生之前的预防和事件发生以后的正确处理，如驾车使用安全带以及溺水、车祸、火灾等意外事故发生后的自救和他救行为。

（3）戒除不良嗜好　是指戒除日常生活中危害自己或他人健康的个人偏好，如戒烟、戒酒、戒毒、戒除药品滥用等。

（4）避开环境危害 是指通过各种方式避开环境带来的危害，如离开污染的环境、采取措施减轻环境污染、积极应对各种引起心理应激的生活事件等。

（5）合理利用卫生保健服务 是指有效、合理地利用卫生保健服务来维护和促进自身健康的行为，如定期体检、预防接种、遵从医嘱、积极康复等。

（二）危害健康行为

危害健康行为是指偏离个人、他人乃至社会的健康期望，客观上不利于自身和他人健康的一组行为。

1. 危害健康行为的特点

（1）危害性 行为对自己、他人和社会的健康有直接或间接的危害。

（2）稳定性 行为非偶然发生，通常可以保持一定的时间。

（3）习得性 危害健康的行为都是个体在后天的生活经历中学会的。

2. 危害健康行为的分类

（1）不良生活方式与习惯 不良生活方式与习惯是一组在日常生活中形成的、对健康有害的行为习惯，如吸烟、酗酒、不规律作息、不良饮食习惯（如暴饮暴食、高盐高脂饮食、挑食、偏食、进食过快等）、缺乏运动等，其与肥胖、心脑血管疾病、早衰、癌症等的发生密切相关。

（2）致病行为模式 致病行为模式是导致某些特异性疾病发生的行为模式。研究较多的是 A 型行为模式和 C 型行为模式。A 型行为模式是一种与冠心病密切相关的行为模式。其特征是：脾气急躁，有时间紧迫感，走路办事匆忙，缺乏耐心；雄心勃勃，争强好胜等。C 型行为模式是一种与肿瘤发生有关的行为模式。其特征是：情绪过分压抑和自我克制，爱生闷气，回避矛盾等。

（3）不良疾病行为 不良疾病行为发生在个体从疾病感知到痊愈的过程中，其表现形式有疑病、恐病、不及时就医、讳疾忌医、不遵守医嘱等。

（4）违反法律法规、道德规范的行为 如药物滥用、性乱等，这些行为既直接危害行为者个人健康，又严重影响社会健康及正常的社会秩序。

三、健康素养

健康素养是指个人通过各种渠道获取的健康信息，以及对这些信息的正确理解，并运用这些信息维护和促进自身健康的能力与基本素质。

健康素养一词最早出现在 1974 年，随后，健康素养的概念和内涵不断发展和丰富。概括而言，健康素养主要包括三方面的能力：①读写、交流、识数等获取健康信息或服务的基本能力，如能看懂处方、就诊预约卡、药物说明书，能顺利完成检查、执行医嘱、配合治疗等；②在日常生活中通过各种传播方式，积极寻求获得健康信息并应用新知识改变健康状况的能力；③对获取的健康信息加以分析判断，并根据自己的实际情况将健康知识运用到日常事件和生活中的能力。

由此可见，健康素养与人们接受健康教育的程度直接相关，健康教育是提高健康素养的重要途径。通过健康教育的有效实施，不仅能够帮助患者有效地利用卫生服务，更能够从公共卫生的视角，帮助人们提高自身预防疾病的能力，促使对预防保健服务的合理利用，达到预防疾病、维护和增进健康的目的。

另一方面，健康素养还是反映健康教育效果的重要评价指标。提高全民健康素养既是实现健康中国的重要目标之一，又是其他各项指标最终实现的基本保证。

四、基层健康教育

基层医疗卫生机构是构成国家健康服务体系这一"肌体"的"毛细血管"。为提高健康教育服务效果，应逐步将健康教育融入基层医疗卫生服务机构的各项基本公共卫生服务及诊疗服务过程中，配备专、兼职健康教育人员和健康教育设备设施，制订健康教育计划，结合日常的健康教育工作，把健康教育送进机关、社区、乡村、企业、学校等。

2018 年 10 月，国家卫生健康委、国务院扶贫办联合印发《贫困地区健康促进三年攻坚行动方案》，以健康教育进乡村、进家庭、进学校，以及健康教育阵地建设与基层健康教育骨干培养等为重点行动，印发健康教育处方，发放"一家一张明白纸"、培训"一家一个明白人"，扎实推进贫困地区健康促进工作，提升贫困地区居民健康素养水平。

五、健康教育处方

健康教育处方是以医嘱形式印制的文字材料，针对某种疾病的特点，对患者进行防治知识、用药和生活方式指导。健康教育处方是一种有效的个体化的非医疗干预手段，作为一种适用、易操作的工具，有利于基层医务人员科学、规范、有效、精准地开展健康教育服务。

在诊疗或随访时，医务人员可根据患者具体情况，出具个体化的健康教育处方，并通过面对面的讲解，指导患者遵医嘱治疗和做好日常健康管理，预防小病变大病，改善生活质量。

为助力健康扶贫、贯彻健康中国行动要求，根据《健康中国行动（2019—2030 年）》《国家基本公共卫生服务项目》及《贫困地区健康促进三年攻坚行动方案》，中国健康教育中心开发了《健康教育处方》（2020 年版），共涵盖了 45 种疾病，包括 13 种慢性病、10 种传染病和地方病、10 种妇女疾病和 12 种儿童青少年疾病，供基层医务人员参考和使用。

知识链接

高血压患者健康教育处方

姓名：　　　　　　性别：　　　　　　年龄：　　　　　　诊断：

高血压是心脑血管疾病最主要的危险因素，容易引发脑卒中、冠心病、心力衰竭、尿毒症等并发症，致残、致死率高。在未使用降压药物的情况下，非同日 3 次测量收缩压≥140mmHg 和（或）舒张压≥90mmHg，可诊断为高血压。如目前正在使用降压药物，血压虽然低于 140/90mmHg，仍应诊断为高血压。

高血压主要表现为头晕、头痛、眼花、胸闷、乏力、夜尿多等症状，但有些患者没有自觉症状，因而高血压也被称为"无声杀手"。中年以上人群一定要知道自己的血压水平，特别是在工作紧张、劳累等感觉不舒服时要及时测量血压。

高血压的主要危险因素包括：高盐饮食、超重和肥胖、身体活动不足、高血脂、吸烟、过量饮酒、长期精神紧张，以及高龄、遗传因素等。

采取健康生活方式，积极治疗，有助于延缓并发症的发生和发展，减轻心、肾、血管等靶器官的损害，促进身体康复，改善生活质量。

健康指导建议（请关注医生/指导人员"□"中打"√"条目）

●健康生活方式

□少吃咸菜、腌制食品，每日食盐量不超过 5 克。

□多吃新鲜蔬菜、水果和豆类等富钾食物。

□少吃肥肉、动物内脏、油饼、油条等高脂肪食物，炒菜少放油。

□保持健康体重，体重指数应控制在 18.5～23.9 千克/米^2〔体重指数＝体重（千克）/身高（米）^{2}〕。

□超重或肥胖者要减轻体重。

□不吸烟（吸烟者戒烟）。

□避免接触二手烟。

□不饮酒。

□适量运动。病情稳定者可在医生指导下，根据自己的身体情况，选择散步、慢跑、快步走等轻度到中等强度（微微出汗）的活动。建议尽量保持每周 5～7 次，每次持续 30～60 分钟。注意运动安全。

□监测血压。定期监测血压，感觉不舒服时要及时测量血压。

□保证睡眠充足，避免过度劳累。

□保持心情舒畅，情绪稳定，减轻精神压力。

●治疗与康复

□遵医嘱坚持长期药物治疗，不要自行停药或调整药物。

□定期复查。在医生指导下定期复查体重、腰围、血压、心率、血糖、血脂等，监测药物不良反应。

□靶器官损害及并发症监测。每年到医院进行高血压靶器官损害及并发症的全面检查，及早发现并及时治疗并发症。

□相关危险因素的处理。合并糖尿病、高血脂等患者应严格控制血糖、血脂。

●急症处理

□如病情加重，尤其出现下列情况，应尽快到医院就诊。

（1）收缩压≥180mmHg 和（或）舒张压≥110mmHg，出现身体不适的症状。

（2）意识改变、剧烈头痛或头晕、恶心呕吐、视物模糊、眼痛、心悸、胸闷、喘憋不能平卧，建议使用急救车转诊。

（3）其他严重情况。

其他指导建议

_____

_____

医生/指导人员签名：　　　咨询电话：　　　　日期：　　年　月　日

高血压患者健康教育处方使用说明

★使用对象：高血压患者。

★使用方法

1. 本处方不能替代医务人员开具的医疗处方，主要用于患者健康生活方式指导。

2. 医务人员应结合患者的病情、健康危险因素等，提供有针对性的健康指导。

任务二　健康需求评估

健康教育服务是一项复杂的系统工程。开展健康教育服务的首要环节就是进行健康需求评估。

健康需求评估，是指在开展健康教育服务时，系统收集辖区内的各种与健康有关的资料，并对这些资料进行整理、分析，明确辖区内存在的主要健康问题，推测与该健康问题产生有关的行为和影响因素，并了解辖区内开展健康教育服务的资源情况，为制订和调整健康教育工作计划提供科学依据。

一、目的

1. 为制订健康教育计划提供依据　明确辖区居民主要健康问题、行为生活方式及影响因素，明确辖区内健康教育资源情况，为制订有针对性、合理的健康教育计划提供依据。

2. 为健康教育效果评价提供基线资料　对健康教育活动实施前后相关数据的收集和比较，有助于对健康教育效果进行评价。

二、内容

（一）评估辖区内主要健康问题

1. 收集辖区居民的疾病谱、死因构成，明确辖区居民的常见病、多发病，如高血压病、糖尿病、卒中等。

2. 明确辖区居民季节性高发病，如冬春季流感、老年人慢性阻塞性肺疾病、儿童手足口病、夏季食物中毒、痢疾等。

明确辖区内主要健康问题，是为了确定优先行动领域，即明确需要优先解决的健康问题。

（二）评估辖区居民健康相关行为生活方式及影响因素

1. 了解辖区居民健康相关行为生活方式现状，尤其是对健康有危害的行为生活方式，如吸烟、酗酒、身体活动不足、膳食不合理等。

2. 了解辖区居民不健康行为生活方式的影响因素，如居民的健康知识知晓率、对健康的重视程度、健康技能、自我管理能力等。

明确辖区居民健康问题相关行为生活方式及其影响因素，是开展针对性健康知识传播和行为干预的基础，是获得良好健康教育效果的保证。

（三）评估辖区内健康教育资源

明确辖区基本情况（政策、经济水平、风俗民情、社区文化、公共卫生设施、机关/企业/学校等单位构成分布情况）、居民特点（尤其是年龄、职业和文化构成）、开展健康教育的资源和条件等，为确定适宜本社区的健康教育形式提供依据。

三、方法

（一）收集资料

通过收集门诊记录、以往开展的社区诊断资料、地方卫生年鉴、地方卫生行政部门、疾病预防控制部门等发布的卫生统计数据等，获得居民患病率、发病率和死因构成等资料数据，明确影响辖区居民健康的主要疾病（如患病率前 10 位的疾病）和主要死因（如死因构成前 10 位的疾病）。

上述收集资料的方法可以节省时间和经费，但存在信息不够全面、针对性不足的缺点。

（二）专项调查

1. 问卷调查　通过开展问卷调查，可以了解社区居民的健康知识水平、健康行为持有率、不健康行为生活方式发生率、希望获得的健康知识和途径等。问卷调查方法可以较全面获得健康需求评估的内容，也可以通过定期调查，动态反映上述指标逐年变化趋势。调查问卷设计、样本量计算、抽样方法的确定等环节因具有较高的专业性，可以寻求健康教育专业机构的帮助和指导。

2. 访谈 针对某一健康问题或主题，请 6~8 名有代表性的社区居民进行个人访谈或小组讨论，听取社区居民对调查问题的理解、态度、观念、意愿等，听取社区居民对已经开展、正在开展或即将开展的健康教育工作的意见和建议，为更好开展健康教育工作提供参考。如听取居民对社区健康教育工作的意见和建议、不健康行为生活方式难以改变的原因等。访谈是对问卷调查的有益补充。

任务三 健康教育计划制定

在健康需求评估的基础上，健康教育服务第二个环节是制订本辖区健康教育计划，并撰写计划书。健康教育计划应具有操作性和实用性，明确工作目标、工作任务及时间安排等。

一、撰写健康教育计划书

计划书通常包括制定依据、计划开展的工作、预期目标、时间安排及经费预算等部分。

（一）计划制定依据

阐明计划制订的背景和意义，主要内容包括：社区基本情况（如人口数量、人口构成、经济水平、社区文化等）、社区居民主要健康问题及影响因素（如患病率前 10 位的疾病、死亡构成前 10 位的疾病、不健康行为生活方式等）。

（二）计划开展的工作

针对《健康教育服务规范》规定的 5 项健康教育服务，即提供健康教育资料、设置健康教育宣传栏、开展公众健康咨询活动、举办健康知识讲座和开展个体化健康教育，分别制订年度计划。

具体包括：本年度内开展此项健康教育服务的总次数、每次服务的主题、主要内容、目标人群、预计开展的时间、负责人等内容。

（三）预期目标

制订预期目标，即到本年度结束时，辖区居民参加健康教育活动总人次数、覆盖率、知识知晓率、正确态度持有率、健康行为形成率等预期达到的水平，其中最重要的效果评价指标是健康素养水平。

由于行为生活方式、健康素养、健康状况的改变需要较长时间，因此，也可制订远期目标，如 3 年目标、5 年目标等。

（四）时间安排

将上述 5 项健康教育服务的年度计划进行汇总，以时间进度表的形式，将全年的各项活动按照时间顺序排列出来。

（五）经费预算

列出开展每次健康教育服务的各项开支，将各项开支汇总即为开展此次健康教育服务的预算，再把每次服务的预算汇总，即为年度总预算。

二、注意事项

（一）健康教育内容

应尽量覆盖《健康教育服务规范》要求的 7 项内容，且应策划针对本辖区内不同人群的重点内容，使健康教育服务更具针对性。

（二）健康教育形式及数量

应达到《健康教育服务规范》的要求，且应掌握"形式为内容服务"的原则，根据每次健康教育服务的具体内容、目标人群文化水平和接受能力、健康教育资源等具体情况，确定适宜的健康教育形式。

（三）时间安排

1. 时间安排不宜过满，应为临时性任务安排留出机动时间。
2. 不需要确定各项活动的具体日期，明确时间段即可。
3. 要考虑节假日、气候等因素，合理安排时间。

（四）因地制宜

可以根据本地特点，开展有地方特色、群众喜闻乐见的健康教育活动。

任务四　健康教育服务规范

一、服务对象

健康教育的服务对象是辖区内常住居民。辖区内常住居民是指实际经常居住在某地区一定时间（指半年以上）的人口，其包括：①户籍在本辖区，平时也居住在本辖区；②户籍不在本辖区，但在本辖区居住半年及以上。不包括户籍在本辖区，但离开本地半年以上。

二、服务内容

（一）健康教育内容

1. 宣传普及《中国公民健康素养——基本知识与技能（2015年版）》。配合有关部门开展公民健康素养促进行动。

《中国公民健康素养—基本知识与技能（2015年版）》提出了现阶段我国城乡居民应该具备的基本健康知识和理念、健康生活方式与行为、健康基本技能，是各级卫生计生部门、医疗卫生专业机构、社会机构、大众媒体等向公众进行健康教育和开展健康传播的重要依据。

2. 对青少年、妇女、老年人、残疾人、0~6岁儿童家长等人群进行健康教育。开展重点人群健康教育要有针对性，应抓住目标人群健康教育需求和特点，选择合适的健康教育内容及健康教育措施。

3. 开展合理膳食、控制体重、适当运动、心理平衡、改善睡眠、限盐、控烟、限酒、科学就医、合理用药、戒毒等健康生活方式和可干预危险因素的健康教育。

4. 开展心脑血管、呼吸系统、内分泌系统、肿瘤、精神疾病等重点慢性非传染性疾病和结核病、肝炎、艾滋病等重点传染性疾病的健康教育。

5. 开展食品卫生、职业卫生、放射卫生、环境卫生、饮水卫生、学校卫生和计划生育等公共卫生问题的健康教育。

6. 开展突发公共卫生事件应急处置、防灾减灾、家庭急救等健康教育。

7. 宣传普及医疗卫生法律法规及相关政策。应重点宣传医药卫生体制改革、基本医疗保障制定、国家基本公共卫生服务项目、基层医疗卫生机构职能等群众关心的内容。

健康素养66条

《中国公民健康素养——基本知识与技能（2015年版)》，包括基本知识和理念（25条）、健康生活方式与行为（29条）、基本健康技能（12条）三个方面，共66条，又简称《健康素养66条》（2015年版）。它界定了我国公民健康素养的基本内容，是评价我国公民健康素养水平的重要依据，也是各级卫生部门、医疗卫生专业机构、社会机构、大众媒体等向公众进行健康教育和开展健康传播的重要依据。

《健康素养66条》（2015年版）发布后，进一步推出《健康素养66条》（2015年版）的释义。相关机构在此基础上，开发和制作了相关科普读物、视频、健康教育读本等。在开展健康教育服务时，应充分利用现有传播技术和资源，通过多种途径向公众传播通俗易懂、科学实用的健康知识和技能，切实提高公众健康素养水平。

（二）服务形式及要求

1. 提供健康教育资料 健康教育资料一般分为印刷资料和音像资料两类。

（1）资料的获得方式 包括：①自主编制；②从其他机构获得设计模板，进行编制；③委托专业机构设计制作。

（2）资料的制作过程 包括：①确定信息内容；②设计初稿；③预实验；④修改与定稿；⑤制作与生产。

在健康教育资料最终定稿和投入生产前需要进行预实验。收集目标人群对信息内容、表现形式等的意见和建议，根据反馈意见对资料进行反复修改，保证健康教育资料制作的质量和传播效果。

（3）要求 包括：①印刷资料包括健康教育折页、健康教育处方和健康手册等。放置在乡镇卫生院、村卫生室、社区卫生服务中心（站）的候诊区、诊室、咨询台等处。每个机构每年提供不少于12种内容的印刷资料，并及时更新补充，保障使用。②音像资料为视听传播资料，如VCD、DVD等各种影音视频资料。机构正常应诊的时间内，在乡镇卫生院、社区卫生服务中心门诊候诊区、观察室、健教室等场所或宣传活动现场播放。每个机构每年播放音像资料不少于6种。

2. 设置健康教育宣传栏 健康教育宣传栏是设立在基层医疗卫生机构、小区、单位等显眼处的相对固定的健康教育阵地。

（1）种类 宣传栏内容的设计、制作要求，与健康教育资料的制作基本相同，其种类包括墙报、宣传橱窗、宣传展板、LED屏幕等，可根据经济条件和环境布局，因地制宜选择适合的种类。

（2）管理 宣传栏应有专人管理，负责内容更换、资料存档和日常维护等。替换下来的墙报、宣传展板可与其他基层医疗卫生机构交换使用，以提高健康教育资料的使用效率和传播效果。

（3）要求 乡镇卫生院和社区卫生服务中心宣传栏不少于2个，村卫生室和社区卫生服务站宣传栏不少于1个，每个宣传栏的面积不少于2平方米。宣传栏一般设置在机构的户外、健康教育室、候诊室、输液室或收费大厅的明显位置，宣传栏中心位置距地面1.5～1.6米高。每个机构每2个月最少更换1次健康教育宣传栏内容。

3. 开展公众健康咨询活动 公众健康咨询是针对辖区内主要健康问题和居民健康教育需求，结合各种健康主题日，面向公众或目标人群开展的，以义诊、健康咨询等为主要形式的健康教育活动。

（1）活动过程 包括确定活动内容、准备活动资料，选择活动场地、发布活动通知、组织目标人群、实施咨询。开展公众健康咨询活动后要填写"健康教育活动记录表"（表2－1）。并收集签到表、发放健康教育资料登记表、活动照片等，将资料归档保存。

表 2-1 健康教育活动记录表

活动时间：	活动地点：
活动形式：	
活动主题：	
组织者：	
接受健康教育人员类别：	接受健康教育人数：
健康教育资料发放种类及数量：	
活动内容：	
活动总结评价：	
存档材料请附后	□书面材料　　□图片材料　　□印刷材料　　□影音材料　　□签到表　　□其他材料

填表人（签字）：　　　　　　　　　　　负责人（签字）：
填表时间：　　年　　月　　日

（2）要求　利用各种健康主题日或针对辖区重点健康问题，开展健康咨询活动并发放宣传资料。每个乡镇卫生院、社区卫生服务中心每年至少开展9次公众健康咨询活动。

4. 举办健康知识讲座　健康知识讲座是指授课老师运用语言和辅助教学用具，系统地向社区居民传授健康知识和技能的过程。

（1）确定讲座主题　根据辖区存在的主要健康问题、健康危险因素、居民健康教育需求，首先确定健康知识讲座的主题。讲座主题的选择应具有针对性。

（2）活动前准备　包括：①授课者根据讲座主题，结合目标人群的健康需求和特点，收集和组织材料，编写教案、制作PPT等。讲座传播内容应科学、准确、实用，力求科普化、通俗化、易于目标人群的接受；②开展讲座前，应落实好讲座的场地，准备好讲座需要的设施设备及辅助材料等，并应及时发放通知，确定讲座时间、地点。

（3）活动评价　在讲座前后通过问卷调查、个人访谈、小组讨论的方式，对讲座效果进行评价。

（4）资料整理与保存　活动后，根据实际情况填写"健康教育活动记录表"，并收集签到表、发放健康教育资料登记表、活动照片等，将资料归档保存。

（5）要求　定期举办健康知识讲座，引导居民学习、掌握健康知识及必要的健康技能，促进辖区内居民的身心健康。每个乡镇卫生院和社区卫生服务中心每月至少举办1次健康知识讲座，村卫生室和社区卫生服务站每两个月至少举办1次健康知识讲座。

5. 开展个体化健康教育　个体化健康教育包括门诊健康教育和上门访视健康教育两种形式。

（1）服务对象　包括门诊患者和不方便就诊的患者、重点人群（如老年人、重症患者、高危孕产妇、新生儿等）。个体化健康教育首先需要对服务对象进行个体化评估。

（2）评估内容　①门诊健康教育的评估内容，包括：患者疾病的严重程度、就医行为、不健康行为生活方式（如吸烟、酗酒、不规律饮食等）情况，服药依从性等；评估患者的健康教育需求，找出患者健康知识和技能的不足之处；评估影响个体化健康教育效果的因素，如患者的文化程度、接受信息的能力等。②上门访视健康教育的评估内容与门诊患者个体化评估相同，但需要结合各类重点人群的特点。如对高危孕妇的个体化评估，要了解其产前检查情况、妊娠期疾病、饮食和身体活动情况，以及孕期保健、分娩、新生儿护理等相关知识的掌握情况等。在个体化评估基础上，综合考虑服务对象的年龄、性别、职业、文化程度、性格等生理、心理和社会特征，确定适宜的健康教育内容。

（3）方法　个体化健康教育的方法包括：①解释。通过解释，让患者或咨询者对所患疾病或所关心的健康问题，有比较清楚和详细的了解，增强患者或咨询者战胜疾病的信心和能力。②指导与建议。

医务人员根据患者的个体情况，对合理用药、自我保健、改善不健康生活方式等方面的提出忠告。医务人员通常在提出建议的同时，也要向患者传授知识和技能，有利于患者接受并且执行医务人员的建议。③健康教育处方。医务人员向患者提供的、医嘱形式的健康教育文字资料。健康教育处方既包含疾病的防治知识和技能，也包含医务人员的建议。在社区门诊使用健康教育处方便于患者保存和阅读，是指导患者进行自我保健和家庭护理的一种有效的非药物治疗手段。健康教育处方通常涉及的内容有合理用药、合理膳食、戒烟限酒及适量运动等。合理用药主要针对用药剂量、时间、服用方法、不良反应处理等；合理膳食包括每日建议摄入的食物种类、数量、餐次、搭配等；适量运动内容包括运动量、运动频次、运动强度、运动时间、运动注意事项等。

（4）要求 乡镇卫生院、村卫生室和社区卫生服务中心（站）的医务人员在提供门诊医疗、上门访视等医疗卫生服务时，要开展有针对性的个体化健康知识和健康技能的教育。

三、服务流程

健康教育服务流程包括健康需求评估、制定健康教育计划、实施计划（包括提供健康教育资料、设置健康教育宣传栏、开展公众健康咨询活动、举办健康知识讲座、开展个体化健康教育）及健康教育效果评价（图2-1）。

在开展了相关健康教育活动后，要按要求填写"健康教育活动记录表"，并根据实际情况收集签到表、发放健康教育资料登记表、活动照片等。最后，对资料进行归档和妥善保存，以便查阅。

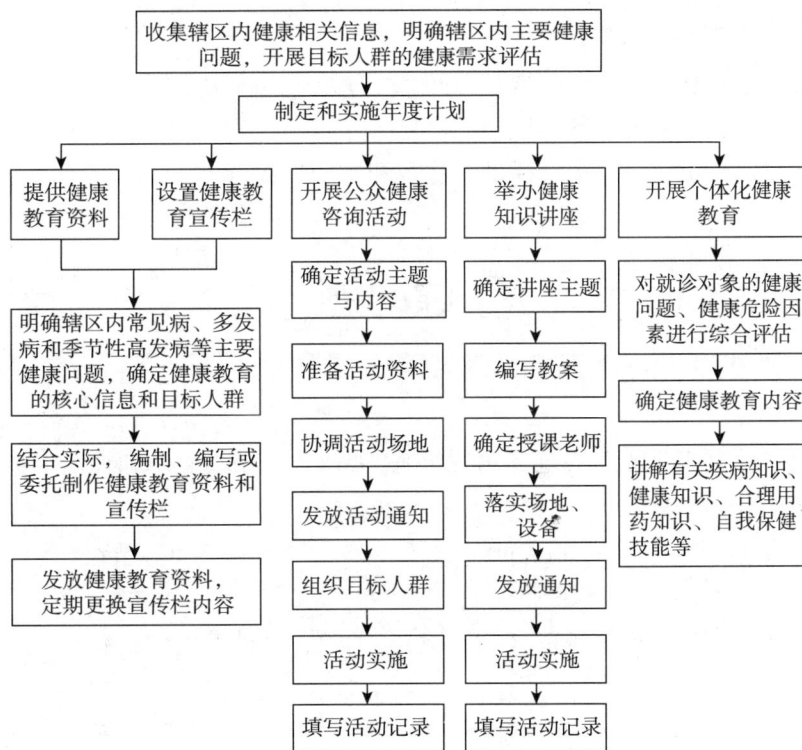

图2-1 健康教育服务流程

四、服务要求

1. 乡镇卫生院和社区卫生服务中心应配备专（兼）职人员开展健康教育工作，每年接受健康教育专业知识和技能培训不少于 8 学时。树立全员提供健康教育服务的观念，将健康教育与日常提供的医疗卫生服务结合起来。

2. 具备开展健康教育的场地、设施、设备，并保证设施设备完好，正常使用。

3. 制定健康教育年度工作计划，保证其可操作性和可实施性。健康教育内容要通俗易懂，并确保其科学性、时效性。健康教育材料可委托专业机构统一设计、制作，有条件的地区，可利用互联网、手机短信等新媒体开展健康教育。

4. 有完整的健康教育活动记录和资料，包括文字、图片、影音文件等，并存档保存。每年做好年度健康教育工作的总结评价。

5. 加强与乡镇政府、街道办事处、村（居）委会、社会团体等辖区其他单位的沟通和协作，共同做好健康教育工作。

6. 充分发挥健康教育专业机构的作用，接受健康教育专业机构的技术指导和考核评估。

7. 充分利用基层卫生和计划生育工作网络和宣传阵地，开展健康教育工作，普及卫生政策和健康知识。

8. 运用中医理论知识，在饮食起居、情志调摄、食疗药膳、运动锻炼等方面，对居民开展养生保健知识宣教等中医健康教育，在健康教育印刷资料、音像资料的种类、数量、宣传栏更新次数以及讲座、咨询活动次数等方面，应有一定比例的中医药内容。

五、工作指标

1. 发放健康教育印刷资料的种类和数量。
2. 播放健康教育音像资料的种类、次数和时间。
3. 健康教育宣传栏设置和内容更新情况。
4. 举办健康教育讲座和健康教育咨询活动的次数和参加人数。

✎ 练习题

答案解析

一、A 型题

1. 按照《国家基本公共卫生服务规范（第三版）》要求，乡镇卫生院和社区卫生服务中心宣传栏的面积每个不少于（　　）

   A. 1m² 　　　　　　　B. 2m² 　　　　　　　C. 3m²

   D. 4m² 　　　　　　　E. 5m²

2. 按照《国家基本公共卫生服务规范（第三版）》要求，乡镇卫生院和社区卫生服务中心每年播放音像资料不少于（　　）

   A. 6 种 　　　　　　　B. 12 种 　　　　　　C. 9 种

   D. 1 种 　　　　　　　E. 15 种

3. 按照《国家基本公共卫生服务规范（第三版）》要求，乡镇卫生院和社区卫生服务中心更换 1 次健康教育宣传栏内容的间隔时间，最长不能超过（　　）

   A. 半个月 　　　　　　B. 1 个月 　　　　　　C. 2 个月

   D. 3 个月 　　　　　　E. 6 个月

4. 按照《国家基本公共卫生服务规范（第三版）》要求，乡镇卫生院、社区卫生服务中心开展公众健康咨询活动，每年开展次数应不少于（　　）

A. 6 次　　　　　　　　　　B. 8 次　　　　　　　　　　C. 9 次

D. 12 次　　　　　　　　　E. 16 次

5. 健康相关行为是指（　　）

A. 与疾病有关的行为　　　　　　　　B. 与健康有关的行为

C. 与健康和疾病有关的行为　　　　　D. 促进健康的行为

E. 危害健康的行为

6. 觉得自己患有某种疾病，去医院看病属于（　　）

A. 预警行为　　　　　　　B. 求医行为　　　　　　　C. 遵医行为

D. 患者角色行为　　　　　E. 保健行为

二、问答题

1. 导致北卡累利阿省心血管疾病发病率高的主要危险因素是什么？为降低心血管疾病发病率，芬兰政府采取了哪些干预措施？

2. 健康教育健康促进对改善居民健康水平发挥了怎样的作用？

（张　谦）

书网融合……

本章小结　　　　　　微课　　　　　　题库

项目三 预防接种服务 微课

PPT

学习目标

知识目标

1. 掌握预防接种服务的对象、内容、流程、要求和工作指标，国家免疫规划儿童免疫程序。
2. 熟悉疫苗的种类，预防接种实施流程，疑似预防接种异常反应处理流程。
3. 了解预防接种的意义。

能力目标

具备按照接种流程开展预防接种服务的能力，能正确处置疑似预防接种异常反应。

素质目标

通过本项目的学习，树立为人民服务、做健康守门人的意识，严谨认真的工作态度，关心、呵护儿童的仁爱之心。

传染病在历史上曾经是威胁人民健康的一类重要疾病，为控制和降低各类传染病对人民健康的危害，中华人民共和国成立以后贯彻"预防为主"的工作方针，大力推进预防接种工作。预防接种使人民的健康水平得到明显提升，人均期望寿命大幅提高，生活的幸福指数不断攀升。

情境导入

情境： 某天，阳光社区的李女士带着她5个月的宝宝到社区卫生服务中心来接种疫苗。中心的接种人员查询孩子的预防接种证，确认宝宝本次是接种百白破疫苗第三针。在对孩子进行信息核对、询问健康状况及接种禁忌，告知李女士疫苗接种的相关信息后，为孩子进行了接种登记，而后服务人员再次核对查验相关信息，确认无误后为孩子进行了接种。

思考：

1. 为儿童开展预防接种的目的是什么？
2. 如何保证预防接种服务的效果和安全性？

任务一 预防接种概述

一、预防接种的概念、意义与种类

（一）预防接种的概念

预防接种是指根据疾病预防控制规划，利用疫苗，按照国家规定的免疫程序，由合格的接种技术人员，给适宜的接种对象进行接种，提高人群免疫水平，以达到预防和控制针对传染病发生和流行的目的。

（二）预防接种的意义

预防接种是预防传染病最经济、有效的措施。通过广泛的疫苗接种，我国仅用十余年时间就消灭了传染性极强的天花，消灭了脊髓灰质炎并维持无脊髓灰质炎超过 20 年，甲乙类法定报告传染病发病率从最高时的 7061.86/10 万（1970 年）降低至 190.36/10 万（2020 年），减少了 97%。多种重点传染病的发病率和死亡率显著降低，比如麻疹发病数比中华人民共和国成立初期下降了 99.99%；控制病毒性乙型肝炎成效卓著，1~4 岁儿童乙肝病毒表面抗原流行率从 1992 年的 9.67% 下降至 2014 年的 0.32%，提前实现了 WHO 提出的乙型肝炎阶段性防控目标，有效避免约 5000 万人成为慢性乙型肝炎病毒感染者，避免上千万人因乙型肝炎病毒感染相关疾病而发生的早死亡，减少了上万亿元的直接和间接医疗负担；实现近 15 年无白喉病例报告，流行性脑脊髓膜炎、流行性乙型脑炎和甲型肝炎发病率降至历史新低。

通过预防接种，我国实现无脊髓灰质炎目标、无白喉病例报告，其他疫苗针对传染病发病率水平接近发达国家，1 岁及 5 岁以下儿童的传染病发病率和死亡率大大降低，人均期望寿命明显提高，节约了巨大的医疗成本和社会成本，减轻了家庭和社会负担。

（三）预防接种的种类

按照接种物质的不同，可将预防接种分为以下三类。

1. 人工自动免疫　指以免疫原物质接种人体，使人体产生特异性免疫。根据制备原理的差别，常见的有以下几种。

（1）减毒活疫苗　由免疫原性强而毒力弱的活菌（病毒或立克次体）株制成，如卡介苗、脊髓灰质炎减毒活疫苗、水痘减毒活疫苗等。其优点是接种量小，接种次数少，免疫效果好，但对储存和运输要求较高。

（2）灭活疫苗　将免疫性强的细菌（病毒等）灭活制成。其优点是安全性较好，疫苗较稳定，对储存和运输条件的要求不高，成本较低，但通常需要多剂次接种。

（3）类毒素　是将细菌毒素加甲醛去毒，成为无毒而又保留免疫原性的制剂，如白喉、破伤风类毒素等。

（4）其他新型疫苗　如亚单位疫苗，是通过蛋白质水解，提取、筛选具有免疫活性蛋白质片段制成，安全性和稳定性好，但免疫原性降低；基因重组疫苗，是用基因重组技术在活载体上插入目的基因所表达的病原微生物特异性抗原制备的疫苗，能够实现量产、成本较低、安全、高效、存储方便，但接种剂次较多；核酸疫苗，又称基因疫苗，包括 DNA 疫苗和 mRNA 疫苗，是将决定病毒或细菌免疫原性的遗传物质直接导入人体，依靠人体自身细胞合成抗原，激活免疫系统产生抗体，是目前最新的疫苗种类，其免疫原性强，但稳定性相对较差，对运输和储存要求严格，在我国尚处于研发试验阶段。

2. 人工被动免疫　指将含有特异性抗体的免疫血清、免疫球蛋白等免疫制剂接种人体，使人体立即获得抗体而受到保护。由于免疫血清或免疫制剂内所含的抗体非人体自动产生，所以维持时间较短，通常为 2~3 周，因而难以保持持久而有效的免疫水平，主要在暴露情况下紧急使用。

（1）免疫血清　用类毒素免疫动物获得的含特异抗体的血清称抗毒素，如白喉抗毒素、破伤风抗毒素等。用病毒免疫动物，可制成抗病毒血清，如抗狂犬病毒血清等。

（2）免疫球蛋白（丙种球蛋白）　由健康人血液或胎盘提取的丙种球蛋白制成。可作为麻疹、甲型肝炎等易感接触者预防接种使用，但不能预防所有传染病，在实际使用时应严格掌握其适应证，不能作为万能治疗制剂滥用。

3. 被动自动免疫　指主动免疫跟被动免疫相结合的免疫方式，一般是在有疫情时用于保护婴幼儿及体弱接触者的一种免疫方法。其兼有被动及自动免疫的长处，但只能用于少数传染病。如发生白喉疫情时，可肌内注射白喉抗毒素 1000～3000 单位，同时接种精制吸附白喉类毒素；为阻断病毒性乙型肝炎的母婴传播，在新生儿出生后 24 小时内除接种乙肝疫苗外，同时为新生儿注射高效价乙型肝炎免疫球蛋白，可在很大程度上减少乙肝母婴传播的发生。

二、疫苗分类

根据 2019 年 12 月 1 日起施行的《中华人民共和国疫苗管理法》规定，疫苗是指为预防、控制疾病的发生、流行，用于人体免疫接种的预防性生物制品，包括免疫规划疫苗和非免疫规划疫苗。

（一）免疫规划疫苗

免疫规划疫苗指居民应当按照政府的规定接种的疫苗，包括国家免疫规划确定的疫苗，省、自治区、直辖市人民政府在执行国家免疫规划时增加的疫苗，以及县级以上人民政府或者其卫生健康主管部门组织的应急接种或者群体性预防接种所使用的疫苗。

我国公民在依法享有接种免疫规划疫苗的权利的同时，也应履行接种免疫规划疫苗的义务。免疫规划疫苗由政府支付疫苗费用，公民免费接种。免疫规划疫苗的种类包括：乙肝疫苗、卡介苗、脊髓灰质炎灭活疫苗、脊髓灰质炎减毒活疫苗、百白破疫苗、白破疫苗、麻腮风疫苗、乙脑减毒活疫苗、乙脑灭活疫苗、A 群流脑多糖疫苗、A 群 C 群流脑多糖疫苗、甲肝减毒活疫苗、甲肝灭活疫苗等。

（二）非免疫规划疫苗

非免疫规划疫苗是指由居民自愿接种的其他疫苗，属于自愿、自费接种，如水痘疫苗、流感疫苗、b 型流感嗜血杆菌结合疫苗、肺炎球菌疫苗、轮状病毒疫苗、狂犬病疫苗等。

非免疫规划疫苗虽然没有纳入国家免疫规划，但对相应传染病同样具有很好的预防效果，居民可根据自身情况选择。医疗卫生人员按照规定告知受种者或者其监护人注意事项，询问受种者的健康状况以及是否有接种禁忌，核对疫苗和受种者相关信息，由受种者或其监护人知情自愿接种。此外，按照《国家免疫规划疫苗儿童免疫程序及说明》、非免疫规划疫苗使用技术指南和各省、区、市接种方案所确定的原则，受种者或其监护人可自主选择接种含国家免疫规划疫苗成分的非免疫规划疫苗替代免疫规划疫苗。

三、国家免疫规划

（一）概念

国家免疫规划，是指按照国家或者省、自治区、直辖市确定的疫苗品种、免疫程序或者接种方案，在人群中有计划地进行预防接种，以预防和控制特定传染病的发生和流行。

在目前实施的国家扩大免疫规划方案中，免疫规划疫苗共 14 种，可预防 15 种疾病，免疫接种人群也从儿童扩大到成人。同时，我国会根据传染病疫情变化及疫苗的发展，不断优化国家免疫规划程序，提高免疫服务规范化水平，保证国家免疫规划的全面、规范、安全开展。

知识链接 --

国家免疫规划的发展历程

我国的免疫规划从 1978 年正式开始实施，其发展经历了几个阶段。

1. 计划免疫前期阶段（1978～1987） 1978 年我国首次确定普遍实行计划免疫策略，免疫规划疫苗共四种，包括卡介苗、脊髓灰质炎疫苗、百白破疫苗和麻疹疫苗，即"四苗防六病"。同时建立了一系列制度和办法，如《全国计划免疫工作条例》《计划免疫技术管理规程》等，开始试行预防接种证制度，为普及并规范管理计划免疫、预防控制传染病奠定了基础；与国际组织合作，基本建成了计划免疫冷链系统。

2. 计划免疫后期阶段（1988～2007）　本时期我国提出到1988年、1990年、1995年分别以省、县、乡级为单位的预防接种率达到85%的目标以及实现无脊髓灰质炎、消除麻疹的目标，确定实施脊髓灰质炎疫苗强化免疫和麻疹疫苗补充免疫策略，并开展急性弛缓性麻痹病例监测。2002年我国将乙型肝炎（乙肝）疫苗纳入国家免疫规划，"四苗防六病"也变成了"五苗防七病"。2004年12月修订后的《传染病防治法》明确，国家免疫规划疫苗全部免费接种。

3. 扩大免疫规划阶段（2008～）　2007年12月29日，我国印发了《扩大国家免疫规划实施方案》，确定全面实施扩大国家免疫规划，将甲肝、流脑等15种可以通过接种疫苗有效预防的传染病纳入，继续保持无脊髓灰质炎状态，消除麻疹，控制乙肝，进一步降低疫苗可预防传染病的发病率。即在原来乙肝疫苗、卡介苗、脊髓灰质炎疫苗、百白破疫苗、麻疹疫苗、白破疫苗等6种国家免疫规划疫苗基础上，以无细胞百白破疫苗替代百白破疫苗，将甲肝疫苗、流脑疫苗、乙脑疫苗、麻腮风疫苗纳入国家免疫规划，对适龄儿童进行常规接种。同时在重点地区对重点人群进行出血热疫苗接种；发生炭疽、钩端螺旋体病疫情或发生洪涝灾害可能导致钩端螺旋体病暴发流行时，对重点人群进行炭疽疫苗和钩体疫苗应急接种。2013年，我国以乡为单位的国家免疫规划疫苗接种率已达到90%以上。

（二）儿童免疫程序

1. 接种疫苗种类　根据《国家免疫规划疫苗儿童免疫程序表（2021年版）》（表3-1），儿童接种疫苗共13种，包括乙肝疫苗（HepB）、卡介苗（BCG）、脊髓灰质炎灭活疫苗（IPV）、脊髓灰质炎减毒活疫苗（bOPV）、百白破疫苗（DTaP）、白破疫苗（DT）、麻腮风疫苗（MMR）、乙脑减毒活疫苗（JE-L）、乙脑灭活疫苗（JE-I）、A群流脑多糖疫苗（MPSV-A）、A群C群流脑多糖疫苗（MPSV-AC）、甲肝减毒活疫苗（HepA-L）、甲肝灭活疫苗（HepA-I）。

表3-1　国家免疫规划疫苗儿童免疫程序表（2021年版）

可预防疾病	疫苗种类	接种途径	剂量	英文缩写	接种年龄														
					出生时	1月	2月	3月	4月	5月	6月	8月	9月	18月	2岁	3岁	4岁	5岁	6岁
乙型病毒性肝炎	乙肝病毒	肌内注射	10或20μg	HepB	1	2					3								
结核病[1]	卡介苗	皮内注射	0.1ml	BCG	1														
脊髓灰质炎	脊髓灰质炎灭活疫苗	肌内注射	0.5ml	IPV				1	2										
	脊髓灰质炎减毒活疫苗	口服	1粒或2滴	OPV					3								4		
百日咳、白喉、破伤风	百白破疫苗	肌内注射	0.5ml	DTaP				1	2	3				4					
	白破疫苗	肌内注射	0.5ml	DT															5
麻疹、风疹、流行性腮腺炎	麻腮风疫苗	皮下注射	0.5ml	MMR								1		2					
流行性乙型脑炎[2]	乙脑减毒活疫苗	皮下注射	0.5ml	JE-L								1			2				
	乙脑灭活疫苗	肌内注射	0.5ml	JE-I								1, 2			3		4		

可预防疾病	疫苗种类	接种途径	剂量	英文缩写	接种年龄														
					出生时	1月	2月	3月	4月	5月	6月	8月	9月	18月	2岁	3岁	4岁	5岁	6岁
流行性脑脊髓膜炎	A群流脑多糖疫苗	皮下注射	0.5ml	MPSV – A							1		2						
	A群C群流脑多糖疫苗	皮下注射	0.5ml	MPSV – AC												3			4
甲型病毒性肝炎[3]	甲肝减毒活疫苗	皮下注射	0.5或1.0ml	HepA – L										1					
	甲肝灭活疫苗	肌内注射	0.5ml	HepA – I										1	2				

注：1. 主要指结核性脑膜炎、粟粒性肺结核等。

2. 选择乙脑减毒活疫苗接种时，采用两剂次接种程序。选择乙脑灭活疫苗接种时，采用四剂次接种程序；乙脑灭活疫苗第1、2剂间隔 7～10 天。

3. 选择甲肝减毒活疫苗接种时，采用一剂次接种程序。选择甲肝灭活疫苗接种时，采用两剂次接种程序。

2. 接种原则

（1）接种年龄　儿童年龄达到相应剂次疫苗的接种年龄时，应尽早安排接种。表 3 - 1 中所列的各疫苗剂次接种时间，即为可以接种该剂次疫苗的最小（起始）年龄。建议在下述推荐的年龄之前完成国家免疫规划疫苗相应剂次的接种。

①乙肝疫苗第 1 剂：出生后 24 小时内完成。

②卡介苗：小于 3 月龄完成。

③乙肝疫苗第 3 剂、脊髓灰质炎疫苗第 3 剂、百白破疫苗第 3 剂、麻腮风疫苗第 1 剂、乙脑减毒活疫苗第 1 剂或乙脑灭活疫苗第 2 剂：小于 12 月龄完成。

④A 群流脑多糖疫苗第 2 剂：小于 18 月龄完成。

⑤麻腮风疫苗第 2 剂、甲肝减毒活疫苗或甲肝灭活疫苗第 1 剂、百白破疫苗第 4 剂：小于 24 月龄完成。

⑥乙脑减毒活疫苗第 2 剂或乙脑灭活疫苗第 3 剂、甲肝灭活疫苗第 2 剂：小于 3 周岁完成。

⑦A 群 C 群流脑多糖疫苗第 1 剂：小于 4 周岁完成。

⑧脊髓灰质炎疫苗第 4 剂：小于 5 周岁完成。

⑨白破疫苗、A 群 C 群流脑多糖疫苗第 2 剂、乙脑灭活疫苗第 4 剂：小于 7 周岁完成。

如果儿童未按照上述推荐的年龄及时完成接种，应根据疫苗补种通用原则和每种疫苗的具体补种要求尽早进行补种。

（2）疫苗补种原则

①补种通用原则：儿童若未按照推荐年龄完成国家免疫规划规定剂次接种，应按照以下原则开展补种：补种越早开展越好，应尽快完成全程接种，优先保证国家免疫规划疫苗的全程接种；只需补未完成的剂次，无需重新开始全程接种；若遇到无法使用同一厂家同种疫苗完成全部接种程序时，可选择不同厂家的同种疫苗完成后续接种。

②各种疫苗的具体补种建议见表3-2。

表3-2 儿童免疫规划疫苗补种原则

疫苗种类	补种原则
重组乙型肝炎疫苗（乙肝疫苗，HepB）	1. 若出生24小时内未及时接种，应尽早接种； 2. 对于未完成全程免疫程序者，需尽早补种，补齐未接种剂次； 3. 第2剂与第1剂间隔应≥28天，第3剂与第2剂间隔应≥60天，第3剂与第1剂间隔应≥4个月
皮内注射用卡介苗（卡介苗，BCG）	1. 未接种BCG的低于3月龄儿童可直接补种； 2. 3月龄~3岁儿童对结核菌素纯蛋白衍生物（TB-PPD）或卡介菌蛋白衍生物（BCG-PPD）试验阴性者，应予补种； 3. ≥4岁儿童不予补种； 4. 已接种BCG的儿童，即使卡痕未形成也不再予以补种
脊髓灰质炎（脊髓灰质炎）灭活疫苗（IPV）、二价脊髓灰质炎减毒活疫苗（脊髓灰质炎减毒活疫苗，bOPV）	1. 小于4周岁儿童未达到3剂（含补充免疫等），应补种完成3剂；大于或等于4周岁儿童未达到4剂（含补充免疫等），应补种完成4剂；补种时遵循先IPV后bOPV的原则；两剂次间隔≥28天；对于补种后满4剂次脊髓灰质炎疫苗接种的儿童，可视为完成脊髓灰质炎疫苗全程免疫。 2. 既往已有三价脊髓灰质炎减毒活疫苗（tOPV）免疫史（无论剂次数）的迟种、漏种儿童，用bOPV补种即可，不再补种IPV；既往无tOPV免疫史的儿童，实施2剂IPV免疫程序之前出生的补齐1剂IPV，之后出生的补齐2剂IPV
吸附无细胞百白破联合疫苗（百白破疫苗，DTaP）、吸附白喉破伤风联合疫苗（白破疫苗，DT）	1. 3月龄~5周岁未完成DTaP规定剂次的儿童，需补种未完成的剂次，前3剂每剂间隔≥28天，第4剂与第3剂间隔≥6个月。 2. ≥6周岁儿童补种参照原则： （1）接种DTaP和DT累计<3剂的儿童，用DT补齐3剂；第2剂与第1剂间隔1~2月，第3剂与第2剂间隔6~12个月； （2）DTaP和DT累计≥3剂的，若已接种至少1剂DT，则无需补种；若仅接种3剂DTaP，则补种1剂DT，DT与第3剂DTaP间隔≥6个月；若已接种4剂DTaP，但满7周岁时未接种DT，则补种1剂DT，DT与第4剂DTaP间隔≥12个月
麻疹腮腺炎风疹联合减毒活疫苗（麻腮风疫苗，MMR）	1. 自2020年6月1日起，2019年10月1日及以后出生儿童未按程序完成2剂MMR接种的，使用MMR补齐。 2. 扩免后至2019年9月30日出生的儿童，应至少接种2剂含麻疹成分疫苗、1剂含风疹成分疫苗和1剂含腮腺炎成分疫苗，对不足上述剂次者，使用MMR补齐。 3. 扩免前出生的小于18周岁人群，如未完成2剂含麻疹成分的疫苗接种，使用MMR补齐。 4. 如果需补种两剂MMR，接种间隔应≥28天
乙型脑炎减毒活疫苗（乙脑减毒活疫苗，JE-L）、乙型脑炎灭活疫苗（乙脑灭活疫苗，JE-I）	乙脑疫苗纳入免疫规划后出生且未接种乙脑疫苗的适龄儿童，补种原则如下。 1. 如使用JE-L进行补种，应补齐2剂，接种间隔≥12个月； 2. 如使用JE-I进行补种，应补齐4剂，第1剂与第2剂接种间隔为7~10天，第2剂与第3剂接种间隔为1~12个月，第3剂与第4剂接种间隔≥3年
A群脑膜炎球菌多糖疫苗（A群流脑多糖疫苗，MPSV-A）、A群C群脑膜炎球菌多糖疫苗（A群C群流脑多糖疫苗，MPSV-C）	流脑疫苗纳入免疫规划后出生的适龄儿童，如未接种流脑疫苗或未完成规定剂次，根据补种时的年龄选择流脑疫苗的种类。 1. <24月龄儿童补齐MPSV-A剂次。≥24月龄儿童不再补种或接种MPSV-A，仍需完成两剂次MPSV-AC。 2. ≥24月龄儿童如未接种过MPSV-A，可在3周岁前尽早接种MPSV-AC；如已接种过1剂次MPSV-A，间隔≥3个月尽早接种MPSV-AC
甲型肝炎减毒活疫苗（甲肝减毒活疫苗，HepA-L）、甲型肝炎灭活疫苗（甲肝灭活疫苗，HepA-I）	甲肝疫苗纳入免疫规划后出生且未接种甲肝疫苗的适龄儿童，补种原则如下。 1. 如使用HepA-L进行补种，补种1剂。 2. 如使用HepA-I进行补种，补齐2剂，接种间隔≥6个月。 3. 如已接种过1剂次HepA-I，但无条件接种第2剂HepA-I时，可接种1剂HepA-L完成补种，间隔≥6个月

（3）接种途径和部位　疫苗接种途径包括口服、肌内注射、皮下注射和皮内注射等。注射部位通常为上臂外侧三角肌处和大腿前外侧中部。当多种疫苗同时注射接种（包括肌内、皮下和皮内注射）时，可在左右上臂、左右大腿分别接种，卡介苗选择上臂接种。

（4）同时接种原则

①现阶段的国家免疫规划疫苗均可按照免疫程序或补种原则同时接种。

②不同疫苗同时接种。两种及以上注射类疫苗同时接种应选择不同部位，严禁将两种或多种疫苗混合吸入同一支注射器内接种。

③不同疫苗接种间隔。两种及以上注射类减毒活疫苗如果未同时接种，应间隔≥28 天接种。国家免疫规划使用的灭活疫苗和口服类减毒活疫苗，如果与其他灭活疫苗、注射或口服类减毒活疫苗未同时接种，接种间隔没有限制。

（5）常见特殊健康状态儿童接种原则

①早产儿与低出生体重儿。早产儿（胎龄＜37 周）和（或）低出生体重儿（出生体重＜2500g），如医学评估稳定并且处于持续恢复状态（无需持续治疗的严重感染、代谢性疾病、急性肾脏疾病、肝脏疾病、心血管疾病、神经和呼吸道疾病），按照出生后实际月龄接种疫苗即可。对于卡介苗接种，早产儿胎龄＞31 孕周且医学评估稳定后，可以接种 BCG；胎龄≤31 孕周的早产儿，医学评估稳定后可在出院前接种。

②过敏。常称的"过敏性体质"并非疫苗接种的禁忌证。若对已知疫苗成分严重过敏或既往因接种疫苗发生喉头水肿、过敏性休克及其他全身性严重过敏反应的，则不得继续接种同种疫苗。

③人类免疫缺陷病毒（HIV）感染母亲所生儿童。分为 3 种情况，儿童确认 HIV 感染、儿童 HIV 感染状况不详和儿童确认未感染 HIV。由医疗机构出具儿童是否为 HIV 感染、是否出现症状或是否有免疫抑制的诊断。HIV 感染母亲所生＜18 月龄婴儿在接种前不必进行 HIV 抗体筛查，按 HIV 感染状况不详儿童进行接种。对不同 HIV 感染状况儿童接种国家免疫规划疫苗的建议见表 3－3。

表 3－3　HIV 感染母亲所生儿童接种国家免疫规划疫苗建议

疫苗种类	HIV 感染儿童		HIV 感染状况不详儿童		HIV 未感染儿童
	有症状或有免疫抑制	无症状和无免疫抑制	有症状或有免疫抑制	无症状	
乙肝疫苗	√	√	√	√	√
卡介苗	×	×	暂缓接种	暂缓接种	√
脊髓灰质炎灭活疫苗	√	√	√	√	√
脊髓灰质炎减毒活疫苗	×	×	×	×	√
百白破疫苗	√	√	√	√	√
白破疫苗	√	√	√	√	√
麻腮风疫苗	×	√	×	√	√
乙脑灭活疫苗	√	√	√	√	√
乙脑减毒活疫苗	×	×	×	×	√
A 群流脑多糖疫苗	√	√	√	√	√
A 群 C 群流脑多糖疫苗	√	√	√	√	√
甲肝减毒活疫苗	√	×	×	×	√
甲肝灭活疫苗	√	√	√	√	√

注：暂缓接种，当确认儿童 HIV 抗体阴性后再补种，确认 HIV 抗体阳性儿童不予接种；"√"表示"无特殊禁忌"，"×"表示"禁止接种"。

④免疫功能异常。除 HIV 感染者外的其他免疫缺陷或正在接受全身免疫抑制治疗者，可以接种灭活疫苗，原则上不予接种减毒活疫苗（补体缺陷患者除外）。

⑤乙肝表面抗原（HBsAg）阳性或不详产妇所生新生儿。在出生后 12 小时内尽早接种第 1 剂

HepB；新生儿体重＜2000g者，也应在出生后尽早接种第1剂HepB，并在婴儿满1月龄、2月龄、7月龄时按程序再完成3剂次HepB接种。若确认HBsAg阳性产妇的新生儿，在接种第1剂HepB的同时可按医嘱肌内注射100国际单位乙肝免疫球蛋白（HBIG），HepB、HBIG和BCG可在不同部位同时接种；接种最后一剂HepB后1~2个月进行HBsAg和乙肝病毒表面抗体（抗－HBs）检测，若发现HBsAg阴性、抗－HBs阴性或低于10mIU/ml，可再按程序免费接种3剂次HepB。

⑥其他特殊健康状况。下列常见疾病不作为疫苗接种禁忌：生理性和母乳性黄疸，单纯性热性惊厥史，癫痫控制处于稳定期，病情稳定的脑疾病、肝脏疾病、常见先天性疾病（先天性甲状腺功能减低、苯丙酮尿症、唐氏综合征、先天性心脏病）和先天性感染（梅毒、巨细胞病毒和风疹病毒）。对于其他特殊健康状况儿童，如无明确证据表明接种疫苗存在安全风险，原则上可按照免疫程序进行疫苗接种。

（6）流行季节疫苗接种　国家免疫规划使用的疫苗都可以按照免疫程序和预防接种方案的要求，全年（包括流行季节）开展常规接种，或根据需要开展补充免疫和应急接种。

任务二　预防接种实施

一、接种流程

（一）准备场所设备

1. 接种单位资质　根据《中华人民共和国疫苗管理法》，接种单位应当具备下列条件：取得医疗机构执业许可证；具有经过县级人民政府卫生健康主管部门组织的预防接种专业培训并考核合格的医师、护士或者乡村医生；具有符合疫苗储存、运输管理规范的冷藏设施、设备和冷藏保管制度。县级以上地方人民政府卫生健康主管部门指定符合条件的医疗机构承担责任区域内免疫规划疫苗接种工作。符合条件的医疗机构可以承担非免疫规划疫苗接种工作，并应当报颁发其医疗机构执业许可证的卫生健康主管部门备案。

2. 接种场所准备　接种门诊总面积应有≥40m²的专用房。室内清洁明亮、空气流通，分区设置候种室（宣传教育、反应观察）、预诊室（登记、询问、体检）、接种室（分室或分区进行疫苗接种，卡介苗设专室），各室设有明显的标志牌，定期室内消毒。

在接种场所显著位置公示相关资料，包括预防接种宣传材料；预防接种服务时间、咨询电话；预防接种规章制度和接种操作规程；国家免疫规划疫苗的品种、免疫程序、预防接种方法等，非免疫规划疫苗除公示上述内容外，还应公示疫苗价格、预防接种服务价格。

3. 器械设备准备　预防接种室配备如下器械设备：取暖、防暑降温设备；足够的桌椅，操作台清洁、无杂物；接种器材按最高门诊接种预约人数120%配备；冷藏设备如1台专用普通冰箱，冷藏包（或冰瓶）不少于5只和足够数量的冰排等；消毒设备如高压消毒锅、紫外线灯等；体检器材及应急处理药品；资料柜，有条件地区可配备影视等宣传器材、计算机等。

（二）核实人和疫苗

预防接种工作人员应认真核实接种对象和接种疫苗，保证查验无误。若发现记录中受种者姓名、出生日期、联系方式等基本信息有误或变更的，应及时更新。核实后发现受种者有预防接种禁忌或其他不符合预防接种的条件，应向儿童监护人做好解释工作，并在预防接种证或儿童预防接种个案信息上记录。

（三）告知询问记录

1. 告知 实施预防接种前，工作人员在应当将本次接种疫苗的信息、禁忌、可能的不良反应等告知受种者或其监护人，征得受种者或其监护人的知情同意，并如实记录告知情况。受种者或其监护人要求自费选择接种免疫规划疫苗的同品种疫苗的，接种单位应当告知费用承担、异常反应补偿方式等。

2. 询问 实施预防接种前，工作人员应询问并如实记录受种者的健康状况、是否有预防接种禁忌等情况；当对受种者的健康状况有怀疑时，应建议其到医院进行检查后决定是否接种。

（四）实施接种操作

1. 三查七对 工作人员在实施接种操作前应再次进行"三查七对"，完全无误后予以接种。

（1）三查 检查受种者健康状况和接种禁忌证，查对预防接种卡（簿）与儿童预防接种证，检查疫苗、注射器外观与批号、效期。

（2）七对 核对受种对象姓名、年龄、疫苗品名、规格、剂量、接种部位、接种途径。

2. 开展接种 再次核对无误后，接种人员严格按照免疫规划程序、《预防接种工作规范》的要求以及每种疫苗的接种途径实施接种。注射接种时严格执行安全注射。

（五）留观

1. 记录 预防接种后工作人员应及时在预防接种证、卡（簿）或计算机上记录接种疫苗的品种、规格、疫苗最小包装单位的识别信息（或批号）、接种时间等。接种记录应书写工整，不得用其他符号代替。已经开展儿童预防接种信息化管理的地区，还需将儿童预防接种的相关资料录入信息系统。

负责新生儿接生的单位产科接种单位在为新生儿预防接种第1剂乙肝疫苗和卡介苗后，应填写"新生儿首剂乙肝疫苗和卡介苗疫苗预防接种记录单"，告知监护人在1个月内到居住地的接种单位建证、建卡，并按免疫程序完成第2、3剂乙肝疫苗接种。

2. 留观 告知监护人，受种者在预防接种后留在预防接种现场观察30分钟。如出现预防接种异常反应，应及时处理和报告。

（六）预约

与监护人预约下次接种疫苗的种类、时间和地点。

二、疫苗接种禁忌证

分为绝对禁忌证和一般禁忌证两种。

1. 绝对禁忌证 是指任何生物制品都不能接种，如有明显的过敏史、自身免疫性疾病、恶性肿瘤、神经精神性疾病、免疫缺陷病等。

2. 一般禁忌证 是指对各种疫苗接种的禁忌证，如急性传染性疾病发作期及其恢复期，发热、慢性疾病、严重的心脏病、高血压、肝肾疾病、活动性结核、风湿病、哮喘、荨麻疹等疾病，不能接种或待症状缓解，恢复健康后方可考虑接种。

三、预防接种反应

（一）预防接种一般反应

预防接种一般反应，是指在预防接种后发生的，由疫苗本身所有的特性引起的，对机体只会造成一过性生理功能障碍的反应，主要有发热和局部红肿，同时可能伴有全身不适、倦怠、食欲不振、乏力等综合症状。

1. 全身反应

（1）临床表现

①发热　分为轻度（37.1～37.5℃）、中度（37.6～38.5℃）和重度（≥38.6℃）。部分受种者接种灭活疫苗后5～6小时或24小时左右体温升高，一般持续1～2天，很少超过3天；个别受种者发热可能提前，在接种疫苗后2～4小时即有体温升高，6～12小时达高峰，持续1～2天。注射减毒活疫苗后出现发热反应的时间稍晚，个别受种者在注射麻疹疫苗后6～10天内会出现中度发热，有类似轻型麻疹样症状。

②其他症状　部分受种者除体温上升外，可能伴有头痛、眩晕、恶寒、乏力和周身不适等，一般持续1～2天。个别受种者可发生恶心、呕吐、腹泻等胃肠道症状，一般以接种当天多见，很少有持续2～3天者。

（2）治疗　发生轻度全身反应时加强观察，一般不需任何处理，必要时适当休息，多喝开水，注意保暖，防止继发其他疾病。全身反应严重者可对症处理。高热不退或伴有其他并发症者，应密切观察病情，必要时送医院观察治疗。

2. 局部反应

（1）临床表现

①局部红肿浸润　根据纵横平均直径分为弱反应（≤2.5cm）、中反应（2.6～5.0cm）和强反应（>5.0cm）。凡发生局部淋巴管/淋巴结炎者均为局部重反应。

大部分皮下接种的疫苗在注射后数小时至24小时或稍后，局部出现红肿浸润，并伴疼痛，红肿范围一般不大，仅有少数人其直径>5.0cm。有的伴有局部淋巴肿大或淋巴结炎、疼痛。这种反应一般在24～48小时逐步消退。皮内接种卡介苗者，绝大部分受种者于2周左右在局部出现红肿，以后化脓或形成溃疡，3～5周结痂，形成疤痕（卡疤）。

②局部硬结　接种含吸附剂疫苗，部分受种者会出现注射局部不易吸收，刺激结缔组织增生，形成硬结。

（2）治疗　轻度局部反应一般不需任何处理。较重的局部反应可用干净的毛巾热敷，每日数次，每次10～15分钟。卡介苗的局部反应不能热敷，对特殊敏感的人可考虑给予小量镇痛退热药，一般每天2～3次，连续1～2天即可。

（二）预防接种异常反应

1. 疑似预防接种异常反应　是指在预防接种后发生的怀疑与预防接种有关的反应或事件。

2. 报告

（1）报告范围　按照发生时限分为以下情形。

①24小时内　如过敏性休克、不伴休克的过敏反应（荨麻疹、斑丘疹、喉头水肿等）、中毒性休克综合征、晕厥、癔症等。

②5天内　如发热（腋温≥38.6℃）、血管性水肿、全身化脓性感染（毒血症、败血症、脓毒血症）、接种部位发生的红肿（直径>2.5cm）、硬结（直径>2.5cm）、局部化脓性感染（局部脓肿、淋巴管炎和淋巴结炎、蜂窝组织炎）等。

③15天内　如麻疹样或猩红热样皮疹、过敏性紫癜、局部过敏坏死反应（Arthus反应）、热性惊厥、癫痫、多发性神经炎、脑病、脑炎和脑膜炎等。

④6周内　如血小板减少性紫癜、格林巴利综合征、疫苗相关麻痹型脊髓灰质炎等。

⑤3个月内　如臂丛神经炎、接种部位发生的无菌性脓肿等。

⑥接种卡介苗后1～12个月　如淋巴结炎或淋巴管炎、骨髓炎、全身播散性卡介苗感染等。

⑦其他　怀疑与预防接种有关的其他严重疑似预防接种异常反应。

（2）责任报告单位和报告人　包括医疗机构、接种单位、疾病预防控制机构、药品不良反应监测机构、疫苗生产企业、疫苗批发企业及其执行职务的人员。

（3）报告程序及时限

①实行属地化管理　责任报告单位和报告人发现属于报告范围的疑似预防接种异常反应（包括接到受种者或其监护人的报告）后应当及时向受种者所在地的县级卫生行政部门、药品监督管理部门报告。发现怀疑与预防接种有关的死亡、严重残疾、群体性疑似预防接种异常反应、对社会有重大影响的疑似预防接种异常反应时，责任报告单位和报告人应当在发现后2小时内向所在地县级卫生行政部门、药品监督管理部门报告；县级卫生行政部门和药品监督管理部门在2小时内逐级向上一级卫生行政部门、药品监督管理部门报告。

②责任报告单位和报告人应当在发现疑似预防接种异常反应后48小时内填写疑似预防接种异常反应个案报告卡，向受种者所在地的县级疾病预防控制机构报告；发现怀疑与预防接种有关的死亡、严重残疾、群体性疑似预防接种异常反应、对社会有重大影响的疑似预防接种异常反应时，在2小时内填写疑似预防接种异常反应个案报告卡或群体性疑似预防接种异常反应登记表，以电话等最快方式向受种者所在地的县级疾病预防控制机构报告。县级疾病预防控制机构经核实后立即通过全国预防接种信息管理系统进行网络直报。各级疾病预防控制机构和药品不良反应监测机构应当通过全国预防接种信息管理系统实时监测疑似预防接种异常反应报告信息。

③对于死亡或群体性疑似预防接种异常反应，同时还应当按照《突发公共卫生事件应急条例》的有关规定进行报告。

3. 调查诊断

（1）核实报告　县级疾控机构接到疑似预防接种异常反应报告后，应核实疑似预防接种异常反应的基本情况、发生时间和人数、主要临床表现、初步临床诊断、疫苗预防接种等，完善相关资料，做好深入调查的准备工作。

（2）组织调查

①除明确诊断的一般反应（如单纯发热、接种部位红肿、硬结等）外的疑似预防接种异常反应均需调查。省级、设区的市级和县级疾病预防控制机构应当成立预防接种异常反应调查诊断专家组，负责预防接种异常反应调查诊断。

②县级疾病预防控制机构对需要调查的疑似预防接种异常反应，应当在接到报告后48小时内组织开展调查，收集相关资料，并在调查开始后3日内初步完成疑似预防接种异常反应个案调查表的填写，并通过全国预防接种信息管理系统进行网络直报。

③怀疑与预防接种有关的死亡、严重残疾、群体性疑似预防接种异常反应、对社会有重大影响的疑似预防接种异常反应，由市级或省级疾病预防控制机构在接到报告后立即组织预防接种异常反应调查诊断专家组进行调查。

④对于死亡或群体性疑似预防接种异常反应，同时还应当按照《突发公共卫生事件应急条例》的有关规定进行调查。

（3）资料收集

①临床资料　了解患者的预防接种异常反应史、既往健康状况（如有无基础疾病等）、家族史、过敏史，掌握患者的主要症状和体征及有关的实验室检查结果、已采取的治疗措施和效果等资料。必要时对患者进行访视和临床检查。对于死因不明需要进行尸体解剖检查的病例，应当按照有关规定进行尸检。

②预防接种资料　疫苗进货渠道、供货单位的资质证明、疫苗购销记录；疫苗运输条件和过程、疫苗贮存条件和冰箱温度记录、疫苗送达基层接种单位前的贮存情况；疫苗的种类、生产企业、批号、出厂日期、有效期、来源（包括分发、供应或销售单位）、领取日期、同批次疫苗的感官性状；接种服务组织形式、接种现场情况、接种时间和地点、接种单位和接种人员的资质；接种实施情况、接种部位、途径、剂次和剂量、打开的疫苗何时用完；安全注射情况、注射器材的来源、注射操作是否规范；接种同批次疫苗其他人员的反应情况、当地相关疾病发病情况。

（4）病例诊断

①诊断机构　县级卫生行政部门、药品监督管理部门接到疑似预防接种异常反应报告后，对需要进行调查诊断的，交由县级疾病预防控制机构组织专家进行调查诊断。死亡、严重残疾、群体性疑似预防接种异常反应、对社会有重大影响的疑似预防接种异常反应，由市级或省级疾病预防控制机构组织预防接种异常反应调查诊断专家组进行调查诊断。

②诊断时间　疑似预防接种异常反应的调查诊断结论应当在调查结束后30天内尽早作出。调查诊断专家组应当依据法律、行政法规、部门规章和技术规范，结合临床表现、医学检查结果和疫苗质量检验结果等，进行综合分析，作出调查诊断结论。

③疫苗检测　调查诊断怀疑引起疑似预防接种异常反应的疫苗有质量问题的，药品监督管理部门负责组织对相关疫苗质量进行检验，出具检验结果报告。药品监督管理部门或药品检验机构应当及时将疫苗质量检测结果向相关疾病预防控制机构反馈。

（5）调查报告

①报告时间　对死亡、严重残疾、群体性疑似预防接种异常反应、对社会有重大影响的疑似预防接种异常反应，疾病预防控制机构应当在调查开始后7日内完成初步调查报告，及时将调查报告向同级卫生行政部门、上一级疾病预防控制机构报告，向同级药品不良反应监测机构通报。药品不良反应监测机构向同级药品监督管理部门、上一级药品不良反应监测机构报告。县级疾病预防控制机构应当及时通过全国预防接种信息管理系统上报初步调查报告。

②报告内容　对疑似预防接种异常反应的描述，疑似预防接种异常反应的诊断、治疗及实验室检查，疫苗和预防接种组织实施情况，疑似预防接种异常反应发生后所采取的措施，疑似预防接种异常反应的原因分析，对疑似预防接种异常反应的初步判定及依据，撰写调查报告的人员、时间等。

（6）分类　疑似预防接种异常反应经过调查诊断分析，按发生原因分成以下5种类型。

①不良反应　合格的疫苗在实施规范预防接种后，发生的与预防接种目的无关或意外的有害反应，包括一般反应和异常反应。

一般反应是在预防接种后发生的，由疫苗本身所固有的特性引起的，对机体只会造成一过性生理功能障碍的反应，主要有发热和局部红肿，同时可能伴有全身不适、倦怠、食欲不振、乏力等综合症状。

异常反应是合格的疫苗在实施规范预防接种过程中或者实施规范预防接种后造成受种者机体组织器官、功能损害，相关各方均无过错的药品不良反应。常见的异常反应有过敏性休克、过敏性皮疹、血管神经性水肿等。

②疫苗质量事故　由于疫苗质量不合格，预防接种后造成受种者机体组织器官、功能损害。

③预防接种事故　由于在预防接种实施过程中违反预防接种工作规范、免疫程序、疫苗使用指导原则、预防接种方案，造成受种者机体组织器官、功能损害。

④偶合症　受种者在预防接种时正处于某种疾病的潜伏期或者前驱期，预防接种后巧合发病。

⑤心因性反应　在预防接种实施过程中或预防接种后因受种者心理因素发生的个体或者群体的反应。心因性反应与受种者的精神或心理有关，不是疫苗引起的。

4. 处置原则

（1）补偿　实施接种过程中或者实施接种后出现受种者死亡、严重残疾、器官组织损伤等损害，属于异常反应或者不能排除的，依照《中华人民共和国疫苗管理法》有关规定给予受种者补偿。

接种免疫规划疫苗所需的补偿费用，由省、自治区、直辖市人民政府财政部门在预防接种经费中安排；接种非免疫规划疫苗所需的补偿费用，由相关疫苗上市许可持有人承担。国家鼓励通过商业保险等多种形式对预防接种异常反应受种者予以补偿。预防接种异常反应补偿应当及时、便民、合理。预防接种异常反应补偿范围、标准、程序由国务院规定，省、自治区、直辖市制定具体实施办法。

（2）鉴定　当受种方、接种单位、疫苗生产企业对疑似预防接种异常反应调查诊断结论有争议时，按照《预防接种异常反应鉴定办法》的有关规定处理。

（3）处理　因疫苗质量不合格给受种者造成损害的，以及因接种单位违反预防接种工作规范、免疫程序、疫苗使用指导原则、接种方案给受种者造成损害的，依照《中华人民共和国药品管理法》《中华人民共和国疫苗管理法》及《医疗事故处理条例》有关规定处理。

（4）沟通　建立媒体沟通机制，引导媒体对疑似预防接种异常反应作出客观报道，澄清事实真相。开展与受种者或其监护人的沟通，对疑似预防接种异常反应发生原因、事件处置的相关政策等问题进行解释和说明。

任务三　预防接种服务规范

一、服务对象

辖区内 0~6 岁儿童和其他重点人群。

二、服务内容

（一）预防接种管理

1. 及时为辖区内所有居住满 3 个月的 0~6 岁儿童建立预防接种证和预防接种卡等儿童预防接种档案。

2. 采取预约、通知单、电话、手机短信、网络、广播通知等适宜方式，通知儿童监护人，告知接种疫苗的种类、时间、地点和相关要求。在边远山区、海岛、牧区等交通不便的地区，可采取入户巡回的方式进行预防接种。

3. 每半年对责任区内儿童的预防接种卡进行 1 次核查和整理。

（二）预防接种

根据国家免疫规划疫苗免疫程序，对适龄儿童进行常规接种。在部分省份对重点人群接种出血热疫苗。在重点地区对高危人群实施炭疽疫苗、钩体疫苗应急接种。根据传染病控制需要，开展乙肝、麻疹、脊髓灰质炎等疫苗强化免疫、群体性接种工作和应急接种工作。

1. 接种前的工作　接种工作人员在对儿童接种前应查验儿童预防接种证（卡、薄）或电子档案，核对受种者姓名、性别、出生日期及接种记录，确定本次受种对象、接种疫苗的品种。询问受种者的健康状况以及是否有接种禁忌等，告知受种者或者其监护人所接种疫苗的品种、作用、禁忌、不良反应及注意事项，可采用书面或（和）口头告知的形式，并如实记录告知和询问的情况。

2. 接种时的工作　接种工作人员在接种操作时再次查验核对受种者姓名、预防接种证、接种凭证和本次接种的疫苗品种，核对无误后严格按照《预防接种工作规范》规定的接种月（年）龄、接种部位、接种途径、安全注射等要求予以接种。

3. 接种后的工作 告知儿童监护人，受种者在接种后应在留观室观察 30 分钟。接种后及时在预防接种证、卡（簿）上记录，与儿童监护人预约下次接种疫苗的种类、时间和地点。有条件的地区录入计算机并进行网络报告。

（三）疑似预防接种异常反应处理

如发现疑似预防接种异常反应，接种人员应按照《全国疑似预防接种异常反应监测方案》的要求进行处理和报告。

三、服务流程

预防接种的服务流程，如图 3-1 所示。

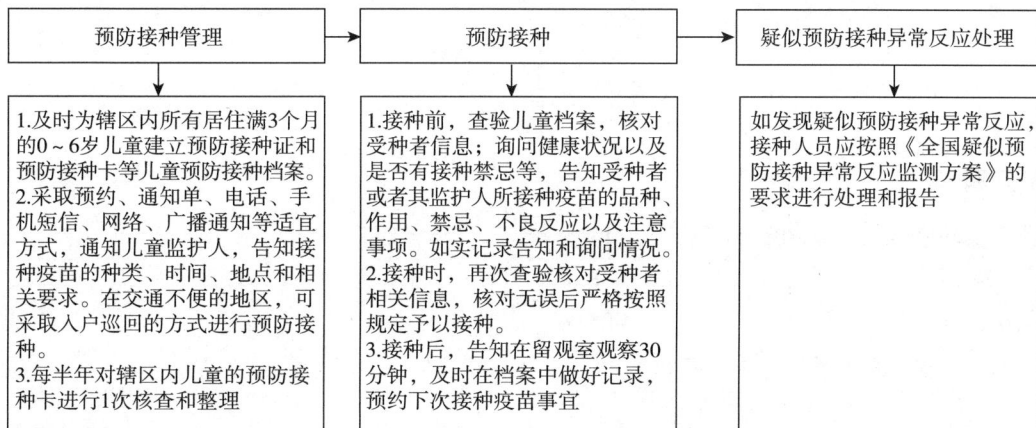

图 3-1 预防接种服务流程

1. 预防接种管理

（1）及时建档 本地儿童出生后，一般在一个月内到居住地接种单位建证建档，接种证遗失者应及时为其补办；外地流入儿童在本地居住满 3 个月后应为其建证建档，无接种证者需同时建立、补办接种证。

（2）接种前通知 在疫苗接种前要通过多种方式及时通知儿童监护人，注意通知的内容要详细、具体，边远地区联系不方便时应入户通知。

（3）档案管理 要做好儿童预防接种档案的整理和管理，认真分析儿童预防接种实施过程中存在的问题并及时解决，保证预防接种工作的规范开展。

2. 预防接种实施 按照接种前准备、查验核实、告知询问、实施接种、留观、预约的流程开展。

3. 疑似预防接种异常反应处理 按照国家有关规定进行报告和处理。

四、服务要求

1. 接种单位必须为区县级卫生行政部门指定的预防接种单位，并具有《疫苗储存和运输管理规范》规定的冷藏设施、设备和冷链管理制度并按照要求进行疫苗的领发和冷链管理，保证疫苗质量。

2. 承担预防接种的人员应当具备执业医师、执业助理医师、执业护士或者乡村医生资格，并经过县级或以上卫生行政部门组织的预防接种专业培训，考核合格后持证方可上岗。

3. 基层医疗卫生机构应积极通过公安、乡镇（街道）、村（居）委会等多种渠道，利用提供其他医疗服务、发放宣传资料、入户排查等方式，向预防接种服务对象或监护人传播相关信息，主动做好辖区内服务对象的发现和管理。

4. 根据预防接种需要，合理安排接种门诊开放频率、开放时间和预约服务的时间，提供便利的接种服务。

5. 应按照《疫苗流通和预防接种管理条例》《预防接种工作规范》《全国疑似预防接种异常反应监测方案》等相关规定做好预防接种服务工作。

五、工作指标

1. 建证率 = 年度辖区内建立预防接种证人数/年度辖区内应建立预防接种证人数×100%

2. 某种疫苗接种率 = 年度辖区内某种疫苗年度实际接种人数/某种疫苗年度应接种人数×100%

✐ 练习题

答案解析

一、A 型题

1. 我国国家免疫规划开始的时间是（　　）

    A. 1975 年　　　　　　　　　B. 1978 年　　　　　　　　　C. 1980 年

    D. 1982 年　　　　　　　　　E. 1985 年

2. 下列属于预防接种异常反应的是（　　）

    A. 因疫苗本身特性引起的接种后一般反应

    B. 因疫苗质量问题给受种者造成的损害

    C. 因接种单位违反预防接种工作规范、免疫程序、疫苗使用指导原则、接种方案给受种者造成的损害

    D. 合格的疫苗在实施规范接种过程中或者实施规范接种后造成受种者机体组织器官、功能损害，相关各方均无过错的药品不良反应

    E. 受种者在接种时正处于某种疾病的潜伏期或者前驱期，接种后偶合发病

3. 下列不属于免疫规划疫苗的是（　　）

    A. 乙肝疫苗　　　　　　　　　B. 甲肝疫苗　　　　　　　　　C. 白破疫苗

    D. 水痘疫苗　　　　　　　　　E. 流脑疫苗

4. 麻腮风疫苗接种的最低年龄为（　　）

    A. 5 月龄　　　　　　　　　　B. 6 月龄　　　　　　　　　　C. 8 月龄

    D. 9 月龄　　　　　　　　　　E. 12 月龄

5. 某满月婴儿，父母带其到居住地社区卫生服务中心接种卡介苗，该疫苗属于（　　）

    A. 减毒活疫苗　　　　　　　　B. 灭活疫苗　　　　　　　　　C. 类毒素

    D. 抗毒素　　　　　　　　　　E. 基因重组疫苗

6. 脊髓灰质炎灭活疫苗接种的途径为（　　）

    A. 静脉注射　　　　　　　　　B. 皮内注射　　　　　　　　　C. 口服

    D. 皮下注射　　　　　　　　　E. 肌内注射

7. 乙肝疫苗的三剂次接种时间（月龄）分别是（　　）

A. 0，1，2　　　　　　　B. 0，2，3　　　　　　　C. 0，2，4

D. 0，1，6　　　　　　　E. 0，2，6

8. 某婴儿，已经完成百白破疫苗第 1、2 剂次接种，其父母带至接种单位进行第 3 剂次接种的最小月龄是（　　）

A. 2 月　　　　　　　　B. 3 月　　　　　　　　C. 4 月

D. 5 月　　　　　　　　E. 6 月

9. 某 6 月龄儿童，之前未接种卡介苗，其补种的原则是（　　）

A. 直接补种

B. 不予补种

C. 进行结核菌素纯蛋白衍生物（TB - PPD）或卡介菌蛋白衍生物（BCG - PPD）试验，若为阴性者进行补种

D. 进行结核菌素纯蛋白衍生物（TB - PPD）或卡介菌蛋白衍生物（BCG - PPD）试验，若为阳性者进行补种

E. 进行结核菌素纯蛋白衍生物（TB - PPD）或卡介菌蛋白衍生物（BCG - PPD）试验，不管结果如何均进行补种

10. 两种及以上注射类减毒活疫苗如果未同时接种，间隔时间不得低于（　　）

A. 7 天　　　　　　　　B. 14 天　　　　　　　　C. 28 天

D. 30 天　　　　　　　E. 2 月

二、问答题

1. 什么是国家免疫规划？

2. 预防接种服务流程是怎样的？

（王　丹）

书网融合……

本章小结　　　　　　　　微课　　　　　　　　题库

项目四 0~6岁儿童健康管理服务 _{微课}

PPT

学习目标

知识目标

1. 掌握0~6岁儿童的年龄分期及各期生理特征，0~6岁儿童健康管理的内容。
2. 熟悉0~6岁儿童常见健康问题的处理，0~6岁儿童常见伤害的预防。
3. 了解0~6岁儿童健康管理的服务要求。

能力目标

1. 具备开展0~6岁儿童健康管理的能力。
2. 能正确填写相应年龄儿童健康检查记录表。

素质目标

通过本项目的学习，树立预防为主、健康中国的责任意识；养成严谨求实、一丝不苟的工作态度；培养无私奉献、以人为本的职业素质。

儿童健康是全民健康的基础，0~6岁是儿童成长的重要阶段，是儿童体质发育和智力开发及性格形成的关键时期。《"健康中国2030"规划纲要》中提出实施健康儿童计划，加强儿童早期发展，加强儿科建设，加大儿童重点疾病防治力度，扩大新生儿疾病筛查，继续开展重点地区儿童营养改善等项目。0~6岁儿童健康管理服务是国家基本公共卫生服务项目的重要组成部分，可保障和促进儿童身心健康发育，减少疾病的发生，为孩子一生的健康奠定重要的成长基础，是实现全生命周期健康服务和健康保障的关键。

情境导入

情境：××社区卫生服务中心为辖区0~6岁进行了儿童健康管理服务，医务人员热情耐心地为每一位儿童进行检查，体检项目包括身高和体重测量、视力检查、口腔检查、血常规测定、发育评估等多个项目，基本涵盖了儿童生长发育评价的重要指标。体检后工作人员根据每个儿童的各项数据进行综合分析，针对不同身体状况对合理膳食、生长发育、疾病预防、伤害预防、口腔保健等给出个体化的指导意见，及时反馈给儿童家长，并将体检结果整理归档，录入儿童健康管理系统，形成动态、完整的电子档案。

思考：

1. 为什么将0~6岁儿童健康管理服务项目纳入国家基本公共服务规范？
2. 除上述服务外，社区卫生服务中心对本辖区0~6岁儿童健康管理服务还包括哪些内容？

任务一 儿童保健

一、儿童年龄分期及生理特征

1. 胎儿期 胎儿期是指受精卵形成至胎儿娩出，共40周。胚胎和胎儿早期及易受不良因素干扰导致胎儿缺陷或畸形；胎儿中期组织、器官生长发育迅速；胎儿后期体重迅速增加。

2. 新生儿期 新生儿期是自娩出后脐带结扎，至生后 28 天。此期生理调节和适应能力还不成熟，发病率高、死亡率较高。

3. 婴儿期 生后 1 周岁为婴儿期。体重、生长增长最快，是生后第一个生长高峰；神经心理发育快速；自身免疫功能尚未成熟，易患感染性疾病。

4. 幼儿期 满 1 周岁至 3 周岁为幼儿期。活动范围扩大，容易发生意外伤害和中毒，易患感染性疾病。

5. 学龄前期 满 3 周岁至 6～7 岁进入小学前为学龄前期。体格持续稳定生长；神经精神发育迅速，是性格形成的关键时期；免疫功能逐渐发育成熟，但免疫性疾病如系统性红斑狼疮、关节炎等有增多趋势；易发生龋齿。

6. 学龄期 自 6～7 岁至青春期前为学龄期。体格仍持续稳定增长；认知和求知欲强，可接受系统的科学文化知识。

7. 青春期 女童从 9～12 岁开始到 17～18 岁，男童从 11～13 岁开始到 18～21 岁。体格发育出现第二个生长高峰；生殖系统日趋成熟；心理和社会适应能力发展相对滞后，易产生感情困惑和心理冲突。

二、儿童常用生长发育评价指标

儿童常用的生长发育评价指标有身高（长）、体重、头围、胸围等，其中，以身高和体重最常用。

1. 身高（长） 身高是反映远期营养状况的常用指标，2 岁以下儿童应仰卧位测量身长。

2. 体重 体重是反映儿童近期营养状况最灵敏的指标，由于儿童体重增长存在个体差异，评价时应以自身的体重增长变化为主要参考依据。

3. 头围 头围的大小与大脑及颅骨的发育有关，3 岁以下测量头围意义较大，头围过小，提示脑发育不良；头围过大，可能与脑积水、脑肿瘤等病变有关。

4. 其他指标

（1）胸围 出生时胸围比头围小 1～2cm，1 岁时与头围相等，约为 46cm，第 2 年增长速度减慢，平均增长 3cm，以后每年平均增长 1cm。胸围可反映肺和胸廓的发育情况。

（2）囟门 囟门的闭合情况可反映颅骨骨化过程，囟门闭合过早应警惕小头畸形，闭合过晚应注意佝偻病、脑积水、脑膜炎、克汀病等。

（3）皮下脂肪 婴儿期脂肪组织较多，1～7 岁皮下脂肪逐渐变薄，皮下脂肪的厚薄可反映儿童的营养状况。

三、各年龄期儿童保健要点

（一）新生儿

1. 喂养 母乳是婴儿最理想的食物，可满足婴儿生长和发育所需的营养素，故新生儿的第一口食物应该是母乳，当新生儿顺利娩出后应尽快吸吮母亲乳头，刺激乳汁分泌并获得初乳。新生儿母乳喂养应遵循按需喂养，3 月龄内应按需哺乳，生后最初每日需喂养十次以上。生后 2 周左右，可用维生素 D 油剂或乳化水剂，足月儿每日口服 400IU 至 2 岁（早产儿每日口服 800IU）。

2. 居室环境 随气候温度变化调节新生儿居室的温度与湿度，室内温度以 26～28℃、湿度以 55%～60% 为宜，居室应阳光充足、通风良好，保持空气新鲜。

3. 护理 任何护理前均应洗净双手，新生儿应选用色浅、柔软、宽松、易穿脱的棉质衣物，包裹不宜过紧，更不宜用带子捆绑，两腿能自由伸屈；注意经常检查手指或脚趾有无丝线缠绕，防止组织坏死；每日用温水清洁皮肤，加强颈部、腋窝、腹股沟等皮肤褶皱处的清洁，用棉签蘸取75%乙醇或碘伏消毒脐带根部，保持脐带残端的清洁和干燥，尿布应折叠于脐下部分，预防感染。保持口腔清洁，可在食指上包裹干净的纱布，蘸取温水后轻柔擦拭新生儿牙龈、舌头等口腔的各个部位，注意不能过于用力，防止口腔擦伤。每次大便以后清洗臀部，保持臀部清洁，勤换尿布；家长不可随便给新生儿挤乳头、擦马牙，以防乳腺炎和口腔感染。

（二）婴幼儿

1. 喂养　母乳喂养是最佳的喂养方式，应纯母乳喂养至六个月，随后，在坚持母乳喂养的条件下，有步骤地添加婴儿能接受的辅助食品，进行食物转换，以满足其发育要求，保证婴儿的营养。尤其要注意：在合理食物转换的情况下，母乳喂养可坚持到孩子2周岁及以上。

（1）辅食添加时间　从4~6个月开始，纯母乳喂养满6个月再添加辅食。

（2）辅食添加原则　一种到多种、由少量到多量，由稀到稠、由细到粗，循序渐进，适应后再添加新的食物；应在婴儿健康时添加新的辅食；避免调味过重的食物，1岁以内辅食不加食盐。

（3）辅食添加顺序　通常由不易产生过敏的谷类食物开始到动物性食物的引入，6月龄一般先添加易于吸收、不易产生过敏的谷类食物，最好为强化铁的米粉。其次添加泥状的根茎类蔬菜、水果；7~9月龄可添加泥状的动物性食品和豆制品。10~12月龄可添加碎状、丁块状、指状等精细化程度降低的食物。

2. 定期健康检查　定期健康检查和生长发育监测可以了解婴幼儿的生长发育与健康状况，早期发现生长迟缓、发育偏异、先天缺陷或疾病，从而早期诊断、干预、治疗，是保护儿童健康成长的重要措施之一。利用生长发育监测图观察儿童的发育情况，对有发育问题的及时分析原因，采取针对性的矫正和预防措施。不同性别不同年龄儿童的生长发育监测图如图4-1和图4-2所示。

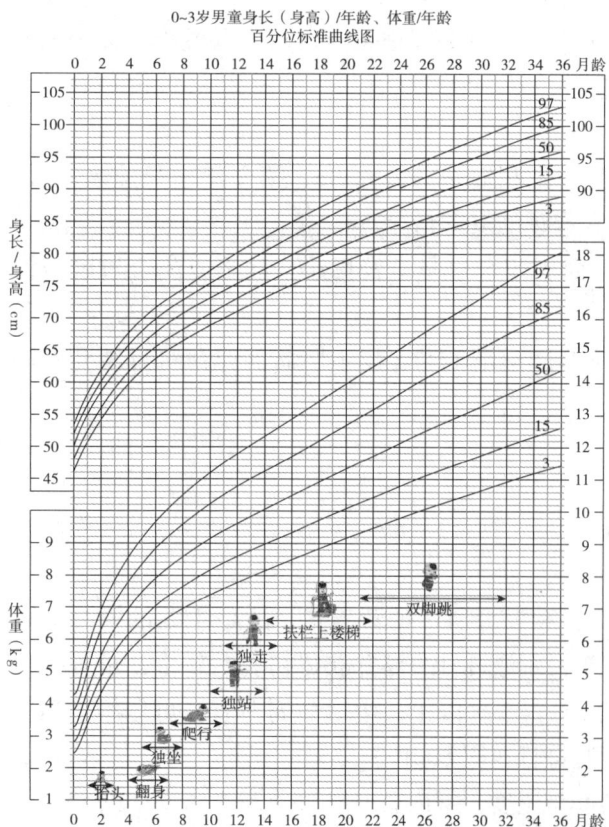

图4-1　0~3岁男童生长发育监测图

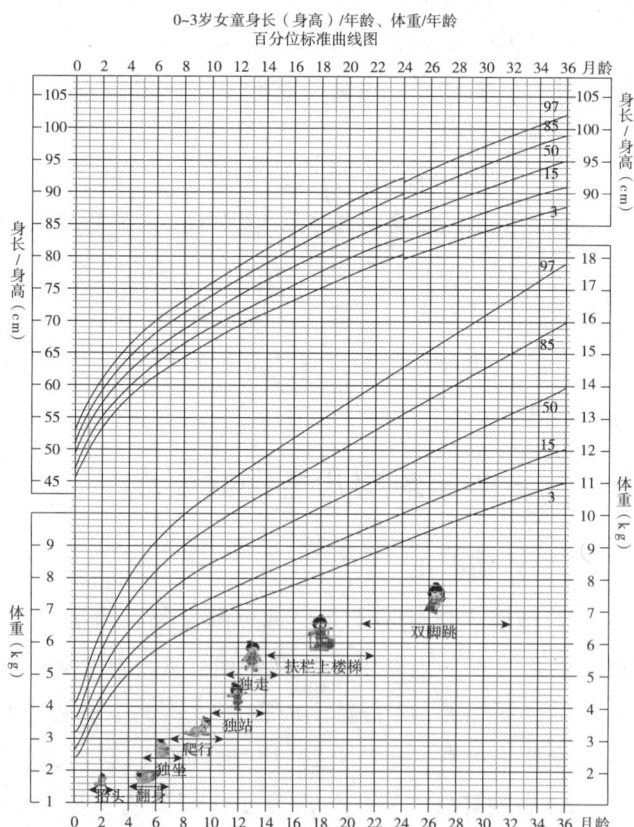

图4-2　0~3岁女童生长发育监测图

3. 早期发展促进　指导父母及养育人员了解婴儿各年龄阶段的发育里程碑，按月龄结合婴儿的实际能力鼓励父母与婴儿玩耍和交流，促进婴儿的运动、感知觉、语言和社会交往能力的发展。养育人通过抚摸、拥抱等身体的亲密接触进行亲子交流，让婴幼儿感受到关爱，建立依恋，培养亲情。通过眼神、表情、肢体动作等方式，表达对婴幼儿的关注、喜爱、鼓励和安慰，促进亲子交流互动。尽早使用语言同婴幼儿进行交流，从简单的语音开始，逐渐提升到单词、短语，再到完整的语句。向婴幼儿描述周围的人、日常用品、活动和事物等，培养理解和表达能力。

（三）学龄前儿童

1. 喂养　合理膳食，供给足够的能量及营养素以满足儿童生长发育的需求，增加优质蛋白质的摄入，均衡饮食，养成定时进餐、不挑食、不偏食等良好的饮食卫生习惯。

2. 定期健康检查　每年进行1~2次健康检查，了解学龄前儿童的生长发育情况，利用生长发育监测图观察儿童的发育情况，每年监测1次。注意儿童弱视、斜视、龋齿等常见病的预防。每年进行1次视力筛查和眼部检查，培养良好的用眼卫生习惯。

四、常见儿童伤害预防

伤害是由各种物理性、化学性、生物性事件和心理行为因素等导致个体发生暂时性或永久性损伤、残疾或死亡的一类疾病的总称。在大多数国家，意外伤害是儿童青少年致伤、致死最主要的原因。由于好奇心强、识别危险能力差、自我保护能力弱，0~6岁儿童是意外伤害的高危人群。

1. 窒息　当异物堵塞人体气道或口鼻被捂住（婴儿）时会发生窒息，预防儿童窒息应注意：婴幼儿宜单独睡婴儿床，避免在床上放置毛绒玩具或多余的尿布、衣被等物品，以防意外堵塞婴儿口鼻；如果和母亲一起睡，婴幼儿宜单独使用被子，防止母亲熟睡时压到造成窒息；不宜让婴幼儿玩过小的玩具，注意玩具上是否会有容易脱落的细小零件；细嚼慢咽，不在进食时逗弄或训斥儿童；三岁以下儿童避免食用花生、瓜子、黄豆、果冻等容易呛咳或堵塞呼吸道的食物；发生窒息时应尽快实施海姆立克急救和心肺复苏术，及时到医院诊治。

2. 烧烫伤　多发生于5岁以下的儿童，婴幼儿最常见。预防儿童烧烫伤应注意：提高家长对儿童烧烫伤的防护意识，尽早对儿童进行安全教育，养成预防烧烫伤的自我保护能力；加强易燃易爆物品的安全管理；注意用水安全，洗澡时先放冷水再放热水；使用热水袋取暖时，要将塞子塞紧，并用毛巾或厚布包裹起来，不宜让皮肤接触到热水袋；孩子会爬会走后，热的水、汤、粥等不应放在桌边，特别是不能放在有桌布的桌子上，以免被孩子碰翻；蚊香、热水瓶不用时应断电，放置在儿童够不到的地方。

3. 中毒　指有毒物质对机体产生毒害作用，可导致机体功能紊乱或组织器官的损害甚至死亡。预防儿童中毒应注意：提高儿童监护人预防儿童中毒的意识；农药、杀虫剂、洗涤剂、灭鼠药等有毒药物应储存至儿童够不到的地方；屋内使用煤油炉、煤气炉、煤炉、炭盆取暖时，要注意通风，避免一氧化碳中毒。

4. 溺水　指由于气道浸没在水中，导致不能呼吸的事件。溺水是儿童死亡的最主要原因之一。预防儿童溺水应注意：对家长和儿童进行溺水安全教育，提高家长安全意识；在自然水体周围安装防护围栏，设立深水区的警示标识；加强对儿童的看护，不洗澡时盆里不要放水；向大众普及宣传溺水的急救技术。

5. 交通伤害　乘坐小型汽车时，应给孩子使用质量合格的安全座椅；任何时候都不宜将孩子单独留在汽车里；坐自行车后座时防止脚插入自行车后轮引起的自行车辐条夹伤。

6. 动物伤害 不宜让孩子单独与猫、狗等宠物在一起，向家长普及狂犬病等疾病的相关知识；家中有老鼠时应做好灭鼠，防止孩子被其咬伤及传播传染疾病。

五、基层医疗机构的职责

（一）乡（镇）卫生院、社区卫生服务中心

1. 开展与机构职责、功能相适应的儿童保健健康教育和技术服务。

2. 掌握辖区内儿童健康基本情况，完成辖区内各项儿童保健服务与健康状况数据的收集、上报和反馈；对村卫生室、社区卫生服务站的儿童保健服务、信息收集、相关监测等工作进行指导和质量控制。

3. 接受妇幼保健机构的技术指导、培训和工作评估。

（二）村卫生室和社区卫生服务站

在乡（镇）卫生院或社区卫生服务中心指导下，开展或协助开展儿童保健健康教育和服务，收集和上报儿童保健服务与健康状况数据。

六、服务技术

（一）新生儿家庭访视

1. 访视时间 初访为出院后1周内，高危新生儿根据具体情况酌情增加访视次数。符合下列高危因素之一的新生儿为高危新生儿：①早产儿（胎龄＜37周）及低出生体重儿（出生体重＜2500g）；②宫内、产时或产后窒息儿，缺氧缺血性脑病及颅内出血；③病理性黄疸；④新生儿肺炎、败血症等严重感染；⑤新生儿患有各种影响生活能力的出生缺陷（如唇裂、腭裂、先天性心脏病等）以及遗传代谢性疾病；⑥母亲有异常分娩史（≥35岁）、患有残疾（视、听、智力、肢体、精神）并影响养育能力者等。

2. 访视工具准备 访视包、听诊器、体温计、75%乙醇、消毒棉签、纱布、新生儿杠杆式体重秤/电子体重秤、皮尺、消毒压舌板、手电筒、育儿宣传资料、一次性鞋套、新生儿访视卡、笔等。

3. 家庭访视流程

（1）社区访视人员应提前预约，统一着装，佩带相关工作证据。

（2）按门铃或敲门、自我介绍、说明来访目的，与产妇及家属沟通，取得信任。

（3）进入产妇家，在接触母婴之前先清洁双手。

（4）完成病史采集和体格检查，填写新生儿访视记录表和"母子健康手册"。

（5）对产妇及家长进行健康指导，告知家长下次随访时间及地点。

（二）0～6岁儿童健康管理服务技术

1. 问诊 观察家居环境，询问家中有无遗传性、传染性、过敏性疾病或出生缺陷患者，母亲分娩的年龄、孕期健康状况、孕周数、分娩方式、有无产伤、有无窒息等情况；询问出生时体重和身长、喂养、睡眠、大小便、黄疸、脐带及预防接种情况，若未接种第1剂乙肝疫苗和卡介苗，提醒家长尽快补种；询问新生儿是否采取足跟血进行先天性甲状腺功能减退症、苯丙酮尿症和其他遗传代谢病的筛查以

及听力筛查，若没有，督促家长尽快带孩子到指定的医疗保健机构进行筛查。婴幼儿和学龄前儿童询问上次随访到本次随访之间的婴幼儿喂养、患病等情况，婴幼儿重点询问有无夜惊、多汗、烦躁等可疑佝偻病的表现。

2. 体格检查

（1）测量体重、身长和头围，对体格发育进行评估，发育迟缓的婴儿，应分析原因，进行喂养指导，必要时转诊。

（2）检查新生儿精神状态、面色面容、四肢活动、睡眠、吃奶、呕吐、大小便（胎粪排解情况）等一般情况。

（3）检查皮肤有无胎记和色素异常，有无黄染、发绀、苍白、皮疹、包块、硬肿、红肿等，腋下、颈部、腹股沟部、臀部等皮肤皱褶处有无潮红或糜烂。

（4）检查头围、囟门大小及张力、有无凹陷或隆起。

（5）检查颈部有无包块。

（6）检查眼外观，如睑裂大小、瞳孔颜色，巩膜有无黄染，结膜有无充血和分泌物，有无对光反射，是否有目光接触，眼球有无震颤，眼球是否随移动的物体移动。

（7）检查耳、鼻、口腔有无畸形或分泌物，新生儿满月管理时再次确认是否做过新生儿听力筛查，婴幼儿使用测听法进行听力筛查。

（8）学龄前儿童采用国际标准视力表或对数视力表检查儿童视力，对4岁视力≤0.6、5岁及以上视力≤0.8，或两眼视力相差两行及以上的儿童，嘱咐家长2周~1月带儿童复查一次。

（9）检查脊柱、四肢有无异常。

（10）检查胸腹部听诊、触诊有无异常，观察脐带脱落情况。

（11）检查肛门有无异常，男孩有无阴囊水肿、鞘膜积液、尿道下裂、腹股沟疝，睾丸位置及大小、有无隐睾，女孩是否阴唇粘连。

（12）检查髋关节是否有脱位。

（13）观察步态是否正常，有无跛行。

（14）检查有无龋齿，记录牙齿数目。

（16）婴幼儿6月龄、18月龄、30月龄、4岁、5岁、6岁分别测一次血常规。

3. 健康指导

（1）喂养指导　鼓励和指导母亲坚持纯母乳喂养至六个月，不具备母乳喂养条件者，应指导母亲选用配方奶粉喂养，及时补充维生素D制剂。指导科学添加辅食，建立良好的饮食习惯，避免挑食、偏食，树立均衡饮食的概念，防止孩子营养不良或营养过剩。

（2）发育指导　多与新生儿说话、唱歌、微笑，吸引新生儿目光追随，促进新生儿感知觉的发育，告诉家长婴儿抚触的好处和重要性，指导家长进行婴儿抚触。指导母亲将婴儿竖抱或俯卧位练习抬头，锻炼头颈部的运动和控制能力。指导家长对婴幼儿进行动作和语言训练；练习爬行，从俯爬到手膝爬；在家长看护下让婴儿练习捏取小东西；引导婴儿用语言和动作来回答提问或表达要求，培养婴儿理解语言的能力；培养良好生活能力，如睡眠习惯、进食技能等。对学龄前儿童的体格发育状况做出评价，指导体格锻炼的方法。

（3）疾病预防指导　注意并保持适宜的居家环境家庭卫生，正确护理新生儿，脐带未脱落时，洗澡不应弄湿脐带，预防脐部感染。如发现臀红或颈部、腋下、腹股沟部皮肤潮红时，帮助家长找原因，并指导护理或治疗。提醒家长不宜随意给新生儿用药，应在医生的指导下进行。告知家长按免疫程序进行预防接种。鼓励户外活动，夏季应避免阳光直射，冬季注意保暖，晒太阳时间可以逐渐增加，温度适宜时尽量裸露儿童的皮肤。保持婴儿外阴部的清洁，帮助孩子养成饭前便后和活动后洗手的习惯。

（4）伤害预防指导　注意喂养姿势、喂养后的体位，预防乳汁吸入和窒息。保暖时避免烫伤，洗澡时水温不易过高，防止热水或食物烫伤。婴儿会翻身后，独睡时床上应加护栏。提醒家长户外活动时注意避免意外伤害，注意游戏场地和交通的安全，防止被动物咬伤等。

（5）口腔保健指导　指导母亲采取正确的喂哺姿势，人工喂养时，避免奶瓶压迫其上下颌，避免养成含着奶瓶或含着乳头睡觉的习惯。睡前最后一次哺乳后可喂一口清水对口腔进行清洁。婴幼儿可用清洁的纱布裹着手指或指套牙刷为其清洁牙龈及牙齿，预防由夜奶引起的龋齿；饭后或进食甜食、水果后，让孩子喝几口水清洁口腔；24月龄后在家长的帮助下，孩子可以用软牙刷清洁牙齿。为儿童和家长提供口腔健康指导，鼓励和帮助孩子培养睡前刷牙的习惯。3岁以上儿童可接受由口腔专业人员实施的局部应用氟化物防龋措施。

（6）视力及眼保健指导　健康儿童应当在生后28～30天进行首次眼病筛查，分别在3、6、12月龄和2、3、4、5、6岁健康检查的同时进行阶段性眼病筛查和视力检查，有条件的地区可增加与儿童年龄相应的其他眼部疾病筛查和视力评估。具有眼病高危因素的新生儿，应当在出生后尽早由眼科医师进行检查。新生儿视力发育需要良好的环境亮度，白天要保证室内光线明亮，夜间睡眠时应关灯。指导家长观察婴幼儿视觉发育情况，注意有无歪头视物、视物距离过近等异常视觉行为；建议禁用手机、电脑等视屏类电子产品；户外活动每天不少于2小时；避免让幼儿玩尖锐物，避免接触强酸、强碱等洗涤剂。学龄前儿童培养良好的用眼习惯，科学护眼和防控近视。

（三）健康监测常用指标测量技术

1. 身长　适用于两岁以下婴幼儿，将卧式测量床平稳放在桌面上，脱去婴幼儿的鞋帽和厚衣裤，使其仰卧于量板中线上。助手固定婴幼儿头部使其接触头板。婴幼儿面向上，两耳在同一水平上，两侧耳廓上缘与眼眶下缘的连线与量板垂直。测量者位于婴幼儿右侧，在确定婴幼儿平卧于板中线后，将左手置于儿童膝部，使婴幼儿两腿平行伸直，双膝并拢并使之固定。用右手滑动滑板，使之紧贴婴幼儿双足跟，当两侧标尺读数一致时读取滑板内侧数值，精确至0.1cm。

2. 身高　适合于两岁以上人群，采用立柱式身高计测量。被测量者取立正姿势，站在踏板上，挺胸收腹，两臂自然下垂，脚跟靠拢，脚尖分开约60°，双膝并拢挺直，两眼平视正前方，眼眶下缘与耳廓上缘保持在同一水平。脚跟、臀部和两肩胛角间三个点同时接触立柱，头部保持正立。测量者手扶滑测板轻轻向下滑动，直到底面与头颅顶点相接触，测量者的眼睛与滑测板底面在同一个水平面上，读取滑板底面对应立柱所示数值，精确到0.1cm。

3. 体重　两岁及以下婴幼儿采用经计量认证的体重秤，测量时将体重秤放置平稳，校准并调零。尽量脱去全部衣裤，将婴幼儿平稳放置于体重秤上，四肢不得与其他物体接触，待婴幼儿安静时读取体重读数，冬季可用已知重量的毯子包裹婴幼儿，准确记录体重秤读数，精确到0.01kg，如穿贴身衣物称量应以称量读数－衣物估重＝裸重。两岁以上儿童采用经计量认证的体重秤，测量时将体重秤放置平稳并调零。被测者平静站立于体重秤踏板中央，两腿均匀负重，免冠、赤足、穿贴身内衣裤，准确记录体重秤读数，精确到0.1kg。

4. 头围 采用玻璃纤维软尺测量。测量者立于被测者的前方或右方，用左手拇指将软尺零点固定于头部右侧齐眉弓上缘处，右手持软尺沿逆时针方向经枕骨粗隆最高处绕头部一圈回到零点，读取数值，精确到0.1cm。

（四）绘制生长曲线

每次健康管理时都应测量身高（长）、体重，并记录在生长曲线图上。若孩子的身高（长）体重在均值减两个标准差以下，为营养不良，应引起注意；若身高（长）体重曲线水平虽较低，但与平均曲线平行，可继续观察；若3个月曲线一直没有上升，应及时转诊。

（五）髋关节检查

1. Ortolani – Barlow 试验 适用于自出生至3月龄的孩子，让患儿仰卧并屈髋屈膝至90°，检查者将拇指放在患儿大腿内侧，食指和中指放在大旋子处，将两侧大腿逐渐外展、内旋。如有脱位，可感到弹响或跳动声，髋部才能外展、外旋至90°，如将大腿内收、内旋，拇指向外推，股骨头可再脱位，再次有弹响或跳动声，称为试验阳性，建议转诊。.

2. 双髋外展试验 适用于3月龄以后的孩子，婴儿仰卧，检查者扶持婴儿两侧膝部，将双侧髋、膝关节均屈曲90°，再作双髋外展外旋动作，呈蛙式位，如一侧或双侧大腿不能平落于床面即为阳性，说明髋关节外展受限，建议转诊。学步期孩子若发现步态、站姿异常，建议转诊。

（六）龋齿

出现褐色或黑褐色斑点或斑块，表面粗糙，甚至出现明显的牙体结构破坏则判断为龋齿。计数时包括已治疗和未治疗的龋齿。

（七）视力

采用国际标准视力表或对数视力表检查孩子视力，检测距离5m，视力表照度为500lx，视力表1.0行高度为受检者眼睛高度。检查时，一眼遮挡，但勿压迫眼球，按照先右后左顺序，单眼进行检查。自上而下辨认视标，直到不能辨认的一行时为止，其前一行即可记录为被检者的视力。

任务二　0～6岁儿童健康管理服务规范

一、服务对象

辖区内常住的0～6岁儿童，包括户籍在本辖区且居住在本辖区，以及户籍不在本辖区，但在本辖区居住半年以上的0～6岁儿童。

二、服务内容

（一）新生儿家庭访视

新生儿出院后1周内，医务人员到新生儿家中进行，同时进行产后访视。了解出生时情况、预防接种情况，在开展新生儿疾病筛查的地区应了解新生儿疾病筛查情况等。观察家居环境，重点询问和观察喂养、睡眠、大小便、黄疸、脐部情况、口腔发育等情况。为新生儿测量体温、记录出生时体重、身长，进行体格检查，同时建立"母子健康手册"。根据新生儿的具体情况，对家长进行喂养、发育、防病、预防伤害和口腔保健指导。如果发现新生儿未接种卡介苗和第1剂乙肝疫苗，提醒家长尽快补种。如果发现新生儿未接受新生儿疾病筛查，告知家长到具备筛查条件的医疗保健机构补筛。对于低出生体重、早产、双多胎或有出生缺陷等具有高危因素的新生儿根据实际情况增加家庭访视次数。新生儿家庭访视记录表及填表说明见表4-1。

表4-1 新生儿家庭访视记录表

姓名：　　　　　　　　　　　　　　　　　　　　　　　　　　　　　编号□□□-□□□□□

性别	1 男　2 女　9 未说明的性别　0 未知的性别 □		出生日期	□□□□ □□ □□	
身份证号			家庭住址		
父亲	姓名　　　　　　职业		联系电话		出生日期
母亲	姓名　　　　　　职业		联系电话		出生日期
出生孕周	周	母亲妊娠期患病情况	1 无　2 糖尿病　3 妊娠期高血压　4 其他		□
助产机构名称		出生情况	1 顺产　2 胎头吸引　3 产钳　4 剖宫 5 双多胎　6 臀位　7 其他		□/□
新生儿窒息	1 无　2 有　　　　　□ (Apgar 评分：1 分钟　5 分钟　不详)	畸形	1 无　2 有		□
新生儿听力筛查	1 通过　2 未通过　3 未筛查　4 不详				□
新生儿疾病筛查	1 未进行　2 检查均阴性　3 甲低　4 苯丙酮尿症　5 其他遗传代谢病				□/□
新生儿出生体重	kg	目前体重	kg	出生身长	cm
喂养方式	1 纯母乳　2 混合　3 人工　□	吃奶量	ml/次	吃奶次数	次/日
呕吐	1 无　2 有　　　　　□	大便	1 糊状　2 稀　3 其他 □	大便次数	次/日
体温	℃	心率	次/分钟	呼吸频率	次/分钟
面色	1 红润　2 黄染　3 其他_____ □	黄疸部位	1 无　2 面部　3 躯干　4 四肢　5 手足		□/□/□/□
前囟	_____cm×_____cm 1 正常　2 膨隆　3 凹陷　4 其他				□
眼睛	1 未见异常　2 异常　□	四肢活动度	1 未见异常　2 异常		□
耳外观	1 未见异常　2 异常　□	颈部包块	1 无　2 有		□
鼻	1 未见异常　2 异常　□	皮肤	1 未见异常　2 湿疹　3 糜烂　4 其他		□
口腔	1 未见异常　2 异常　□	外生殖器	1 未见异常　2 异常		□
心肺听诊	1 未见异常　2 异常　□	腹部	1 未见异常　2 异常		□
腹部触诊	1 未见异常　2 异常　□	脊柱	1 未见异常　2 异常		□
脐带	1 未脱　2 脱落　3 脐部有渗出　4 其他				□
转诊建议	1 无　2 有　原因：　　　　机构及科室：				
指导	1 喂养指导　2 发育指导　3 防病指导　4 预防伤害指导　5 口腔保健指导　6 其他				□/□/□/□/□
本次访视 日期	年　　月　　日	下次随访地点			
下次随访 日期	年　　月　　日	随访医生签名			

填表说明

1. 姓名：填写新生儿的姓名。如没有取名则填写母亲姓名+之男或之女。若不是以新生儿的身份纳入管理，则填写该表至"出生情况"一栏后，按照对应月龄填写其他的检查记录表。

2. 出生日期：按照年（4位）、月（2位）、日（2位）顺序填写，如20080101。

3. 身份证号：填写新生儿身份证号，若无可暂时空缺，待户口登记后再补填。

4. 父亲、母亲情况：分别填新生儿父母的姓名、职业、联系电话、出生日期。

5. 出生孕周：指新生儿出生时母亲怀孕周数。

6. 助产机构名称：对于非住院分娩的情况写无。

7. 新生儿听力筛查：询问是否做过新生儿听力筛查，将询问结果相应在"通过""未通过""未筛查"上划"√"。若不清楚在"不详"上划"√"。

8. 新生儿疾病筛查：询问是否做过新生儿甲低、新生儿苯丙酮尿症及其他遗传代谢病的筛查，筛查过的在相应疾病上面划"√"；若进行了其他遗传代谢病检查，将筛查的疾病名称填入。可多选。

9. 喂养方式：将询问结果在相应方式上划"√"。

纯母乳喂养指只给婴儿喂母乳，而不给其他任何的液体和固体食物。但允许在有医学指征的情况下，加喂药物、维生素和矿物质。混合喂养指婴儿喂母乳同时，喂其他乳类及乳制品。人工喂养指无母乳，完全给婴儿喂其他乳类和代乳品。

吃奶量和吃奶次数：纯母乳或混合喂养儿童不必填写吃奶量。

10. 黄疸部位：可多选。

11. 查体

（1）眼睛：婴儿有目光接触，眼球能随移动的物体移动，结膜无充血、溢泪、溢脓时，判断为"未见异常"，否则为"异常"。

（2）耳外观：当外耳无畸形、外耳道无异常分泌物，无外耳湿疹，判断为"未见异常"，否则为"异常"。

（3）鼻：当外观正常且双鼻孔通气良好时，判断为"未见异常"，否则为"异常"。

（4）口腔：当无唇腭裂、高腭弓、诞生牙、口炎及其他口腔异常时，判断为"未见异常"，否则为"异常"。

（5）胸部：当未闻及心脏杂音，心率和肺部呼吸音无异常时，判断为"未见异常"，否则为"异常"。

（6）腹部：肝脾触诊无异常时，判断为"未见异常"，否则为"异常"。

（7）四肢活动度：上下肢活动良好且对称，判断为"未见异常"，否则为"异常"。颈部包块：触摸颈部是否有包块，根据触摸结果，在"有"或"无"上划"√"。

（8）皮肤：当无色素异常，无黄疸、发绀、苍白、皮疹、包块、硬肿、红肿等，腋下、颈部、腹股沟部、臀部等皮肤皱褶处无潮红或糜烂时，判断为"未见异常"，可多选。

（9）肛门：当肛门完整无畸形时，判断为"未见异常"，否则为"异常"。

（10）外生殖器：当男孩无阴囊水肿、鞘膜积液、隐睾，女孩无阴唇粘连，外阴颜色正常时，判断为"未见异常"，否则为"异常"。

（11）脐带：可多选。

12. 指导：做了哪些指导请在对应的选项上划"√"，可以多选，未列出的其他指导请具体填写。

13. 下次随访日期：根据儿童情况确定下次随访的日期，并告知家长。

（二）新生儿满月健康管理

新生儿出生后28~30天，结合接种乙肝疫苗第二针，在乡镇卫生院、社区卫生服务中心进行随访。重点询问和观察新生儿的喂养、睡眠、大小便、黄疸等情况，对其进行体重、身长、头围测量、体格检查，对家长进行喂养、发育、防病指导。填写1~8月龄儿童健康检查记录表（表4-2）。

表4-2 1~8月龄儿童健康检查记录表

姓名：　　　　　　　　　　　　　　　　　　　　　　　　　　　　　　　　　　　　　编号□□□-□□□□□

月龄		满月	3月龄	6月龄	8月龄
随访日期					
体 重 /kg		____上 中 下	____上 中 下	____上 中 下	____上 中 下
身 长 /cm		____上 中 下	____上 中 下	____上 中 下	____上 中 下
头 围 /cm					
体格检查	面 色	1 红润 2 黄染 3 其他	1 红润 2 黄染 3 其他	1 红润 2 其他	1 红润 2 其他
	皮 肤	1 未见异常 2 异常	1 未见异常 2 异常	1 未见异常 2 异常	1 未见异常 2 异常
	前 囟	1 闭合 2 未闭 __ cm × __ cm	1 闭合 2 未闭 __ cm × __ cm	1 闭合 2 未闭 __ cm × __ cm	1 闭合 2 未闭 __ cm × __ cm
	颈部包块	1 有 2 无	1 有 2 无	1 有 2 无	—
	眼 睛	1 未见异常 2 异常	1 未见异常 2 异常	1 未见异常 2 异常	1 未见异常 2 异常
	耳外观	1 未见异常 2 异常	1 未见异常 2 异常	1 未见异常 2 异常	1 未见异常 2 异常
	听 力	—	—	1 通过 2 未通过	
	口 腔	1 未见异常 2 异常	1 未见异常 2 异常	出牙数____（颗）	出牙数____（颗）
	胸 部	1 未见异常 2 异常	1 未见异常 2 异常	1 未见异常 2 异常	1 未见异常 2 异常
	腹 部	1 未见异常 2 异常	1 未见异常 2 异常	1 未见异常 2 异常	1 未见异常 2 异常
	脐 部	1 未脱 2 脱落 3 脐部有渗出 4 其他	1 未见异常 2 异常	—	—

续表

月龄		满月	3月龄	6月龄	8月龄
体格检查	四肢	1未见异常 2异常	1未见异常 2异常	1未见异常 2异常	1未见异常 2异常
	可疑佝偻病症状	—	1无 2夜惊 3多汗 4烦躁	1无 2夜惊 3多汗 4烦躁	1无 2夜惊 3多汗 4烦躁
	可疑佝偻病体征	—	1无 2颅骨软化	1无 2肋串珠 3肋软骨沟 4鸡胸 5手足镯 6颅骨软化 7方颅	1无 2肋串珠 3肋软骨沟 4鸡胸 5手足镯 6颅骨软化 7方颅
	肛门/外生殖器	1未见异常 2异常	1未见异常 2异常	1未见异常 2异常	1未见异常 2异常
	血红蛋白值	—	—	____g/L	____g/L
户外活动		____小时/日	____小时/日	____小时/日	____小时/日
服用维生素D		____IU/日	____IU/日	____IU/日	____IU/日
发育评估		—	1. 对很大声音没有反应 2. 逗引时不发音或不会微笑 3. 不注视人脸，不追视移动人或物品 4. 俯卧时不会抬头	1. 发音少，不会笑出声 2. 不会伸手抓物 3. 紧握拳松不开 4. 不能扶坐	1. 听到声音无应答 2. 不会区分生人和熟人 3. 双手间不会传递玩具 4. 不会独坐
两次随访间患病情况		1无 2肺炎____次 3腹泻____次 4外伤____次 5其他	1无 2肺炎____次 3腹泻____次 4外伤____次 5其他	1无 2肺炎____次 3腹泻____次 4外伤____次 5其他	1无 2肺炎____次 3腹泻____次 4外伤____次 5其他
转诊建议		1无 2有 原因： 机构及科室：	1无 2有 原因： 机构及科室：	1无 2有 原因： 机构及科室：	1无 2有 原因： 机构及科室：
指 导		1科学喂养 2生长发育 3疾病预防 4预防伤害 5口腔保健 6其他	1科学喂养 2生长发育 3疾病预防 4预防伤害 5口腔保健 6其他	1科学喂养 2生长发育 3疾病预防 4预防伤害 5口腔保健 6其他	1科学喂养 2生长发育 3疾病预防 4预防伤害 5口腔保健 6其他
下次随访日期					
随访医生签名					

填表说明

1. 填表时，按照项目栏的文字表述，在对应的选项上划"√"。若有其他异常，请具体描述。"—"表示本次随访时该项目不用检查。若失访，在随访日期处写明失访原因；若死亡，写明死亡日期和死亡原因。

2. 体重、身长：指检查时实测的具体数值。并根据原国家卫生和计划生育委员会选用的儿童生长发育评价标准，判断儿童体格发育情况，在相应的"上""中""下"上划"√"。

3. 体格检查

（1）满月：皮肤、颈部包块、眼外观、耳外观、心肺、腹部、脐部、四肢、肛门/外生殖器的未见异常判定标准同新生儿家庭访视。满月及3月龄时，当无口炎及其他口腔异常时，判断为"未见异常"，否则为"异常"。

（2）3、6、8月龄：

1）皮肤：当无皮疹、湿疹、增大的体表淋巴结等，判断为"未见异常"，否则为"异常"。眼睛：结膜无充血、溢泪、溢脓判断为"未见异常"，否则为"异常"。

2）耳外观：当外耳无湿疹、畸形、外耳道无异常分泌物时，判断为"未见异常"，否则为"异常"。

3）听力：6月龄时使用行为测听的方法进行听力筛查。检查时应避开小儿的视线，分别从不同的方向给予不同强度的声音，观察孩子的反应，根据所给声音的大小，大致地估测听力正常与否。

4）口腔：3月龄时，当无口炎及其他口腔异常时，判断为"未见异常"，否则为"异常"，6月龄和8月龄时按实际出牙数填写。

5）胸部：当未闻及心脏杂音，肺部呼吸音也无异常时，判断为"未见异常"，否则为"异常"。

6）腹部：肝脾触诊无异常，判断为"未见异常"，否则为"异常"。

7）脐部：无脐疝，判断为"未见异常"，否则为"异常"。

8）四肢：上下肢活动良好且对称，判断为"未见异常"，否则为"异常"。

9）可疑佝偻病症状：根据症状的有无在对应选项上划"√"。可疑佝偻病体征：根据体征的有无在对应选项上划"√"。

10）肛门/外生殖器：男孩无阴囊水肿，无鞘膜积液，无隐睾；女孩无阴唇粘连，肛门完整无畸形，判断为"未见异常"，否则为"异常"。

11）血红蛋白值：6月龄或者8月龄可免费测一次血常规（血红蛋白）。

4. 户外活动：询问家长儿童在户外活动的平均时间后填写。

5. 服用维生素D：填写具体的维生素D名称、每日剂量，按实际补充量填写，未补充，填写"0"。

6. 发育评估：发现发育问题在相应序号上打"√"。该年龄段任何一条预警征象阳性，提示有发育偏异的可能。

7. 两次随访间患病情况：填写上次随访到本次随访间儿童所患疾病情况，若有，填写具体疾病名称。

8. 指导：做了哪些指导请在对应的选项上划"√"，可以多选，未列出的其他指导请具体填写。

9. 下次随访日期：根据儿童情况确定下次随访日期，并告知家长。

10. 满月：出生后28～30天；3月（满3月至3月29天）；6月（满6月至6月29天）；8月（满8月至8月29天），其他月龄段的健康检查内容可以增加健康检查记录表，标注随访月龄和随访时间。

（三）婴幼儿健康管理

满月后的随访服务均应在乡镇卫生院、社区卫生服务中心进行，偏远地区可在村卫生室、社区卫生服务站进行，时间分别在3、6、8、12、18、24、30、36月龄时，共8次，有条件的地区，建议结合儿童预防接种时间增加随访次数。服务内容包括询问上次随访到本次随访之间的婴幼儿喂养、患病等情况，进行体格检查，做生长发育和心理行为发育评估，进行科学喂养（合理膳食）、生长发育、疾病预防、预防伤害、口腔保健等健康指导。在婴幼儿6～8、18、30月龄时分别进行1次血常规（或血红蛋白）检测。在6、12、24、36月龄时使用行为测听法分别进行1次听力筛查。在每次进行预防接种前均要检查有无禁忌证，若无，体检结束后接受预防接种。填写1～8月龄儿童健康检查记录表（表4－2）和12～30月龄儿童健康记录表（表4－3）。

表4－3　12～30月龄儿童健康记录表

姓名：　　　　　　　　　　　　　　　　　　　　　　　　　　　　　　　　　　　编号□□□－□□□□□

	月龄	12月龄	18月龄	24月龄	30月龄
	随访日期				
	体重/kg	____上中下	____上中下	____上中下	____上中下
	身长（高）/cm	____上中下	____上中下	____上中下	____上中下
体格检查	面　色	1 红润　2 其他	1 红润　2 其他	1 红润　2 其他	1 红润　2 其他
	皮　肤	1 未见异常　2 异常	1 未见异常　2 异常	1 未见异常　2 异常	1 未见异常　2 异常
	前　囟	1 闭合　2 未闭 ____cm×____cm	1 闭合　2 未闭 ____cm×____cm	1 闭合　2 未闭 ____cm×____cm	—
	眼　睛	1 未见异常　2 异常	1 未见异常　2 异常	1 未见异常　2 异常	1 未见异常　2 异常
	耳外观	1 未见异常　2 异常	1 未见异常　2 异常	1 未见异常　2 异常	1 未见异常　2 异常
	听　力	1 通过　2 未通过	—	1 通过　2 未通过	—
	出牙/龋齿数（颗）	/	/	/	/
	胸　部	1 未见异常　2 异常	1 未见异常　2 异常	1 未见异常　2 异常	1 未见异常　2 异常
	腹　部	1 未见异常　2 异常	1 未见异常　2 异常	1 未见异常　2 异常	1 未见异常　2 异常
	四　肢	1 未见异常　2 异常	1 未见异常　2 异常	1 未见异常　2 异常	1 未见异常　2 异常
	步　态	—	1 未见异常　2 异常	1 未见异常　2 异常	1 未见异常　2 异常
	可疑佝偻病体征	1 无　2 肋串珠 3 肋软骨沟 4 鸡胸　5 手足镯 6 "O"型腿 7 "X"型腿	1 无　2 肋串珠 3 肋软骨沟 4 鸡胸　5 手足镯 6 "O"型腿 7 "X"型腿	1 无　2 肋串珠 3 肋软骨沟 4 鸡胸　5 手足镯 6 "O"型腿 7 "X"型腿	—
	血红蛋白值	—	____g/L	—	____g/L

续表

月龄	12 月龄	18 月龄	24 月龄	30 月龄
户外活动	____小时/日	____小时/日	____小时/日	____小时/日
服用维生素 D	____IU/日	____IU/日	____IU/日	—
发育评估	1. 呼唤名字无反应 2. 不会模仿"再见"或"欢迎"动作 3. 不会用拇食指对捏小物品 4. 不会扶物站立	1. 不会有意识叫"爸爸"或"妈妈" 2. 不会按要求指人或物 3. 与人无目光交流 4. 不会独走	1. 不会说 3 个物品的名称 2. 不会按吩咐做简单事情 3. 不会用勺吃饭 4. 不会扶栏上楼梯/台阶	1. 不会说 2~3 个字的短语 2. 兴趣单一、刻板 3. 不会示意大小便 4. 不会跑
两次随访间患病情况	1 无 2 肺炎____次 3 腹泻____次 4 外伤____次 5 其他	1 无 2 肺炎____次 3 腹泻____次 4 外伤____次 5 其他	1 无 2 肺炎____次 3 腹泻____次 4 外伤____次 5 其他	1 无 2 肺炎____次 3 腹泻____次 4 外伤____次 5 其他
转诊建议	1 无 2 有 原因： 机构及科室：	1 无 2 有 原因： 机构及科室：	1 无 2 有 原因： 机构及科室：	1 无 2 有 原因： 机构及科室：
指 导	1 科学喂养 2 生长发育 3 疾病预防 4 预防伤害 5 口腔保健 6 其他	1 科学喂养 2 生长发育 3 疾病预防 4 预防伤害 5 口腔保健 6 其他	1 合理膳食 2 生长发育 3 疾病预防 4 预防伤害 5 口腔保健 6 其他	1 合理膳食 2 生长发育 3 疾病预防 4 预防伤害 5 口腔保健 6 其他
下次随访日期				
随访医生签名				

填表说明

1. 填表时，按照项目栏的文字表述，根据查体结果在对应的序号上划"√"。"—"表示本次随访时该项目不用检查。若失访，在随访日期处写明失访原因；若死亡，写明死亡日期和死亡原因。

2. 体重、身长（高）：指检查时实测的具体数值。并根据原国家卫生和计划生育委员会选用的儿童生长发育评价标准，判断儿童体格发育情况，在相应的"上""中""下"上划"√"。

3. 体格检查

（1）皮肤：当无皮疹、湿疹、增大的体表淋巴结等，判断为"未见异常"，否则为"异常"。

（2）前囟：如果未闭，请填写具体的数值。

（3）眼睛：结膜无充血、无溢泪、无流脓判断为"未见异常"，否则为"异常"。

（4）耳外观：外耳无湿疹、畸形、外耳道无异常分泌物，判断为"未见异常"，否则为"异常"。

（5）听力：使用行为测听的方法进行听力筛查。检查时应避开小儿的视线，分别从不同的方向给予不同强度的声音，观察孩子的反应，根据所给声音的大小，大致地估测听力正常与否。

（6）出牙/龋齿数（颗）：填写出牙颗数和龋齿颗数。出现褐色或黑褐色斑点或斑块，表面粗糙，甚至出现明显的牙体结构破坏为龋齿。

（7）胸部：当未闻及心脏杂音，肺部呼吸音也无异常时，判断为"未见异常"，否则为"异常"。

（8）腹部：肝脾触诊无异常，判断为"未见异常"，否则为"异常"。

（9）四肢：上下肢活动良好且对称，判断为"未见异常"，否则为"异常"。

（10）步态：无跛行，判断为"未见异常"，否则为"异常"。

（11）可疑佝偻病体征：根据体征的有无在对应选项上划"√"。

（12）血红蛋白值：18 月和 30 月可分别免费测一次血常规（或血红蛋白）。

4. 户外活动：询问家长儿童在户外活动的平均时间后填写。

5. 服用维生素 D：填写具体的维生素 D 名称、每日剂量，按实际补充量填写，未补充，填写"0"。

6. 发育评估：发现发育问题在相应序号上打"√"。该年龄段任何一条预警征象阳性，提示有发育偏异的可能。

7. 两次随访间患病情况：填写上次随访到本次随访间儿童所患疾病情况，若有，填写具体疾病名称。

8. 转诊建议：转诊无、有在相应数字上划"√"。并将转诊原因及接诊机构名称填入。

9. 指导：做了哪些指导请在对应的选项上划"√"，可以多选，未列出的其他指导请具体填写。

10. 下次随访日期：根据儿童情况确定下次随访的日期，并告知家长。

11. 12 月（满 12 月至 12 月 29 天）；18 月（满 18 月至 18 月 29 天）；24 月（满 24 月至 24 月 29 天）；30 月（满 30 月至 30 月 29 天），其他月龄段的健康检查内容可以增加健康检查记录表，标注随访月龄和随访时间。

（四）学龄前儿童健康管理

为4～6岁儿童每年提供一次健康管理服务。散居儿童的健康管理服务应在乡镇卫生院、社区卫生服务中心进行，集居儿童可在托幼机构进行。每次服务内容包括询问上次随访到本次随访之间的膳食、患病等情况，进行体格检查和心理 行为发育评估，血常规（或血红蛋白）检测和视力筛查，进行合理膳食、生长发育、疾病预防、预防伤害、口腔保健等健康指导。在每次进行预防接种前均要检 查有无禁忌证，若无，体检结束后接受疫苗接种。填写3～6岁儿童健康检查记录表（表4-4）。

表4-4 3～6岁儿童健康检查记录表

姓名： 　　　　　　　　　　　　　　　　　　　　　　　　　　　　　编号□□□-□□□□□

年龄		3岁	4岁	5岁	6岁
随访日期					
体重/kg		___上 中 下	___上 中 下	___上 中 下	___上 中 下
身高/cm		___上 中 下	___上 中 下	___上 中 下	___上 中 下
体重/身高		___上 中 下	___上 中 下	___上 中 下	___上 中 下
体格发育评价		1 正常　2 低体重 3 消瘦　4 生长迟缓 5 超重	1 正常　2 低体重 3 消瘦　4 生长迟缓 5 超重	1 正常　2 低体重 3 消瘦　4 生长迟缓 5 超重	1 正常　2 低体重 3 消瘦　4 生长迟缓 5 超重
体格检查	视　力	—			
	听　力	1 通过　2 未过	—	—	—
	牙数/龋齿数（颗）	/	/	/	/
	胸　部	1 未见异常　2 异常	1 未见异常　2 异常	1 未见异常　2 异常	1 未见异常　2 异常
	腹　部	1 未见异常　2 异常	1 未见异常　2 异常	1 未见异常　2 异常	1 未见异常　2 异常
	血红蛋白值	___ g/L	___ g/L	___ g/L	___ g/L
	其　他				
发育评估		1. 不会说自己的名字 2. 不会玩"拿棍当马骑"等假想游戏 3. 不会模仿画圆 4. 不会双脚跳	1. 不会说带形容词的句子 2. 不能按要求等待或轮流 3. 不会独立穿衣 4. 不会单脚站立	1. 不能简单叙说事情经过 2. 不知道自己的性别 3. 不会用筷子吃饭 4. 不会单脚跳	1. 不会表达自己的感受或想法 2. 不会玩角色扮演的集体游戏 3. 不会画方形 4. 不会奔跑
两次随访间患病情况		1 无 2 肺炎___次 3 腹泻___次 4 外伤___次 5 其他	1 无 2 肺炎___次 3 腹泻___次 4 外伤___次 5 其他	1 无 2 肺炎___次 3 腹泻___次 4 外伤___次 5 其他	1 无 2 肺炎___次 3 腹泻___次 4 外伤___次 5 其他
转诊建议		1 无　2 有 原因： 机构及科室：	1 无　2 有 原因： 机构及科室：	1 无　2 有 原因： 机构及科室：	1 无　2 有 原因： 机构及科室：
指　导		1 合理膳食 2 生长发育 3 疾病预防 4 预防伤害 5 口腔保健 6 其他	1 合理膳食 2 生长发育 3 疾病预防 4 预防伤害 5 口腔保健 6 其他	1 合理膳食 2 生长发育 3 疾病预防 4 预防伤害 5 口腔保健 6 其他	1 合理膳食 2 生长发育 3 疾病预防 4 预防伤害 5 口腔保健 6 其他
下次随访日期					
随访医生签名					

填表说明

填表时照对照项目栏的文字表述，在对应的选项前划"√"。若有其他异常，请具体描述。"—"表示本次随访时该项目不用检查。若失访，在随访日期处写明失访原因；若死亡，写明死亡日期和死亡原因。

1. 体重、身高　指检查时实测的具体数值。并根据原国家卫生和计划生育委员会选用的儿童生长发育评价标准，判断儿童体格发育情况，在相应的"上""中""下"上划"√"。

2. 体重/身高　根据儿童身高体重评价标准进行判断。

3. 体格检查

（1）视力：填写具体数据，使用国际视力表或对数视力表均可。

（2）听力：3 岁时使用行为测听的方法进行听力筛查，将结果在相应数字上划"√"。

（3）牙数与龋齿数：据实填写牙齿数和龋齿数。出现褐色或黑褐色斑点或斑块，表面粗糙，甚至出现明显的牙体结构破坏为龋齿。

（4）胸部：当未闻及心脏杂音，肺部呼吸音也无异常时，判断为"未见异常"，否则为"异常"。

（5）腹部：肝脾触诊无异常，判断为"未见异常"，否则为"异常"。

（6）血红蛋白值：填写实际测查数据。4 岁、5 岁和 6 岁可分别免费测一次血常规（或血红蛋白）。

（7）其他：将体格检查中需要记录又不在标目限制范围之内的内容记录在此。

4. 发育评估：发现发育问题在相应序号上打"√"。该年龄段任何一条预警征象阳性，提示有发育偏异的可能。

5. 两次随访间患病情况：在所患疾病后填写次数。

6. 其他：当有表格上未列入事宜，但须记录时，在"其他"栏目上填写。

7. 指导：做了哪些指导请在对应的选项上划"√"，可以多选，未列出的其他指导请具体填写。

8. 下次随访日期：根据儿童情况确定下次随访的日期，并告知家长。

9. 3 岁（满 3 周岁至 3 周岁 11 个月 29 天）；4 岁（满 4 周岁至 4 周岁 11 个月 29 天）；5 岁（满 5 周岁至 5 周岁 11 个月 29 天）；6 岁（满 6 周岁至 6 周岁 11 个月 29 天），其他年龄段的健康检查内容可以增加健康检查记录表，标注随访月龄和随访时间。

（五）健康问题处理

1. 新生儿　新生儿出现以下指征时应及时向上级医院转诊：①体温：≥38℃ 或 ≤35.5℃。②皮肤：皮肤苍白、发绀、发花和厥冷、糜烂、出血点和瘀斑；明显黄染；皮肤硬肿；脱水征象；皮肤脓疱；脐部周围皮肤发红和肿胀，有脓液渗出。③呼吸：频率 <20 次/分或 >60 次/分；呼吸困难（呼气性呻吟、胸凹陷）；喘息样呼吸；呼吸暂停。④循环：皮肤苍白、四肢厥冷等休克征象；心率 <100 次/分或 >160 次/分，明显的心律不齐。⑤消化：喂养困难或拒奶；频繁呕吐或呕吐物带有胆汁、咖啡样甚至血性物质；腹泻次数多或量大，大便带血或黏液；腹胀有张力，腹壁皮肤变色，肠型明显，肠鸣音减弱或消失；肝脾肿大，腹部触及包块。⑥其他：头围过大或过小，前囟张力过高；口腔发育异常（唇腭裂、高腭弓、诞生牙）；颈部活动受限或颈部包块；眼外观异常、溢泪或溢脓、结膜充血、眼球震颤；耳、鼻有异常分泌物；脊柱侧弯或后突，四肢不对称、活动度和肌张力异常；外生殖器畸形、睾丸未降、阴囊水肿或包块。

2. 婴幼儿

（1）体重低下/营养不良　体重低下是指年龄别体重低于同性别的 $\bar{x} - 2S$ 或 P_3。进行饮食调整或营养补充等相关治疗后每月随访 1 次，连续三次随访结果无好转应及时转诊。

（2）肥胖　2 岁以下儿童，体重超过身高（身长）别体重的 $\bar{x} + 2S$ 为肥胖，或 2 岁以上儿童，体重超过同年龄同性别 BMI 的 $\bar{x} + 2S$ 为肥胖。如伴有高血压、脂肪肝、胰岛素抵抗、糖耐量异常或睡眠呼吸暂停综合征等情况应及时转诊。

（3）缺铁性贫血　患儿表现为面色、指甲苍白，心率加快，烦躁，记忆力、抵抗力下降，"异食癖"等症状。6 个月~6 岁 Hb <110g/L，外周血红细胞呈小细胞低色素性改变：MCV <80fl，MCH <27pg，MCHC <310g/L，有缺铁的明确原因。如无条件开展铁代谢指标检测或铁剂治疗效果不佳的应及时转诊。

（4）维生素 D 缺乏性佝偻病　早期一般无骨骼病变，可有易激惹、多汗、夜惊等非特异性神经精神症状。活动期 6 个月以下婴儿出现颅骨软化，6 个月后可表现为方颅、手（足）镯、肋骨串珠、鸡胸、"O"型腿、"X"型腿等体征。血钙正常或降低，血磷明显降低，血 AKP 增高，$1,25 - (OH)_2 - D_3$ 显著降低。严重者会残留不同程度的骨骼畸形。

（5）其他　如听力筛查未通过、视力不良、龋齿、心理行为发育结果可疑或异常以及在健康检查中发现任何不能处理的情况都应及时进行转诊。

三、服务流程

0~6 岁儿童健康管理服务主要包括新生儿访视、新生儿满月健康管理、婴幼儿健康管理、学龄前儿童健康管理，服务流程如图 4-3 所示。

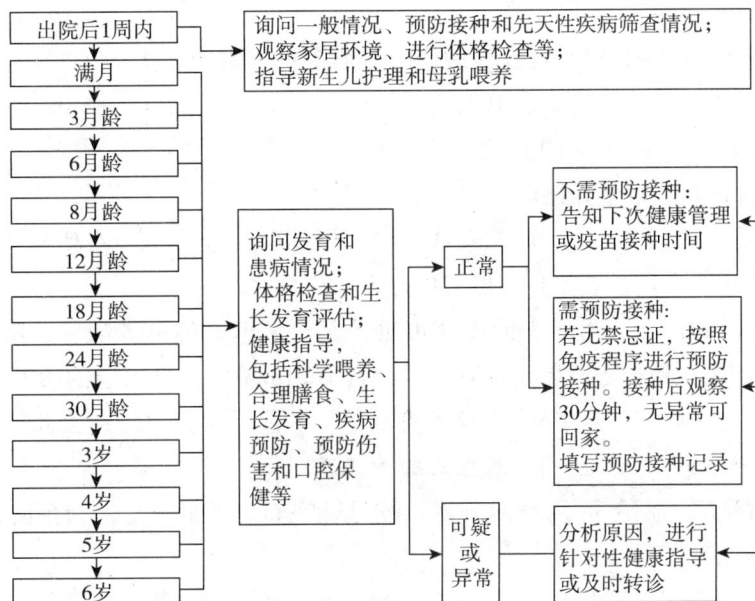

图 4-3　0~6 岁儿童健康管理服务流程

四、服务要求

1. 开展儿童健康管理的乡镇卫生院、村卫生室和社区卫生服务中心（站）应当具备所需的基本设备和条件。

2. 按照国家儿童保健有关规范的要求进行儿童健康管理，从事儿童健康管理工作的人员（含乡村医生）应取得相应的执业资格，并接受过儿童保健专业技术培训。

3. 乡镇卫生院、村卫生室和社区卫生服务中心（站）应通过妇幼卫生网络、预防接种系统以及日常医疗卫生服务等多种途径掌握辖区中的适龄儿童数，并加强与托幼机构的联系，取得配合，做好儿童的健康管理。

4. 加强宣传，向儿童监护人告知服务内容，使更多的儿童家长愿意接受服务。

5. 儿童健康管理服务在时间上应与预防接种时间相结合。鼓励在儿童每次接受免疫规划范围内的预防接种时，对其进行体重、身长（高）测量，并提供健康指导服务。

6. 每次服务后及时记录相关信息，纳入儿童健康档案。

7. 积极应用中医药方法，为儿童提供生长发育与疾病预防等健康指导。

五、工作指标

1. 新生儿访视率 = 年度辖区内按照规范要求接受 1 次及以上访视的新生儿人数/年度辖区内活产数 ×100%

2. 儿童健康管理率 = 年度辖区内接受 1 次及以上随访的 0 ~ 6 岁儿童数/ 年度辖区内 0 ~ 6 岁儿童数 × 100%

✎ 练习题

答案解析

一、A 型题

1. 基层医疗卫生机构对 0 ~ 6 岁儿童开展健康管理服务的次数不得少于（　　）

   A. 8 次　　　　　　　　　　B. 10 次　　　　　　　　　C. 12 次

   D. 13 次　　　　　　　　　 E. 15 次

2. 首次家庭访视的时间是新生儿出院后（　　）

   A. 1 天内　　　　　　　　　B. 3 天内　　　　　　　　　C. 7 天内

   D. 14 天内　　　　　　　　 E. 28 ~ 30 天内

3. 女婴，9 天，足月顺产儿，生后 3 天皮肤黄染，至今未退。纯母乳喂养，吸奶好，大小便正常。查体全身皮肤黄染，余未见异常，血清总胆红素 162μmol/L。最可能的诊断是（　　）

   A. 新生儿肝炎　　　　　　　B. 生理性黄疸　　　　　　　C. 新生儿败血症

   D. 新生儿溶血病　　　　　　E. 新生儿胆管阻塞

4. 新生儿，出生 15 天，胎龄 38 周自然分娩，纯母乳喂养，乳量充足。为预防佝偻病，每日应补充的制剂是（　　）

   A. 钙剂 200mg　　　　　　　　　　　　B. 维生素 D 400IU

   C. 维生素 D 800IU　　　　　　　　　 D. 钙剂 200mg + 维生素 D 400U

   E. 钙剂 200mg + 维生素 D 800IU

5. 新生儿家庭访视中，下列情况中应指导家长立即送新生儿去医院诊治的是（　　）

   A. "马牙"　　　　　　　　　　　　　B. 面部轻度湿疹

   C. 体温 38.5℃　　　　　　　　　　　D. 心率 120 次/分

   E. 哺乳后出现溢奶

6. 0 ~ 6 岁儿童健康管理服务规范中，第一次要求进行血红蛋白检测的时间是（　　）

   A. 4 月龄　　　　　　　　　B. 6 ~ 8 月龄　　　　　　　C. 12 月龄

   D. 18 月龄　　　　　　　　 E. 30 月龄

7. 女婴，6 月龄。纯母乳喂养。体检未发现异常，以下喂养指导正确的是（　　）

   A. 增加哺乳次数　　　　　　B. 添加配方奶粉　　　　　　C. 添加强化铁的米粉

   D. 延长哺乳时间　　　　　　E. 添加蛋黄

8. 儿童健康管理的服务对象是（　　）

   A. 辖区内有户籍在 0 ~ 6 岁儿童　　　B. 辖区内有户籍在 0 ~ 3 岁儿童

   C. 辖区内常住的 0 ~ 6 岁儿童　　　　D. 辖区内常住的 0 ~ 3 岁儿童

   E. 辖区内的所有儿童

9. 0 ~ 6 岁儿童健康管理服务中，不需要测量头围的是（　　）

   A. 新生儿首次家庭访视　　　　　　　B. 新生儿满月健康管理

   C. 12 月龄健康管理　　　　　　　　　D. 30 月龄健康管理

   E. 48 月龄健康管理

10. 下列不属于新生儿家庭访视过程中询问和观察的内容是（　　）

    A. 喂养　　　　　　　　　　B. 睡眠　　　　　　　　　　C. 黄疸

    D. 新生儿疾病筛查　　　　　　E. 血红蛋白检测

二、问答题

1. 为什么要进行0~6岁儿童健康管理服务？

2. 0~6岁儿童健康管理服务包括哪些内容？

（李　君）

书网融合……

本章小结	微课	题库

项目五　孕产妇健康管理服务 微课

PPT

学习目标

知识目标

1. 掌握孕产妇健康管理的服务对象、内容及要求。
2. 熟悉孕产妇健康管理服务流程。
3. 了解孕产妇各个时期的保健内容。

能力目标

具备开展孕期健康管理、产后访视、产后 42 天健康检查的能力，能规范填写孕产妇保健相关记录表。

素质目标

通过本项目的学习，培养学生具有良好的职业道德和善于沟通的职业素质，形成严谨、求实及科学的工作作风，树立自觉维护孕产妇身体健康，保护新生生命安全健康的责任意识。

孕产妇保健是卫生保健的重要组成部分。从社会层面来说，开展孕产妇健康管理服务，对降低孕产期母子死亡率和病残儿发生率，保障母子健康具有重要意义。对个人层面来说，关系到宝宝的成长和家庭的幸福生活。重视孕产妇保健，开展妇女生育期各项保健工作，是促进孕产妇身心健康，提高出生人口素质的可靠保证。

情境导入

情境： 某社区卫生服务中心开展了"上门产后随访，护航母婴健康"活动，上门为辖区内刚生育的产妇和出生不久的新生儿开展优质、贴心的随访服务。在访视中，工作人员询问产妇住院分娩情况，为产妇量血压、测体温，了解乳汁分泌、恶露排泄等身体恢复情况，鼓励产妇进行母乳喂养，并告知产妇哺乳期的注意事项。为新生儿测量体重、身长、头围、体温等基础的健康检查，并叮嘱产妇产后 42 天到医院进行产后康复检查，婴儿按时接种国家免费疫苗，确保母婴健康。

思考：
1. 社区卫生服务中心开展上门产后随访有何意义？
2. 除上述服务外，社区卫生服务中心针对孕产妇的健康管理服务还包括哪些？

任务一　孕产妇保健概述

一、孕前保健

孕前保健是以提高出生人口素质，减少出生缺陷和先天残疾发生为宗旨，为准备妊娠的夫妇提供以健康教育与咨询、孕前医学检查、健康状况评估和健康指导为主要内容的系列保健服务。孕前保健一般应在计划受孕前 4~6 个月进行。

孕前保健是婚前保健的延续，是孕产期保健的前移，核心是为生命负责，通过宣传科学知识，引导计划妊娠的夫妇接受知识、转变态度、改变行为，增强出生缺陷预防意识，树立"健康饮食、健康行为、健康环境、健康父母、健康婴儿"的预防观念，在知情选择的基础上针对存在的危险因素开展医学干预，做好孕前准备，有计划地安排受孕和生育，以保障育龄夫妇孕前良好的生理和心理状态，为健康新生命的诞生创造最好的起点。

（一）健康教育及指导

遵循普遍性指导和个性化指导相结合的原则，对计划妊娠的夫妇进行孕前健康教育及指导，主要包括如下内容。

1. 鼓励孕前健康检查　孕前健康检查的目的是通过双方检查，发现将会影响孕妇身体健康和未来胎儿健康的疾病，以及影响受孕的疾病。孕前健康检查可以避免或者减少很多孕后的风险，避免受到有某些感染性疾病、传染病、遗传性疾病的影响，还可以及早发现一些可能导致不易受孕的风险因素。

2. 计划妊娠　计划妊娠是基于当前人们对生育行为的科学认识，育龄夫妇有意识地对自己妊娠行为做出安排。有计划地受孕和生育，也是建立优生的开始。

计划受孕最好在男女双方都处于体质健壮、精神饱满的条件下进行。从医学角度来说，女性最佳生育年龄为 25~29 岁，男性为 26~35 岁。过早生育，不仅影响母体的发育和健康，还可导致胎儿发育不良，使难产率升高。妇女 35 岁以上容易造成流产、死胎或畸胎，所生子女中先天愚型患儿明显增高，且产妇年龄过大，妊娠并发症容易增多。父亲生育年龄超过 40 岁，子女发生畸形的风险会增加。

3. 合理营养，保持适宜体重　孕前应重视合理营养，维持膳食平衡，每日应摄入足够的优质蛋白、维生素、矿物质、微量元素和适量脂肪。孕前应调整体重，将 BMI 维持在正常水平。

4. 改变不良生活习惯　夫妻双方应该在计划受孕前 3 个月戒烟戒酒。主动吸烟和被动吸烟都会影响胎儿的生长发育；酒精对生殖细胞也有不良影响，酒后受孕会增加胎儿酒精综合征的发生率。此外，浓茶和咖啡有引起流产、胎儿发育不良的可能。

5. 补充叶酸　在胚胎发育的第 3~4 周胎儿神经管闭合，叶酸缺乏会影响神经管闭合而导致以脊柱裂和无脑畸形为主的神经管缺陷。目前我国推荐临床常规采用叶酸增补剂量为 0.4mg/d。如在冬春季节怀孕的妇女及叶酸水平严重缺乏的地区，叶酸剂量可考虑提高到 0.8mg/d，从孕前 1~3 个月服用到妊娠后 3 个月。

6. 避免有毒有害物质　铅、汞、苯、砷、农药等常见的有毒有害化学物质会对胎儿产生有害影响。例如铅可通过胎盘对胚胎直接造成毒害作用，引起流产、早产和畸形、神经系统缺陷和智力低下等。

7. 预防感染　怀孕前应注意预防传染病感染，如患有病毒性乙型肝炎的妈妈可能会直接将病毒传播给胎儿，准备怀孕前应先进行乙肝两对半筛查。孕前或怀孕早期感染了风疹病毒，有可能造成流产或者死胎，甚至先天性风疹综合征，建议先检测风疹病毒抗体。

8. 合理用药　妊娠前期药物可以通过影响母体的内分泌、代谢等间接影响胚胎，也可以透过胎盘屏障直接影响胎儿。最严重的是药物毒性影响胚胎分化和发育，导致胎儿畸形与功能障碍。在服用对妊娠有影响的药物期间最好避免怀孕。

9. 保持心理健康　妊娠期身体发生的各种变化，都会使妇女面临生理、心理、生活等各方面的问题，妊娠期内会对丈夫的依赖性增强；另外家务增多、经济负担加重，担心胎儿健康状况等会导致孕妇的情绪变化或带来心理问题。应该鼓励夫妇做好充分的思想准备和物质准备，保持健康心理，解除精神压力，维持和谐的家庭关系，预防孕期及产后心理问题的发生。

（二）健康状况评估

针对计划妊娠的夫妇，可以通过一般情况了解以及孕前医学检查进行健康状况评估。

1. 一般情况了解

（1）年龄、生活环境及职业情况　了解是否接触有害物质，特别了解职业毒害因素（铅、汞、甲苯、苯、辐射等）、环境污染（生物、物理、化学性污染）的情况。

（2）既往疾病史　包括既往是否患传染病、性传播疾病、重要脏器疾病等可能影响生育后代健康的疾病。

（3）近亲婚配史及遗传病病史　本人或家族中（包括父母、祖父母、外祖父母等），有无近亲婚配情况；本人及直系和旁系亲属中，有无遗传性疾病。

（4）月经史、婚育及避孕史。

（5）生活、工作习惯及嗜好　有无宠物接触，运动习惯，家庭关系，饮食嗜好等。

2. 孕前医学检查

（1）常规检查　生命体征（血压、脉搏、呼吸、体温）、身高、体重，计算体质指数（BMI）。还要注意视力、辨色力，是否特殊矮小、巨大、过胖、过瘦，全身皮肤颜色、毛发、瘢痕等。观察有无特殊面容、精神状态和行为有无失常等。进行各系统器官检查，包括心血管、呼吸、消化、泌尿、肌肉骨骼、五官系统等各系统全面检查。

（2）体格检查　女性、男性第二性征及生殖器官检查。

（3）辅助检查　基本检查项目包括血常规、血型（ABO 及 Rh 系统）、尿常规、血糖或尿糖、肝功能、肾功能、梅毒螺旋体、艾滋病病毒、乙型肝炎病毒检测、生殖道分泌物检查等。建议检查项目包括心电图、胸部 X 线及妇科 B 超等。必要时进行激素检查和精液检查、宫颈癌筛查。专项检查项目包括严重遗传性疾病、传染病、精神疾病以及相关内外科疾病等。

二、孕期保健

孕期保健是指从确定妊娠之日开始至临产前，为孕妇及胎儿提供的系列保健服务。孕期分为三个阶段：妊娠早期指从最后一次月经到怀孕 12 周；妊娠中期是指怀孕第 13 周到第 27 周；妊娠晚期指怀孕 28 周到分娩。受精卵在母体内发育时间较长，所引起的母体变化很大，理想的高质量孕期保健，是提高民族素质的重要工作。

（一）妊娠生理变化

1. 停经　生育期、有性生活史的健康妇女，平时月经周期规则，一旦月经过期，应考虑到妊娠，过期 10 日以上，尤应高度怀疑妊娠。

2. 早孕反应　在停经 6 周左右出现畏寒、头晕、流涎、乏力、嗜睡、食欲缺乏、喜食酸物、厌恶油腻、恶心、晨起呕吐等症状，称为早孕反应，部分患者有情绪改变。多在停经 12 周左右自行消失。

3. 妊娠期雌激素增多的表现　如蜘蛛痣、肝掌、皮肤色素沉着（面部、腹白线、乳晕等）。部分女性出现不伴有子宫出血的子宫收缩痛或不适、腹胀、便秘等。

4. 妊娠期尿频　由前倾增大的子宫在盆腔内压迫膀胱所致，当子宫增大超出盆腔后，尿频症状自然消失。

5. 胎动　孕妇常在妊娠 20 周左右自觉胎动，胎动随妊娠进展逐渐增强，至妊娠 32～34 周达高峰，妊娠 38 周后逐渐减少。胎动夜间和下午较为活跃，常在胎儿睡眠周期消失。妊娠 28 周以后，正常胎动次数≥10 次/2 小时。

（二）妊娠过程中的心理问题

妊娠期虽然是育龄妇女正常、自然的生理过程，但作为特殊的生活事件，构成了一个强烈的心理应激源，使孕妇在经历妊娠的生理变化的同时，心理上也发生了一系列的应激反应。心理和生理的变化交织在一起，形成了孕妇独特的、复杂多样的心理特点和心理问题。

1. 孕早期的心理问题　孕妇容易出现焦虑、抑郁、强迫、敌对、恐惧等心理问题。妊娠期母体对胚胎的免疫排异反应及免疫耐受性需要一个调整过程，特别是在妊娠早期，激素水平明显变化引起的早孕反应，几乎每一位孕妇都有不同程度的焦虑。一部分孕妇对怀孕、分娩可能有不同程度的恐惧心理。

2. 孕中期的心理问题　孕妇对妊娠导致的生理、心理变化逐渐适应，情绪趋于稳定，但感知觉、智力水平、反应能力可能有所下降，而抵御各种不良刺激的能力增强。这个时期，由于胎儿迅速生长发育，子宫体积增大，对营养的大量需求，引起孕妇各器官功能负荷过度，出现病理改变，造成妊娠并发症，同时也会影响其心理活动，可能出现焦虑。

3. 孕晚期的心理问题　由于胎儿的生长，孕晚期孕妇的生理负担达到高峰，孕妇的心理负担加重，容易出现情绪不稳定，精神上感到压抑，并对即将面临的分娩感到恐惧、紧张、焦虑。对即将出生的婴儿的性别、有无出生缺陷表现出更多的担心，产后工作及家人照顾等安排常常也是困扰孕妇的重要因素。

知识链接

关注孕产妇心理健康——学做快乐妈妈，孕育健康宝宝

2020年9月，国家卫生健康委员会官网发布《探索抑郁症防治特色服务工作方案》，特别将孕产妇作为干预重点。方案指出要将孕产期抑郁症筛查纳入常规孕检和产后访视流程中，由经过培训的医务人员或社工进行孕期和产后抑郁的筛查追踪。同时将抑郁症防治知识作为孕妇学校必备的科普宣教内容，提高孕产妇及家属防治意识。孕产期女性心理健康是预防出生缺陷，保障母婴安全，提高人口素质，促进社会和谐全面发展的必然要求；是实施健康中国战略，推行健康文明生活方式，构筑民族昌盛和国家富强的重要标志；也是广大人民群众追求美好生活的共同愿望。

（三）孕期保健内容

孕期保健内容主要包括健康教育与咨询指导、全身体格检查、产科检查及辅助检查。

1. 孕早期保健

（1）及早确定妊娠开始保健　对育龄期妇女及早确定妊娠，以便尽早开始孕期保健。孕期保健有利于保护胚胎，预防出生缺陷。

（2）减轻遗传因素的影响　通过详细了解孕妇的家族史、异常孕产史，对出生缺陷进行分析判断，必要时进行染色体核型分析。

（3）及时进行首次产前检查　孕妇产前检查是确保母婴健康的重要环节，通过这些检查，可以及早发现和干预潜在的疾病和异常情况，保障母婴的健康和安全。因此，首次产前检查应在确诊怀孕后尽快进行，以此充分了解孕妇的健康状况，及时处理问题。

2. 孕中期保健

（1）按照定期产前检查的要求进行相应检查。

（2）了解胎动出现时间，绘制妊娠图。

（3）筛查胎儿畸形　对需要做产前诊断的孕妇应当及时转到具有产前诊断资质的医疗保健机构进行检查。

（4）特殊辅助检查　基本检查项目：妊娠16~24周超声筛查胎儿畸形；建议检查项目：妊娠16~20周知情选择进行唐氏筛查、妊娠24~28周进行妊娠期糖尿病筛查等。

（5）进行保健指导　包括提供营养、心理及卫生指导，告知产前筛查及产前诊断的重要性等。提倡适量运动，预防及纠正贫血。有口腔疾病的孕妇，建议到口腔科治疗。

（6）筛查危险因素　对发现的高危孕妇及高危胎儿应当专案管理，进行监测、治疗妊娠合并症及并发症，必要时转诊。

3. 孕晚期保健

（1）按照定期产前检查的要求进行相应检查。

（2）继续绘制妊娠图　妊娠 36 周前后估计胎儿体重，进行骨盆测量，预测分娩方式。

（3）特殊辅助检查　基本检查项目：进行一次肝功能、肾功能复查；建议检查项目：妊娠 36 周后进行胎心电子监护及超声检查等。

（4）进行保健指导　包括孕妇自我监测胎动，纠正贫血，提供营养、分娩前心理准备、临产先兆症状、提倡住院分娩和自然分娩、婴儿喂养及新生儿护理等方面的指导。

（5）筛查危险因素　发现高危孕妇应当专案管理，进行监测、治疗妊娠合并症及并发症，必要时转诊。

4. 高龄孕妇的孕期保健

（1）仔细询问孕前病史　重点询问是否患有糖尿病、慢性高血压、肥胖、肾脏及心脏疾病等，既往生育史；本次妊娠是否为辅助生殖治疗受孕；2 次妊娠的间隔时间；明确并记录高危因素。

（2）评估并告知高龄孕妇的妊娠风险　包括流产、胎儿染色体异常、胎儿畸形、妊娠期高血压疾病、妊娠期糖尿病（GDM）、胎儿生长受限、早产和死胎等。

（3）规范补充叶酸或含叶酸的复合维生素，及时规范补充钙剂和铁剂。

（4）高龄孕妇是产前筛查和产前诊断的重点人群。

（5）年龄 ≥40 岁的孕妇，应加强胎儿监护，妊娠 40 周前适时终止妊娠。

三、分娩期保健

分娩是指妊娠 28 周后，胎儿及其附件从子宫和阴道分娩的全过程。胎儿从依附于母亲到成为个体是一个巨大的变化。这一时期是涉及孕妇、产妇和围产期婴儿生命安全的关键时期，也是围产期保健的关键时期。

（一）分娩期生理变化

1. 临床征兆　分娩的迹象是子宫不规则收缩和少量阴道流血或血性分泌物。产妇可感到轻微的腰酸、腹痛和间歇性腹部僵硬。

2. 产程　产程是指从子宫有规律的收缩到胎儿胎盘分娩的整个过程，也称临产。

3. 胎儿娩出前后的母体变化　胎儿分娩前由于强烈宫缩的影响，会造成胎盘胎儿循环受阻，导致胎儿心率减慢和暂时性胎儿缺氧。胎儿在分娩时会受到产道的挤压。

（二）分娩期心理变化

孕妇的心理负担主要表现为分娩时的紧张和对疼痛的恐惧。

1. 做好分娩前的身心准备　随着预产期的临近，孕妇应为顺利分娩和新生儿的护理做好准备。可在预产期前半个月提前休产假，并做好随时分娩的充分准备。避免性生活，保持身体清洁，保持愉快的心情，树立自然分娩的信心。

2. 产时保健措施　分娩期保健的重点是"五防一加强"，即：防出血、防感染、防滞产、防产伤、防窒息；加强产时监护和产程处理。

四、产褥期保健

产褥期是指产妇的所有器官（乳腺除外）在分娩后恢复正常的非妊娠状态的时期，一般为 6～8 周。产褥期保健的目的，是防止产后出血、感染等并发症发生，促进产后生理功能恢复。

（一）产褥期母体生理变化

1. 子宫　产后子宫底平脐，约 1000g，每日下降 1～2cm，产后 1～14 天降至骨盆内，在腹部已触不到宫底，约 6 周后恢复正常大小，一般为 50～70g，子宫逐渐恢复至未孕状态。

2. 卵巢 卵巢受催乳素的影响停止排卵，不哺乳产妇通常在产后 6～10 周月经复潮，平均在产后 10 周左右恢复排卵。哺乳产妇的月经复潮延迟，有的在哺乳期月经一直不来潮，平均在产后 3～6 个月恢复排卵。产后较晚恢复月经者，首次月经来潮前多有排卵，故哺乳产妇未见月经来潮却有受孕的可能。第一次性生活就要开始避孕，避免哺乳期怀孕。

3. 腹壁 产后腹壁十分松弛，紧张度降低，松弛的腹壁常有脂肪堆积。妊娠纹由粉红色变为银白色，腹中线色素沉着，产后 6～8 周渐渐恢复。

4. 乳房 产妇于胎盘娩出后，即进入以自身乳汁哺育婴儿的哺乳期，母乳是妈妈给宝宝的珍贵礼物。产后双侧乳房增大，开始泌乳，乳量由少逐渐增多。随着孩子的长大，乳量、成分等发生变化，哺乳可持续多年。由于多数药物可经母血渗入乳汁中，因此，哺乳期用药时要注意药物对新生儿有无不良影响。

5. 血液及循环系统 产妇循环血量增加 15%～25%，心脏负担加重，血液稀释导致汗多、尿多。产后 2～3 周恢复至未孕状态，血液的各种成分，一般于产后 1～4 周恢复正常，产后 24 小时血液处于高凝状态，要特别小心。

6. 消化系统 产后胃酸减少，胃肠道肌张力和蠕动力均减退，导致食欲不佳，消化不良，需 1～2 周才能恢复正常。此外，由于产后腹壁及盆底肌肉松弛，活动少，膳食纤维摄入少，容易便秘。

7. 泌尿系统 由于产后子宫复旧及妊娠期潴留的水分进入循环，故在产后 1 周内血容量明显增加，肾脏利尿作用加强，尿量增多，而妊娠期发生的肾盂及输尿管扩张，约需 4 周恢复正常。在分娩过程中，膀胱受压致使黏膜水肿，充血及肌张力降低，会阴伤口疼痛，不习惯卧床排尿等原因，24 小时内容易发生尿潴留，因此产后 4～6 小时应尽早自排小便。

（二）产褥期心理变化

产后情绪低落是产褥期最常见的心理问题，多表现在产后 3 天内出现以悲观、忧郁、烦闷为主的情绪障碍。多数产妇 1 周内症状可减轻或消失。若产妇在这一特殊时期不能调整适应，或抑郁症状很严重，超出自我调节或环境改善可以缓解的程度，就会产后抑郁症。产后 2 个月内是抑郁症的高发期。

（三）产褥期保健内容

产褥期保健对产妇来说是促进产后各项生理功能恢复、防止产后出血、产褥感染、产后抑郁等并发症的发生；对宝宝来说是促进母乳喂养成功、促进宝宝身心健康发育。产褥期母体各系统变化很大，子宫内有较大创面，乳腺分泌功能旺盛，容易发生感染和其他病理情况。因此，加强产褥期保健极为重要。主要的保健内容如下。

1. 做好护理工作

（1）产后 2 小时内的观察 观察产后出血、子痫、心力衰竭、生命体征、阴道出血、子宫收缩、膀胱、排尿及伤口情况等。

（2）合理饮食 产后 1 小时可让产妇进流食或清淡半流食，以后可进普通饮食。产后 3～5 天内，要多吃些高热量、高蛋白、高维生素的食物，食物应富有营养、足够热量和水分。若哺乳，应多进蛋白质和多吃汤汁食物，并适当补充维生素和铁剂。

（3）协助排尿和排便 在产后 5 日内尿量明显增多，应鼓励产妇尽早自解小便。同时鼓励产妇应多吃蔬菜水果，早睡早起防治便秘。

（4）观察子宫和恶露 每日应在同一时间手测宫底高度，以了解子宫逐日复旧过程。

（5）会阴伤口处理 产后每日予以无刺激消毒液消毒伤口 2～3 次，保持清洁干燥，局部水肿的给予湿热敷，24 小时后红外线照射，伤口出现红肿热痛等感染症状时给予提前拆线、引流、扩创处理。

（6）乳房护理 推荐母乳喂养，必须正确指导哺乳。于产后半小时内开始哺乳，废弃定时哺乳，推荐按需哺乳。哺乳时，母亲要洗手，母亲及新生儿均应选择最舒适位置，需将乳头和大部分乳晕含在新生儿口中，用手扶托并挤压乳房，协助乳汁外溢，防止乳房堵住新生儿鼻孔。产褥期如果处理不当，常易发生乳腺炎。急性乳腺炎多发生在产后 2～6 周。常常引起产妇发热，重者伴有寒战，患侧乳房表现为局限性红、肿、热、痛，并有硬结，触痛明显，血常规白细胞数增多，以中性粒细胞为主。早期用青霉素治疗，炎症即可消退，体温也随之下降。

2. 重视心理保健　经历妊娠及分娩的激动与紧张，产妇精神极度放松；对哺育婴儿的担心；产褥期的不适等均可造成情绪的不稳定，尤其在产后 3～10 天，情绪波动大，可表现为轻度抑郁，应帮助产妇减轻身体不适，家人要给予支持、精神关怀、鼓励、安慰，使其恢复自信。抑郁严重者，需服抗抑郁症药物治疗。

3. 开展卫生指导　产妇居室应清洁通风，温度适宜，整洁安静；产妇应坚持早晚刷牙，饭后漱口，注意口腔卫生，同时经常更换内衣，保存干净和干燥。

4. 进行产后锻炼　产后要适当活动，进行体育锻炼，有利于促进子宫收缩及恢复，帮助腹部肌肉、盆底肌肉恢复张力，保持健康的形体，有利于身心健康。注意不要过度劳累，以活动 15 分钟为宜，每天 1～2 次。

5. 计划生育指导　产后身体尚未恢复，加之哺乳，所以计划生育非常重要，若恢复性生活应采取避孕措施，一般采取避孕套或宫内环，不建议使用避孕药。

五、孕产妇妊娠风险评估与管理

孕产妇妊娠风险评估与管理是孕产期保健的重要组成部分。基层医疗卫生机构开展孕产妇妊娠风险评估与管理有利于及时发现、干预影响妊娠的风险因素，防范不良妊娠结局，保障母婴安全。

（一）基层医疗卫生机构的工作职责

基层医疗卫生机构应当对首次建册的孕妇进行妊娠风险筛查；对建册孕妇进行随访管理；对产后 42 天内的产妇进行风险评估与管理。

（二）基层医疗卫生机构的工作内容

1. 妊娠风险筛查　对首次建册的孕产妇进行妊娠风险筛查，见表 5-1。孕产妇符合筛查表中 1 项及以上情形的即认为筛查阳性。

表 5-1　孕产妇妊娠风险筛查表

项目	筛查阳性内容
1. 基本情况	（1）周岁≥35 或≤18 岁 （2）身高≤145cm，或对生育可能有影响的躯体残疾 （3）体重指数（BMI）＞25 或＜18.5 （4）Rh 血型阴性
2. 异常妊娠及分娩史	（1）生育间隔＜18 月或＞5 年 （2）剖宫产史 （3）不孕史 （4）不良孕产史（各类流产≥3 次、早产史、围产儿死亡史、出生缺陷、异位妊娠史、滋养细胞疾病史、既往妊娠并发症及合并症史） （5）本次妊娠异常情况（如多胎妊娠、辅助生殖妊娠等）
3. 妇产科疾病及手术史	（1）生殖道畸形 （2）子宫肌瘤或卵巢囊肿≥5cm （3）阴道及宫颈锥切手术史 （4）宫/腹腔镜手术史 （5）瘢痕子宫（如子宫肌瘤切除术后、子宫肌腺瘤切除术后、子宫整形术后、宫角妊娠后、子宫穿孔史等） （6）附件恶性肿瘤手术史

续表

项目	筛查阳性内容
4. 家族史	（1）高血压家族史且孕妇目前血压≥140/90mmHg （2）糖尿病（直系亲属） （3）凝血因子缺乏 （4）严重的遗传性疾病（如遗传性高脂血症、血友病、地中海贫血等）
5. 既往疾病及手术史	（1）各种重要脏器疾病史 （2）恶性肿瘤病史 （3）其他特殊、重大手术史及药物过敏史
6. 辅助检查 *	（1）血红蛋白 <110g/L （2）血小板计数 ≤100×10^9/L （3）梅毒筛查阳性 （4）HIV 筛查阳性 （5）乙肝筛查阳性 （6）清洁中段尿常规异常（如蛋白、管型、红细胞、白细胞）持续两次以上 （7）尿糖阳性且空腹血糖异常（妊娠 24 周前≥7.0mmol/L；妊娠 24 周起≥5.1mmol/L） （8）血清铁蛋白 <20μg/L
7. 需要关注的表现特征及病史	（1）提示心血管系统及呼吸系统疾病 ①心悸、胸闷、胸痛或背部牵涉痛、气促、夜间不能平卧 ②哮喘及哮喘史、咳嗽、咯血等 ③长期低热、消瘦、盗汗 ④心肺听诊异常； ⑤高血压 BP≥140/90mmHg ⑥心脏病史、心衰史、心脏手术史 ⑦胸廓畸形 （2）提示消化系统疾病 ①严重纳差、乏力、剧吐 ②上腹疼痛，肝脾肿大 ③皮肤巩膜黄染 ④便血 （3）提示泌尿系统疾病 ①眼睑浮肿、少尿、蛋白尿、血尿、管型尿 ②慢性肾炎、肾病史 （4）提示血液系统疾病 ①牙龈出血、鼻衄 ②出血不凝、全身多处瘀点瘀斑 ③血小板减少、再障等血液病史 （5）提示内分泌及免疫系统疾病 ①多饮、多尿、多食 ②烦渴、心悸、烦躁、多汗 ③明显关节酸痛、脸部蝶形或盘形红斑、不明原因高热 ④口干（无唾液）、眼干（眼内有摩擦异物感或无泪）等 （6）提示性传播疾病 ①外生殖器溃疡、赘生物或水泡 ②阴道或尿道流脓 ③性病史 （7）提示精神经系统疾病 ①言语交流困难、智力障碍、精神抑郁、精神躁狂 ②反复出现头痛、恶心、呕吐 ③癫痫史 ④不明原因晕厥史 （8）其他 吸毒史

（1）筛查内容　筛查项目分为"必选"和"建议"两类项目。必选项目为对所有孕妇应当询问、检查的基本项目，建议项目由筛查机构根据自身服务水平提供。卫生健康主管部门在制定实施方案时可根据当地实际适当调整必选和建议检查项目。

必选项目：①确定孕周；②询问孕妇基本情况、现病史、既往史、生育史、手术史、药物过敏史、夫妇双方家族史和遗传病史等；③体格检查：测量身高、体重、血压，进行常规体检及妇科检查等；④注意孕妇需要关注的表现特征及病史。

建议项目：血常规、血型、尿常规、血糖测定、心电图检查、肝功能、肾功能；艾滋病、梅毒和乙肝筛查等。

（2）筛查结果处置　对于筛查未见异常的孕妇，应当在其"母子健康手册"上标注绿色标识，按照要求进行管理。

对于筛查结果阳性的孕妇，应当在其"母子健康手册"上标注筛查阳性。医疗卫生机构应当填写"妊娠风险筛查阳性孕产妇转诊单"，并告知筛查阳性孕妇在 2 周内至上级医疗机构接受妊娠风险评估，由接诊机构完成风险评估并填写转诊单后，反馈筛查机构。基层医疗卫生机构应当按照《国家基本公共卫生服务规范》要求，落实后续随访。

2. 妊娠风险评估分级

（1）首次评估　对妊娠风险筛查阳性的孕妇，医疗机构应当对照"孕产妇妊娠风险评估表"，进行首次妊娠风险评估。按照风险严重程度分别以"绿（低风险）、黄（一般风险）、橙（较高风险）、红（高风险）、紫（传染病）"5 种颜色进行分级标识。

① 绿色标识：妊娠风险低。孕妇基本情况良好，未发现妊娠合并症、并发症。

② 黄色标识：妊娠风险一般。孕妇基本情况存在一定危险因素，或患有孕产期合并症、并发症，但病情较轻且稳定。

③ 橙色标识：妊娠风险较高。孕妇年龄≥40 岁或 BMI≥28，或患有较严重的妊娠合并症、并发症，对母婴安全有一定威胁。

④ 红色标识：妊娠风险高。孕妇患有严重的妊娠合并症、并发症，继续妊娠可能危及孕妇生命。

⑤ 紫色标识：孕妇患有传染性疾病。紫色标识孕妇可同时伴有其他颜色的风险标识。

3. 妊娠风险管理　医疗机构应当根据孕妇妊娠风险评估分级情况，对其进行分类管理。要注意信息安全和孕产妇隐私保护。

（1）对妊娠风险分级为"绿色"的孕产妇，应当按照《孕产期保健工作规范》以及相关诊疗指南、技术规范，规范提供孕产期保健服务。

（2）对妊娠风险分级为"黄色"的孕产妇，应当建议其在二级以上医疗机构接受孕产期保健和住院分娩。如有异常，应当尽快转诊到三级医疗机构。

（3）对妊娠风险分级为"橙色""红色"和"紫色"的孕产妇，医疗机构应当将其作为重点人群纳入高危孕产妇专案管理，合理调配资源，保证专人专案、全程管理、动态监管、集中救治，确保做到"发现一例、登记一例、报告一例、管理一例、救治一例"。对妊娠风险分级为"橙色"和"红色"的孕产妇，要及时向辖区妇幼保健机构报送相关信息，并尽快与上级危重孕产妇救治中心共同研究制订个性化管理方案、诊疗方案和应急预案。

4. 产后风险评估与管理　医疗机构在进行产后访视和产后 42 天健康检查时，应当落实《孕产妇健康管理服务规范》有关要求，再次对产妇进行风险评估。如发现阳性症状和体征，应当及时进行干预。

以上工作的具体流程如图 5 - 1 所示。

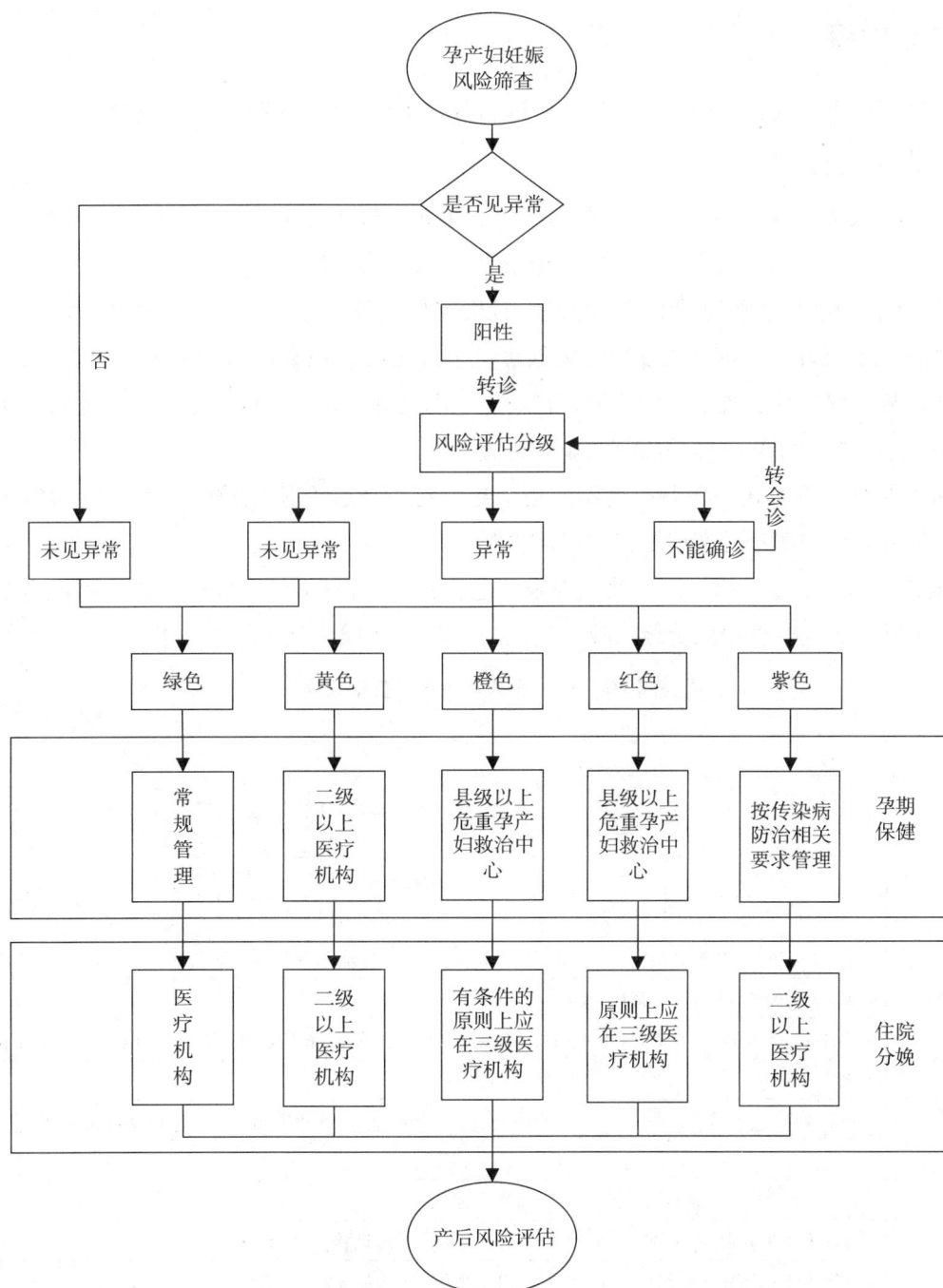

图 5 - 1 孕产妇妊娠风险评估与管理工作流程图

任务二 孕产妇健康管理服务规范

一、服务对象

孕产妇健康管理的服务对象是辖区内常住的孕产妇，包括常住人口和流动人口，要尤其关注外来人员、贫困孕产妇等。

二、服务内容

孕产妇健康管理服务内容包括个人卫生、心理和营养指导、异常情况的干预处置等。

（一）孕早期健康管理

1. 建立"母子健康手册" 在孕13周前为孕产妇建立"母子健康手册"，进行第一次产前检查、第一次产前随访，并填写"第一次产前检查服务记录表"，见表5-2。

（1）孕13周前由孕妇居住地的乡镇卫生院、社区卫生服务中心建立"母子健康手册"。

（2）孕妇健康状况评估：询问既往史、家族史、个人史等，观察体态、精神等，并进行一般体检、妇科检查和血常规、尿常规、血型、肝功能、肾功能、乙型肝炎，有条件的地区建议进行血糖、阴道分泌物、梅毒血清学试验、HIV抗体检测等实验室检查。

（3）开展孕早期生活方式、心理和营养保健指导，特别要强调避免致畸因素和疾病对胚胎的不良影响，同时告知和督促孕妇进行产前筛查和产前诊断。

（4）根据检查结果填写"第一次产前检查服务记录表"，对具有妊娠危险因素和可能有妊娠禁忌证或严重并发症的孕妇，及时转诊到上级医疗卫生机构，并在2周内随访转诊结果。

表5-2 第一次产前检查服务记录表

姓名： 　　　　　　　　　　　　　　　　　　　　　　　　　　编号□□□-□□□□□

填表日期	年　月　日		孕周	周		
孕妇年龄						
丈夫姓名		丈夫年龄		丈夫电话		
孕次		产次		阴道分娩＿＿次　剖宫产＿＿次		
末次月经	年　月　日或不详	预产期		年　月　日		
既往史	1 无　2 心脏病　3 肾脏疾病　4 肝脏疾病　5 高血压　6 贫血　7 糖尿病　8 其他					□/□/□/□/□/□/□
家族史	1 无　2 遗传性疾病史　3 精神疾病史　4 其他					□/□/□
个人史	1 无特殊　2 吸烟　3 饮酒　4 服用药物　5 接触有毒有害物质　6 接触放射线　7 其他					□/□/□/□/□/□
妇产科手术史	1 无　2 有					□
孕产史	1 自然流产＿＿＿　2 人工流产＿＿＿　3 死胎＿＿＿　4 死产＿＿＿　5 新生儿死亡＿＿＿　6 出生缺陷儿＿＿＿					
身　高	cm			体重	kg	
体质指数（BMI）	kg/m²			血压	／　mmHg	
听　诊	心脏：1 未见异常　2 异常		□	肺部：1 未见异常　2 异常		□
妇科检查	外阴：1 未见异常　2 异常		□	阴道：1 未见异常　2 异常		□
	宫颈：1 未见异常　2 异常		□	子宫：1 未见异常　2 异常		□
	附件：1 未见异常　2 异常		□			
辅助检查	血常规		血红蛋白值＿＿＿g/L　白细胞计数值＿＿＿/L 血小板计数值＿＿＿/L　其他			
	尿常规		尿蛋白＿＿＿　尿糖＿＿＿　尿酮体＿＿＿　尿潜血＿＿＿　其他			
	血型	ABO				
		Rh*				

续表

辅助检查	血糖 *	____mmol/L	
	肝功能	血清谷丙转氨酶____U/L　　血清谷草转氨酶 ____U/L 白蛋白 ____g/L　总胆红素 ____μmol/L　结合胆红素 ____μmol/L	
	肾功能	血清肌酐_____μmol/L　　血尿素_____mmol/L	
	阴道分泌物 *	1 未见异常　2 滴虫　3 假丝酵母菌　4 其他_____	□/□/□
		阴道清洁度：1 Ⅰ度　2 Ⅱ度　3 Ⅲ度　4 Ⅳ度	□
	乙型肝炎	乙型肝炎表面抗原_____　　　乙型肝炎表面抗体 * _____ 乙型肝炎 e 抗原 * _____　　乙型肝炎 e 抗体 * _____ 乙型肝炎核心抗体 * _____	
	梅毒血清学试验 *	1 阴性　2 阳性	□
	HIV 抗体检测 *	1 阴性　2 阳性	□
	B 超 *		
	其他 *		
总体评估	1 未见异常　2 异常_____		□
保健指导	1 生活方式　2 心理　3 营养　4 避免致畸因素和疾病对胚胎的不良影响 5 产前筛查宣传告知　6 其他		□/□/□/□/□
转诊	1 无　2 有 原因：_____机构及科室：_____		□
下次随访日期	年　　月　　日	随访医生签名	

2. 填写说明

（1）"第一次产前检查服务记录表"由医生在第一次接诊孕妇（尽量在孕 13 周前）时填写。若未建立居民健康档案，需同时建立。随访时填写各项目对应情况的数字。

（2）孕周　填写此表时孕妇的怀孕周数。

（3）孕次　怀孕的次数，包括本次妊娠。

（4）产次　指此次怀孕前，孕期超过 28 周的分娩次数。

（5）末次月经　此怀孕前最后一次月经的第一天。

（6）预产期　可按照末次月经推算，为末次月经日期的月份加 9 或减 3，为预产期月份数；天数加 7，为预产期日。

（7）既往史　孕妇曾经患过的疾病，可以多选。

（8）家族史　填写孕妇父亲、母亲、丈夫、兄弟姐妹或其他子女中是否曾患遗传性疾病或精神疾病，若有，请具体说明。

（9）个人史　可以多选。

（10）妇产科手术史　孕妇曾经接受过的妇科手术和剖宫产手术。

（11）孕产史　根据具体情况填写，若有，填写次数，若无，填写"0"。

（12）体质指数（BMI）=体重（kg）/身高的平方（m^2）。

（13）体格检查、妇科检查及辅助检查　进行相应检查，并填写检查结果。标有 * 的项目尚未纳入国家基本公共卫生服务项目，其中梅毒血清学试验、HIV 抗体检测检查为重大公共卫生服务免费测查项目。

（14）总体评估　根据孕妇总体情况进行评估，若发现异常，具体描述异常情况。

（15）保健指导　填写相应的保健指导内容，可以多选。

（16）转诊　若有需转诊的情况，具体填写。

（17）下次随访日期　根据孕妇情况确定下次随访日期，并告知孕妇。

（18）随访医生签名　随访完毕，核查无误后随访医生签署其姓名。

（二）孕中期健康管理

1. 开展产前随访　在孕 16～20 周、21～24 周各进行一次产前随访，对孕妇的健康状况和胎儿的生长发育情况进行评估和指导，均需填写"第 2～5 次随访服务记录表"，见表 5－3。

（1）孕妇健康状况评估　通过询问、观察、一般体格检查、产科检查、实验室检查对孕妇健康和胎儿的生长发育状况进行评估，识别需要做产前诊断和需要转诊的高危重点孕妇。

（2）对未发现异常的孕妇　除了进行孕期的生活方式、心理、运动和营养指导外，还应告知和督促孕妇进行预防出生缺陷的产前筛查和产前诊断。

（3）对发现有异常的孕妇　要及时转至上级医疗卫生机构。出现危急征象的孕妇，要立即转上级医疗卫生机构，并在 2 周内随访转诊结果。

表 5－3　第 2～5 次产前随访服务记录表

姓名：　　　　　　　　　　　　　　　　　　　　　　　　　　　编号 □□□－□□□□□

项目		第 2 次	第 3 次	第 4 次	第 5 次
随访日期					
孕周（周）					
主诉					
体重（kg）					
产科检查	宫底高度（cm）				
	腹围（cm）				
	胎位				
	胎心率（次/分钟）				
血压（mmHg）		/	/	/	/
血红蛋白（g/L）					
尿蛋白					
其他辅助检查 *					
分类		1 未见异常　□ 2 异常_____	1 未见异常　□ 2 异常_____	1 未见异常　□ 2 异常_____	1 未见异常　□ 2 异常_____
指导		1. 个人卫生 2. 膳食 3. 心理 4. 运动 5. 其他	1. 个人卫生 2. 膳食 3. 心理 4. 运动 5. 自我监护 6. 母乳喂养 7. 其他	1. 个人卫生 2. 膳食 3. 心理 4. 运动 5. 自我监测 6. 分娩准备 7. 母乳喂养 8. 其他	1. 个人卫生 2. 膳食 3. 心理 4. 运动 5. 自我监测 6. 分娩准备 7. 母乳喂养 8. 其他
转诊		1 无　2 有　□ 原因：_____ 机构及科室： _____	1 无　2 有　□ 原因：_____ 机构及科室： _____	1 无　2 有　□ 原因：_____ 机构及科室： _____	1 无　2 有　□ 原因：_____ 机构及科室： _____
下次随访日期					
随访医生签名					

2. 填写说明

（1）孕周　此次随访时的妊娠周数。

（2）主诉　填写孕妇自述的主要症状和不适。

（3）体重　填写此次测量的体重。

（4）产科检查　按照要求进行产科检查，填写具体数值。

（5）血红蛋白、尿蛋白　填写血红蛋白、尿蛋白检测结果。

（6）其他辅助检查　若有，填写此处。

（7）分类　根据此次随访的情况，对孕妇进行分类，若发现异常，写明具体情况。

（8）指导　可以多选，未列出的其他指导请具体填写。

（9）转诊　若有需转诊的情况，具体填写。

（10）下次随访日期　根据孕妇情况确定下次随访日期，并告知孕妇。

（11）随访医生签名　随访完毕，核查无误后医生签名。

（12）第2~5次产前随访服务　应该在确定好的有助产技术服务资质的医疗卫生机构进行相应的检查，并填写相关结果；没有条件的基层医疗卫生机构督促孕产妇前往有资质的机构进行相关随访，注明督促日期，无需填写相关记录。

（13）特殊情况　若失访，在随访日期处写明失访原因；若死亡，写明死亡日期和死亡原因。

（三）孕晚期健康管理

在孕28~36周、37~40周各进行一次产前随访，均需填写"第2~5次随访记录表"。

1. 健康教育　进行孕晚期健康教育和指导。

2. 孕产妇自我监护　向孕产妇开展自我监护、促进自然分娩、母乳喂养以及孕期并发症、合并症防治指导。

3. 转介服务　对随访中发现的高危孕妇应根据就诊医疗卫生机构的建议督促其酌情增加随访次数。随访中若发现有高危情况，建议其及时转诊。

（四）产后访视

1. 开展产后访视　乡镇卫生院、村卫生室和社区卫生服务中心（站）在收到分娩医院转来的产妇分娩信息后应于产妇出院后1周内到产妇家中进行产后访视，进行产褥期健康管理，加强母乳喂养和新生儿护理指导，同时进行新生儿访视，并记录"产后访视记录表"，见表5-4。

（1）通过观察、询问和检查，了解产妇一般情况、乳房、子宫、恶露、会阴或腹部伤口恢复等情况。

（2）对产妇进行产褥期保健指导，对母乳喂养困难、产后便秘、痔疮、会阴或腹部伤口等问题进行处理。

（3）发现有产褥感染、产后出血、子宫复旧不佳、妊娠合并症未恢复者以及产后抑郁等问题的产妇，应及时转至上级医疗卫生机构进一步检查、诊断和治疗。

（4）通过观察、询问和检查了解新生儿的基本情况。

表5-4　产后访视记录表

姓名：　　　　　　　　　　　　　　　　　　　　　　　　　编号□□□-□□□□□

随访日期	年　月　日		
分娩日期	年　月　日	出院日期	年　月　日
体温（℃）			
一般健康情况			

续表

一般心理状况		
血压（mmHg）	/	
乳房	1 未见异常　2 异常	□
恶露	1 未见异常　2 异常	□
子宫	1 未见异常　2 异常	□
伤口	1 未见异常　2 异常	□
其他		
分类	1 未见异常　2 异常	□
指导	1 个人卫生 2 心理 3 营养 4 母乳喂养 5 新生儿护理与喂养 6 其他_____	□/□/□/□/□
转诊	1 无　　2 有 原因： 机构及科室：	□
下次随访日期		
随访医生签名		

2. 填表说明

（1）"产后访视记录表"为产妇出院后一周内由医务人员到产妇家中进行产后检查时填写。

（2）一般健康状况　对产妇一般情况进行检查，具体描述并填写。

（3）一般心理状况　评估产妇是否有产后抑郁的症状。

（4）血压　测量产妇血压，填写具体数值。

（5）乳房、恶露、子宫、伤口　对产妇进行检查，若有异常，具体描述。

（6）分类　根据此次随访情况，对产妇进行分类，若为其他异常，具体写明情况。

（7）指导　可以多选，未列出的其他指导请具体填写。

（8）转诊　若有需转诊的情况，具体填写。

（9）随访医生签名　随访完毕，核查无误后随访医生签名。

知识链接

产后访视知多少

产后访视作为国家基本公共卫生服务中的一项重要内容，是妇女、儿童保健工作的重要组成部分。开展产后访视，首先需要与产妇或其家人进行电话沟通，初步了解产妇一般情况后，确定访视时间。访视当日准备好访视包，穿着工作装，戴好口罩。征得家属同意后进入房间进行访视。

通过产后访视，能够保证产褥期母亲和新生儿的健康，宣教产褥期保健，及时发现产褥期异常、促进母乳喂养，防止产后抑郁等的发生。

（五）产后 42 天健康检查

1. 开展产后健康检查　分娩后约 42 天，产妇应去医院进行全面检查。如果在此之前有任何异常，产后检查应提前进行。乡镇卫生院、社区卫生服务中心为正常产妇做产后健康检查，填写"产后 42 天健康检查记录表", 见表 5 – 5。异常产妇应到原分娩医疗卫生机构检查。

（1）通过询问、观察、一般体检和妇科检查, 必要时进行辅助检查对产妇恢复情况进行评估。

（2）对产妇应进行心理保健、性保健与避孕、预防生殖道感染、纯母乳喂养 6 个月、产妇和婴幼营养等方面的指导。

表 5 – 5　产后 42 天健康检查记录表

姓名：　　　　　　　　　　　　　　　　　　　　　　　　　　　　　　　编号□□□ – □□□□□

随访日期	年　　月　　日			
分娩日期	年　月　日	出院日期	年　　月　　日	
一般健康情况				
一般心理状况				
血压（mmHg）				
乳房	1 未见异常　2 异常			□
恶露	1 未见异常　2 异常			□
子宫	1 未见异常　2 异常			□
伤口	1 未见异常　2 异常			□
其他				
分类	1 已恢复　　2 未恢复			□
指导	1 心理保健 2 性保健与避孕 3 婴儿喂养 4 产妇营养 5 其他＿＿＿＿＿＿＿			□/□/□/□/□
处理	1 结案 2 转诊 原因： 机构及科室：			□
随访医生签名				

2. 填表说明

（1）一般健康状况　对产妇一般情况进行检查, 具体描述并填写。

（2）一般心理状况　评估是否有产后抑郁的症状。

（3）血压　如有必要, 测量产妇血压, 填写具体数值。

（4）乳房、恶露、子宫、伤口　对产妇进行检查, 若有异常, 具体描述。

（5）分类　根据此次随访情况, 对产妇进行分类, 若为未恢复, 具体写明情况。

（6）指导　可以多选, 未列出的其他指导请具体填写。

（7）处理　若产妇已恢复正常, 则结案。若有需转诊的情况, 具体填写。

（8）随访医生签名　检查完毕, 核查无误后检查医生签名。

（9）特殊情况　若失访, 在随访日期处写明失访原因; 若死亡, 写明死亡日期和死亡原因。

三、服务流程

孕产妇健康管理的服务流程包括以下几个步骤。具体如图 5 – 2 所示。

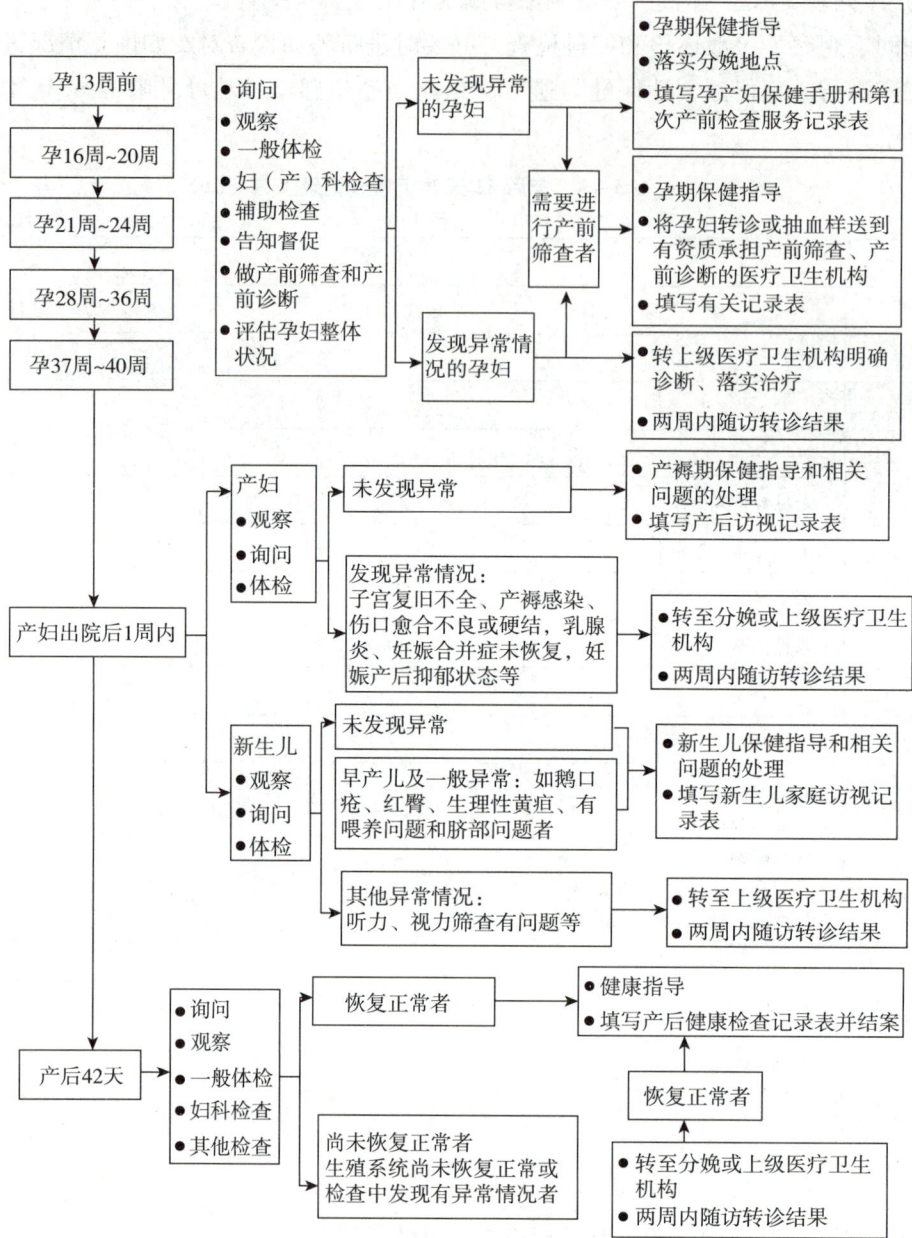

图5-2 孕产妇健康管理服务流程

（一）准备工作

向辖区内孕产妇预约服务，确定开展服务的时间与地点，提醒孕产妇在孕周各个时间段及时进行检查。

（二）孕期检查

在孕13周前、孕16～20周、孕21～24周、孕28～36周、孕37～40周分别进行产前检查，未发现异常者继续进行孕前保健指导等相关工作，一旦发现异常转上级医疗机构，并在2周内随访转诊结果。

（三）分娩后分类处理

产妇出院一周内对产妇、新生儿进行观察、询问、体检，未发现异常则进行产妇保健指导、新生儿保健指导，一旦发现异常转上级医疗机构，并在2周内随访转诊结果。在产后42天对产妇进行询问、观察、一般体检、妇科检查、其他检查，对孕产妇进行有针对性的个体化健康教育，开具健康教育处方，定期复查；无异常发现者按常规管理模式进行。

（四）健康指导

告知孕产妇体检结果，告知或预约下一次健康管理服务的时间。

四、服务要求

为做好孕产妇健康管理服务工作，切实维护母婴安全，应遵循以下服务要求。

1. 开展孕产妇健康管理的乡镇卫生院和社区卫生服务中心应当具备服务所需的基本设备和条件。

2. 按照国家孕产妇保健有关规范要求，进行孕产妇全程追踪与管理工作，从事孕产妇健康管理服务工作的人员应取得相应的执业资格，并接受过孕产妇保健专业技术培训。

3. 加强与村（居）委会、妇联相关部门的联系，掌握辖区内孕产妇人口信息。

4. 加强宣传，在基层医疗卫生机构公示免费服务内容，使更多的育龄妇女愿意接受服务，提高早孕建册率。

5. 每次服务后及时记录相关信息，纳入孕产妇健康档案。

6. 积极运用中医药方法（如饮食起居、情志调摄、食疗药膳、产后康复等），开展孕期、产褥期、哺乳期保健服务。

7. 有助产技术服务资质的基层医疗卫生机构在孕中期和孕晚期对孕产妇各进行 2 次随访。没有助产技术服务资质的基层医疗卫生机构督促孕产妇前往有资质的机构进行相关随访。

五、工作指标

孕产妇健康管理工作指标主要包括早孕建册率和产后访视率。

（一）早孕建册率

1. 指标意义 早孕建册是指孕妇在怀孕 13 周内到当地社区卫生服务中心或卫生院首次建立"母子健康手册"及产检。早孕建册时，医务人员会对孕妇进行健康状况评估，初步筛查妊娠风险，及早发现可能影响孕妇和胎儿的不良因素，指导孕妇进行必要的检查和转诊，最大限度地保障母婴健康。

2. 指标公式 早孕建册率＝辖区内孕 13 周之前建册并进行第一次产前检查的产妇人数/该地该时间段内活产数 × 100%

（二）产后访视率

1. 指标意义 产后访视是孕产妇健康管理的重要环节，是促进母乳喂养成功的重要保证，有利于产妇的产后康复和新生儿的健康发育。

2. 指标公式 产后访视率＝辖区内产妇出院后 28 天内接受过产后访视的产妇人数/该地该时间内活产数 × 100%

✎ 练习题

答案解析

一、A 型题

1. 孕前保健应在计划受孕前开展的时间是（　）

A. 1～2 个月　　　　　B. 2～3 个月　　　　　C. 3～4 个月

D. 4～6 个　　　　　　E. 6～8 个月

2. 李某，42 岁，现孕 8 周，早孕反应较重，食欲不振、呕吐。根据妊娠风险评估分级标准，李某的妊娠风险严重程度为（　　）

    A. 绿色（低风险）　　　　B. 黄色（一般风险）　　　　C. 橙色（较高风险）

    D. 红色（高风险）　　　　E. 紫色（传染病）

3. 为孕产妇建立"母子健康手册"，进行第一次产前检查、第一次产前随访，并填写"第一次产前检查服务记录表"的时间为（　　）

    A. 孕 13 周前　　　　B. 孕 14 周前　　　　C. 孕 15 周前

    D. 孕 16 周前　　　　E. 孕 17 周前

4. 孕产妇健康管理的服务对象是辖区内常住的（　　）

    A. 准备妊娠夫妇　　　　B. 孕妇　　　　C. 产妇

    D. 新生儿　　　　E. 孕产妇

5. 辖区内孕 13 周之前建册并进行第一次产前检查的产妇人数/该地该时间段内活产数×100%，所表示的孕产妇健康管理工作指标为（　　）

    A. 产后访视率　　　　B. 早孕建册率　　　　C. 孕妇健康管理率

    D. 产前筛查率　　　　E. 高危妊娠管理率

二、问答题

1. 简述产后访视的主要工作内容。

2. 孕产妇健康管理的服务要求有哪些？

（李佳蔓）

书网融合……

本章小结　　　　微课　　　　题库

项目六　老年人健康管理服务 📱微课

🔷 学习目标

知识目标

1. 掌握中国健康老年人标准、老年人健康管理的目标。
2. 熟悉老年人保健和健康指导内容。
3. 了解老年人健康管理规范。

能力目标

具备针对老年人的健康问题开展老年人健康管理的能力。

素质目标

通过本项目的学习，树立"以人为本"的意识，真正落实"预防为主"，实现对居民全生命周期的照护，使老年人得到科学的健康管理；培养专业技能扎实、沟通交流能力较强的基层卫生工作人员。

20世纪90年代以来，中国的老龄化进程加快。65岁及以上老年人口从1990年的6299万增加到2023年的21676万，占总人口的比例由5.57%上升为15.40%，目前中国人口已经进入老年型。性别间的死亡差异使女性老年人成为老年人口中的绝大多数。预计到2040年，65岁及以上老年人口占总人口的比例将超过20%。同时，老年人口高龄化趋势日益明显：80岁及以上高龄老人正以每年5%的速度增加，到2040年将增加到7400多万人。

中国政府高度重视和解决人口老龄化问题，积极发展老龄事业，初步形成了政府主导、社会参与、全民关怀的发展老龄事业的工作格局。国家成立了全国老龄工作委员会，确定了老龄工作的目标、任务和基本政策。

情境导入

情境：张某，男，70岁，便秘2月余。生活能自理，大便2~3天一次，质地较硬，小便正常。高血压病史15年，口服卡托普利治疗。个人史：曾抽烟1包/天，25年，8年前已戒烟。查体：一般情况尚可，营养中等，神志清楚，步态缓慢，查体合作，血压140/83mmHg，心率72次/分，心肺无异常，腹部稍胀，肠鸣音5~6次/分，下肢无水肿。

健康指导：腹部按摩法预防老年人发生便秘。

思考：

1. 针对该居民采取哪些日常生活保健措施？
2. 怎样为张大爷提供个体化健康指导？

任务一　老年人保健

一、中国健康老年人标准

（一）定义

健康老年人是指 60 周岁及以上生活自理或基本自理的老年人，躯体、心理、社会适应三方面都趋于相互协调与和谐状态。其重要脏器的增龄性改变未导致明显的功能异常，影响健康的危险因素控制在与其年龄相适应的范围内，营养状况良好；认知功能基本正常，乐观积极，自我满意，具有一定的健康素养，保持良好生活方式；积极参与家庭和社会活动，社会适应能力良好等。

（二）标准

中国健康老年人应满足下述要求：①生活自理或基本自理；②重要脏器的增龄性改变未导致明显的功能异常；③影响健康的危险因素控制在与其年龄相适应的范围内；④营养状况良好；⑤认知功能基本正常；⑥乐观积极，自我满意；⑦具有一定的健康素养，保持良好生活方式；⑧积极参与家庭和社会活动；⑨社会适应能力良好。

我国健康老年人标准的制订是基于国内外健康观念的演变，并结合我国老年人的具体情况，在广泛征求老年医学专家意见的基础上形成的。具有如下特点：①强调了重要脏器的增龄性改变而非病理性改变，并强调了功能而非器质性改变。②强调了认知功能变化在老年人健康中的重要性。③突出了积极老龄化的概念。鼓励老年人积极参与社会活动，融入家庭和社会，增加幸福感和归属感。④倡导老年人养成健康的生活习惯，积极预防疾病。

（三）评估

1. 评估人员　医疗卫生机构和养老服务机构内接受过中国健康老年人标准、评估实施和评估标准培训的医疗卫生、护理、养老等专业人员。

2. 评估地点　评估对象现居住地服务机构、医疗机构等。

3. 评估内容及权重　包括健康三个维度（总和满分为 100 分），即：躯体健康（0~50 分）；心理健康（0~30 分）；社会健康（0~20 分）。

4. 评估方法　评估人员通过询问评估对象或其照顾者，填写表 6-1 中"一、基本信息"的内容；按照表 6-1 中"二、评估项目"进行逐项评估，填写每个三级指标评分，并计算躯体健康、心理健康、社会健康每个维度的分值。

表 6-1　中国健康老年人评估表

一、基本信息					
姓名		性别		出生年月	
证件号码				联系电话	
民族			宗教信仰	□有，（　　）教；□无	
婚姻状况	□未婚　　□已婚 □离婚　　□丧偶		文化程度	□文盲；□小学；□初中；□高中/技校/中专； □大专；□本科及以上	

居住地址	_____省_____市_____区/县_____街道/乡（村）_____				
居住情况（可多选）	□独居；□与配偶/伴侣居住；□与子女居住；□与父母居住；□与兄弟姐妹居住； □与其他亲属居住；□与非亲属关系的人居住；□养老机构；□其他				
经济来源（可多选）	□养老金；□子女补贴；□亲友资助；□其他				
医疗费用支付	□城镇职工基本医疗保险；□城乡居民基本医疗保险； □商业医疗保险；□公费医疗；□全自费；□其他				
联系人姓名		与评估对象 关系		联系人电话	
联系人地址	_____省_____市_____区/县_____街道/乡（村）_____				

二、评估项目

一级 指标	二级指标	三级指标	分值	具体评估标准及分值
躯体 健康	一般状况	营养状态	（　）分	4分，良好，
				2分，一般，25＜体质指数（BMI）＜30
				0分，差，BMI≥30
		睡眠状况	（　）分	4分，良好，无睡眠障碍
				2分，一般，有睡眠障碍，不影响日常生活，不引起焦虑、抑郁
				0分，差，有睡眠障碍，影响日常生活或引起焦虑、抑郁
		视力（若平日佩 戴老花镜或近视 镜，应在佩戴眼 镜的情况下评估）	（　）分	4分，良好，能看清书报上的标准字体
				2分，一般，视力有限，看不清书报上的标准字体
				0分，差，没有视力，眼睛不能跟随物体移动
		听力（若平时佩 戴助听器，应在 佩戴助听器的情 况下评估）	（　）分	4分，良好，可正常交谈，能听到电视、电话、门铃的声音
				2分，一般，正常交流有些困难，需在安静的环境或大声说话才能听到
				0分，差，完全听不见
		进食情况	（　）分	4分，良好，正常饮食
				2分，一般，半流质饮食
				0分，差，流质饮食
	日常生活活动 能力	基础性日常生活 活动	（　）分	10分（80岁及以上者此项为20分），能力完好
				6分（80岁及以上者此项为12分），轻度受损，评分65～95分
				0分，中重度受损，评分≤60分
		工具性日常生活 活动（80岁及以 上者不必填写）	（　）分	10分，能力完好
				6分，轻度失能
				0分，中重度失能

躯体健康	疾病状态	影响健康的危险因素	（ ）分	5分，良好，血压、血糖、血脂等指标都控制在达标范围内
				3分，一般，血压、血糖、血脂等指标部分控制在达标范围内
				0分，差，血压、血糖、血脂等指标控制均不达标
		慢性疾病	（ ）分	5分，无或控制良好，不影响日常生活活动
				3分，控制一般，轻微影响日常生活活动
				0分，控制差，严重影响日常生活活动
心理健康	认知功能		（ ）分	10分，正常［老年人受教育程度：文盲（未受教育）应＞17分；小学（受教育≤6年）应＞20分；中学（包括中专）应＞22分；大学（包括大专）应＞23分］
				6分，下降，按照WS/T 484表C.1中的方法和痴呆评估标准（老年人受教育程度：文盲（未受教育）应≤17分；小学（受教育≤6年）应≤20分；中学（包括中专）应≤22分；大学（包括大专）应≤23分）
				0分，无法配合（如听觉障碍、视觉障碍、精神疾患等评分仅作参考）
	焦虑		（ ）分	5分，正常
				3分，中度
				0分，重度
	抑郁		（ ）分	5分，正常
				3分，中度
				0分，重度
	生活满意度		（ ）分	5分，满意
				3分，基本满意
				0分，不满意
	健康素养	理解衰老	（ ）分	1分，理解
				0分，不理解
		合理膳食（一日三餐所提供的营养必须满足人体各种生理、体力活动的需要）	（ ）分	1分，合理
				0分，不合理
		规律、适度运动	（ ）分	1分，是
				0分，否
		戒烟限酒	（ ）分	1分，是
				0分，否
		遵医嘱用药，定期体检	（ ）分	1分，是
				0分，否

社会健康	社会参与	过去一年内，参与社会和家庭活动的频率	（　）分	5分，经常参加，每月至少一次
				3分，偶尔参加，平均每月不到一次
				0分，从不参加
	社会适应	适应社会环境的程度	（　）分	5分，良好
				3分，一般
				0分，差
	社会支持	获得社会支持的情况	（　）分	10分，良好
				6分，一般
				0分，差

三、各维度评估结果

躯体健康	（　）分，□健康　□基本健康　□不健康
心理健康	（　）分，□健康　□基本健康　□不健康
社会健康	（　）分，□健康　□基本健康　□不健康

四、健康评估结果

| 老年人健康状态 | （　）分，□健康　□基本健康　□不健康 |

评估人员签字：　　　　　　　　　　　　　　　　　　　　　年　　月　　日

评估机构意见：□健康　□基本健康　□不健康

签名（盖章）：　　　　　　　　　　　　　　　　　　　　　年　　月　　日

5. 评估标准

（1）中国老年人健康各维度状态评估标准　躯体健康、心理健康、社会健康的每个维度的健康状态评估标准见表6－2中国老年人健康各维度状态评估表。按此标准评估的各维度健康状态填写在表6－1中国健康老年人评估表的"三、各维度评估结果"中。

表6－2　中国老年人健康各维度状态评估标准

健康状态	躯体健康	心理健康	社会健康
健康	40~50分，且该项三级指标中任一项评分不为零	24~30分，且该项二级指标中任一项评分不为零	16~20分
基本健康	30~39分，且该项三级指标中任一项评分不为零	18~23分，且该项二级指标中任一项评分不为零	12~15分
不健康	29分及以下，或该项三级指标中任一项评分为零	17分及以下，或该项二级指标中任一项评分为零	11分及以下

（2）中国老年人健康状态评估标准　中国老年人健康状态评估总分为计算躯体健康、心理健康、社会健康三个维度的评分之和，具体健康状态评估标准见表6－3。评估员可参照表6－3对老年人整体健康状态做出判定，并填写在表6－1"四、健康评估结果"中。

表 6-3 中国老年人健康状态评估标准

健康状态	评估标准
健康	80~100 分，且健康评估三个维度均为健康
基本健康	不满足"健康"和"不健康"评估标准
不健康	59 分及以下，或躯体健康维度为不健康，或心理健康维度为不健康，或社会健康维度总分为零

二、老年人健康管理

老年人健康管理，指对 65 岁及以上常住老年人口，由政府宏观调控，以老年人的健康需求为标准，为老年人健康状态的提高提供一系列服务的过程。这个过程包括老年人健康状态信息的收集整理，健康档案的建立，健康危险因素的评估、分析、监测和干预，健康咨询和指导，制订个性化的健康管理计划等，以实现老年人临床、财务和生命质量的最佳结局。

> **知识链接**
>
> 健康老龄化有两层含义：一是个体的健康老龄化，即老年阶段健康时期延长，伤残或功能丧失只在生命晚期出现，且持续时间很短；老年人生存质量提高，晚年生活更加有意义。二是群体的健康老龄化，即健康者在老年人群众所占比例越来越大，老年人口的健康预期寿命延长。

（一）老年人健康管理的意义

1. 公共服务的运用和体现 老年人健康管理具有非盈利、非竞争性的特点。

2. 多元共治的体现 老年人健康管理过程中，必须努力健全不同社会组织与政府的多元合作机制及合作模式。

3. 新公共管理的运用与体现 老年人的健康管理以老年人的群体需求为主导，以促进老年人的健康状况为基本目标，可引进私人企业和社会组织的参与，有利于提高工作质量和工作效率，降低投入成本。政府部门只需通过相应的政策、方针引导和完善，使老年人健康管理更灵活。

4. 有利于和谐社会的构建 老年人健康管理体现了以人为本，关系到社会的发展和稳定，只有确保老年人身心健康，才能积极应对人口老龄化，才能营造和谐有序的社会环境。

5. 有助于进一步推动我国医疗卫生体制的改革 老年人健康管理形成了以政府为主导的多元化合作管理模式，可减轻子女负担，减少老年人的医药费支出，使医疗资源合理利用。老年人健康管理重视对老年疾病的预防，对一些慢性病危险因素进行控制、干预，具有前瞻性。还为医疗保险模式提供了科学合理的发展思路，巩固老年人的健康权益，推动我国医疗卫生体制的改革。

6. 有助于我国社区卫生管理模式的创新 社区是老年人熟悉的环境，是其主要活动场所，老年人健康管理可以更好地促进居民健康观的形成，能够提高老年人对自身健康的重视程度，有效地降低投入成本，有助于管理方式由单一向多元化转变，由传统的文字管理向信息化、数字化、网络化转变。

老年人健康管理可以减轻社会、家庭负担，减少老年人的健康危险因素，可以使老年人保持健康心态，提高生活质量。

（二）老年人健康管理的目标

1. 老而少病 辖区内 65 岁及以上的老年人每年做一次健康检查，及时更新健康档案并动态监测；提供疾病预防、自我保健及伤害预防、自救等健康指导，减少健康危险因素。构建居家养老为基础、社区服务为依托、机构养老为支撑的社会养老服务体系，达到老而少病的目标。

2. 减少健康危险因素 对高血压、肥胖等健康危险因素进行分析和干预，并监督干预过程，减少健康危险因素。

3. 预防疾病高危人群患病 控制慢性病和意外伤害，预防高危人群患病。

4. 病而不残 易患疾病早期诊断、早期治疗、早期康复。

5. 增加临床效率 充分利用、发挥现有的技术设备和人力资源，既节约资源又节省时间，减少或消除无效或不必要的医疗服务，提高临床效率。

6. 残而不废 避免可预防的疾病相关并发症的发病，做好慢性病的防控、康复护理。

7. 对疾病的转归做出判断 提供持续的评估和改进，对疾病转归做出判断。

（三）老年人健康管理的模式

老年人健康管理模式应以维护老年人的健康为宗旨，实现预防为主、主动健康的目的。目前老年人的健康管理模式主要依托于家庭、社区和医疗机构，如医院相关科室的慢性病管理模式，社区、体检中心为基础的健康管理模式。

单一的健康管理模式远不能满足老年人的健康需求，因此多元化的健康管理模式已成为发展方向。多元化的老年人健康管理模式是把健康管理的理念贯穿在老年人慢性疾病的预防、保健、康复全过程中，以健康管理为中心，建立全面、全程、连续和个性化的健康管理服务模式。多元化的老年人健康管理模式可对老年人的健康状况及健康风险进行分层评估，根据检查结果分为健康、亚健康、亚临床、慢病四类人群，针对不同的人群制订不同的干预方案，把老年人的疾病预防、治疗、护理、功能锻炼、健康教育结合起来，多元化维护老年人健康，可全面提升老年人的生活质量。

任务二 老年人健康管理服务规范

老年人健康管理是一种前瞻性为老年人提供基本公共卫生服务的模式，是以相对较小的投入获得较大的健康效果，可增加老年人的医疗服务效益，提高老年人生命质量。

一、服务对象

老年人健康管理的服务对象为辖区内 65 岁以及 65 岁以上的常住居民。

二、服务内容

每年为老年人提供 1 次健康管理服务，健康管理服务的具体内容包括生活方式和健康状况评估、体格检查、辅助检查和健康指导。

（一）生活方式和健康状况评估

通过问诊及老年人健康状态自评了解其基本健康状况、体育锻炼、饮食、吸烟、饮酒、慢性病常见症状、既往所患疾病、治疗及目前用药和生活自理能力等情况。

（二）体格检查

包括体温、脉搏、呼吸、血压、身高、体重、腰围、皮肤、浅表淋巴结、肺部、心脏、腹部等常规体格检查，并对口腔、视力、听力和运动功能等进行粗测判断。

（三）辅助检查

包括血常规、尿常规、肝功能（血清谷草转氨酶、血清谷丙转氨酶和总胆红素）、肾功能（血清肌酐和血尿素）、空腹血糖、血脂（总胆固醇、三酰甘油、低密度脂蛋白胆固醇、高密度脂蛋白胆固醇）、心电图和腹部 B 超（肝、胆、胰、脾）检查。

（四）健康指导

1. 对发现已确诊的原发性高血压和 2 型糖尿病等患者同时开展相应的慢性病患者健康管理。

2. 对患有其他疾病的（非高血压或糖尿病），应及时治疗或转诊。

3. 对发现有异常的老年人建议定期复查或向上级医疗机构转诊。

4. 进行健康生活方式以及疫苗接种、骨质疏松预防、防跌倒措施、意外伤害预防和自救、认知和情感等健康指导。

5. 生活方式指导，包括膳食、戒烟、戒酒、肥胖等方面指导。

6. 心理健康指导，普及心理健康的重要性，告知长期精神压力和精神抑郁是引起高血压糖尿病、冠心病和肿瘤的重要原因之一，普及培养健康心理的方法。

三、服务流程

老年人健康管理的服务流程：首先是预约辖区内 65 岁以上的常住居民，对这些老年人进行健康评估，随后根据评估结果进行分类处理，最后告知老年人体检结果并进行健康指导。具体流程服务，如图 6-1 所示。

（一）流程图

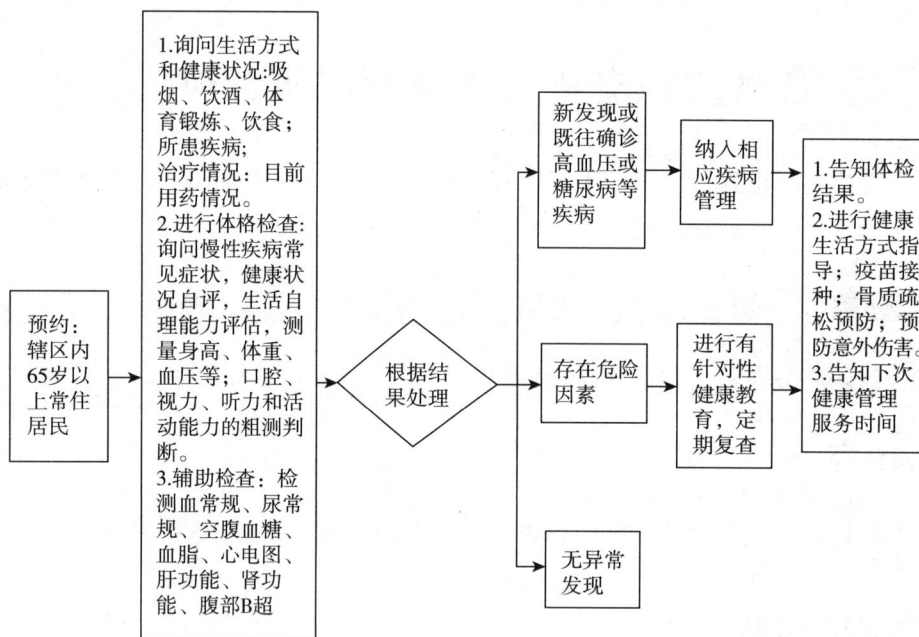

图 6-1 老年人健康管理流程

（二）准备工作

向辖区内 65 岁以上的常住居民预约服务，确定开展服务的时间与地点，提醒老年人在查体前 7 天低脂饮食，查体当天空腹，抽血后再进食。

（三）健康评估

按照老年人健康管理服务内容，对老年人进行健康评估。老年人完成整个健康评估，需要分两次进行。第一次为完成健康查体并留取相应辅助检查标本；第二次为了解健康评估结果，接受服务人员对其进行健康教育指导与处理。常用的老年人生活自理能力评估表、简易智力状态评估量表、老年人抑郁量表见表6-4~表6-6。

表6-4 老年人生活自理能力评估表

评估事项、内容与评分	程度等级				判断评分
	可自理	轻度依赖	中度依赖	不能自理	
进餐：使用餐具将饭菜送入口、咀嚼、吞咽等活动	独立完成	—	需要协助，如切碎、搅拌食物等	完全需要帮助	
评分	0	0	3	5	
梳洗：梳头、洗脸、刷牙、剃须、洗澡等活动	独立完成	能独立地洗头、梳头、洗脸、刷牙、剃须等；洗澡需要协助	在协助下和适当的时间内，能完成部分梳洗活动	完全需要帮助	
评分	0	1	3	7	
穿衣：穿衣裤、袜子、鞋子等活动	独立完成	—	需要协助，在适当的时间内完成部分穿衣	完全需要帮助	
评分	0	0	3	5	
如厕：小便、大便等活动及自控	不需协助，可自控	偶尔失禁，但基本上能如厕或使用便具	经常失禁，在很多提示和协助下尚能如厕或使用便具	完全失禁，完全需要帮助	
评分	0	1	5	10	
活动：站立、室内行走、上下楼梯、户外活动	独立完成所有活动	借助较小的外力或辅助装置能完成站立、行走、上下楼梯等	借助较大的外力才能完成站立、行走，不能上下楼梯	卧床不起，活动完全需要帮助	
评分	0	1	5	10	
总分					

填表说明：该表为自评表，根据表中5个方面进行评估，将各方面判断评分汇总后，0~3分者为可自理，4~8分者为轻度依赖，9~18分者为中度依赖，≥19分者为不能自理。

表6-5 简易智力状态评估量表

提问	具体操作
1	提醒患者注意后说："我说出3个单词，要求你记住：香蕉、日出、椅子，现在请复述。"给患者3次机会重复这些单词，如果3次尝试均失败则进入下一提问
2	告诉患者按以下顺序画个钟表："请在下面空白处画一个钟表。首先画一个大的圆圈，沿着圆标上数字，然后画出时针和分针表示出11点10分。"如果患者在3分钟内不能按指令画出钟表，则停止然后进行再回忆单词
3	问："我刚才要求你记住的3个单词是什么？"

评估说明：正确的钟表应包括以下内容。写出1~12所有的数字，每个数字只能出现1次，排列顺序和方向正确，顺时针写在圆圈内；画出时针和分针，时针指向11，分针指向2；缺乏以上任何1条均记为不能正确画出钟表，拒绝画也记为不能正确画出钟表。

评分说明：重复3个单词（0~3分），每正确答出一个记1分；画钟表（0分或2分），不能正确画出钟表记0分，正确画出钟表记2分。评分标准：总分为0、1或2分表示可能存在认知减弱；总分为3、4或5分表示没有认知障碍。

表6-6 老年人抑郁量表（GDS）

姓名：_____ 性别：_____ 年龄：_____ 文化程度：_____ 编号：_____

选择过去一周内最适合你的答案。

1	你对你的生活基本满意吗？	是□	否□
2	你是否丧失了很多你的兴趣和爱好？	是□	否□
3	你感到生活空虚吗？	是□	否□
4	你经常感到无聊吗？	是□	否□
5	你对未来充满希望吗？	是□	否□
6	你是否感到烦恼无法摆脱头脑中的想法？	是□	否□
7	大部分的时间你都精神抖擞吗？	是□	否□
8	你是否觉得有什么不好的事情要发生而感到很害怕？	是□	否□
9	大部分时间你都觉得快乐吗？	是□	否□
10	你经常感到无助吗？	是□	否□
11	你是否经常感到不安宁或坐立不安？	是□	否□
12	你是否宁愿呆在家里而不愿去干新鲜事？	是□	否□
13	你是否经常担心将来？	是□	否□
14	你是否觉得你的记忆力有问题？	是□	否□
15	你觉得现在活着很精彩吗？	是□	否□
16	你是否经常感到垂头丧气无精打采？	是□	否□
17	你是否感到现在很没用？	是□	否□
18	你是否为过去的事担心很多？	是□	否□
19	你觉得生活很兴奋吗？	是□	否□
20	你是否觉得学习新鲜事物很困难？	是□	否□
21	你觉得精力充沛吗？	是□	否□
22	你觉得你的现状是毫无希望吗？	是□	否□
23	你是否觉得大部分人都比你活得好？	是□	否□
24	你是否经常把小事情弄得很糟糕？	是□	否□
25	你是否经常有想哭的感觉？	是□	否□
26	你对集中注意力有困难吗？	是□	否□
27	你喜欢每天早晨起床的感觉吗？	是□	否□
28	你是否宁愿不参加社交活动吗？	是□	否□
29	你做决定很容易吗？	是□	否□
30	你的头脑还和以前一样清楚吗？	是□	否□

填表说明：每个提示抑郁的回答得1分（问题1、5、7、9、15、21、27、29 和 30 回答"否"，其他问题回答"是"，提示抑郁可能）。每条目后括号内的回答表示抑郁，与其一致的回答得1分。0～10分，正常；11～20分，轻度抑郁；21～30分，中、重度抑郁。

四、服务要求

1. 加强与村（居）委会、派出所等相关部门的联系，掌握辖区内老年人口信息变化。

2. 加强宣传，告知服务内容，使更多的老年居民愿意接受服务。

3. 预约 65 岁及以上居民到乡镇卫生院、村卫生室、社区卫生服务中心（站）接受健康管理。对行动不便、卧床居民可提供预约上门健康检查。

4. 每次健康检查后及时将相关信息记入健康档案，具体内容详见《城乡居民健康档案管理服务规范》健康体检表。

5. 积极应用中医药方法为老年人提供养生保健、疾病防治等健康指导。

五、工作指标

老年人健康管理的工作指标主要是看本年度辖区内接受健康管理人数的多少，具体的指标用老年人健康管理率来表示。

老年人健康管理率 = 年内接受健康管理人数/年内辖区内 65 岁及以上常住居民数 ×100%

（注：接受健康管理是指建立了健康档案，接受了健康体检、健康指导，健康体检表填写完整）

任务三 老年人健康与医养结合服务管理工作规范

随着我国老龄人口不断增加，老龄化问题日益严重，特别是空巢、失独老人的增加，养老需求日趋增长，医养结合逐渐成为一种新的养老模式。医养结合服务目的是为全国 65 岁及以上老年人提供健康管理服务，尤其是为全国 65 岁及以上失能老年人开展健康评估与健康服务，对高龄、失能、行动不便的老年人上门进行服务，改善失能老年人的生活质量，提高老年人生活质量和健康水平。

一、项目内容

医养结合服务项目，即基层医疗卫生机构为 65 岁以上老年人提供医养结合服务，以及为 65 岁以上失能老年人提供健康评估与健康服务。

（一）为 65 岁及以上老年人提供医养结合服务

基层医疗卫生机构结合历次老年人健康体检结果，每年对辖区内 65 岁及以上居家养老的老年人进行两次医养结合服务，内容包含血压测量、末梢血血糖检测、康复指导、护理技能指导、保健咨询、营养改善指导 6 个方面。对高龄、失能、行动不便的老年人上门进行服务。

（二）为 65 岁以上失能老年人提供健康评估与健康服务

基层医疗卫生机构从老年人能力（具体包括日常生活活动能力、精神状态与社会参与能力、感知觉与沟通能力）和老年综合征罹患等维度，每年对辖区内提出申请的 65 岁及以上失能老年人上门进行健康评估，并对符合条件的失能老年人及照护者年内提供至少 1 次的健康服务工作，健康服务的具体内容包括康复护理指导、心理支持等。同时，基层医疗卫生机构将开展健康评估与健康服务的失能老年人信息录入信息系统，做好数据信息的及时更新、上报等工作。

二、项目实施

医养结合作为新兴的养老服务模式，需要从国家卫生健康委到基层卫生医疗机构，按照国家医养结合规范，切实做好老年人健康管理指导与服务，缓解社会老龄化严重问题，提高老有所养质量，提高老年人生命质量。

（一）组织机制

国家卫生健康委员会制定项目管理规范，对全国的项目服务实施情况进行监督，同时根据实际情况适时对规范进行修订；省级卫生健康行政部门结合当地实际情况，制定本地区的项目管理和服务规范，并对本地区的项目服务实施情况进行管理；县级卫生健康行政部门指导基层医疗卫生机构完成项目工作任务，对其进行考核，并接受上级卫生健康行政部门的考核。

基层医疗卫生机构是承担服务任务的重要主体，对辖区内 65 岁及以上老年人提供医养结合与失能老年人健康评估和健康服务，按照规定合理使用和管理经费，接受县级卫生健康行政部门考核。

（二）项目实施条件

对老年人进行医养结合服务及对失能老年人进行健康评估与健康服务的基层医疗卫生机构人员，应是专业医护人员。

（三）项目经费保障

资金使用对象为基层医疗卫生机构，包含 65 岁及以上老年人医养结合服务经费、失能老年人上门评估与健康服务经费。各地要严格执行相关规定，加强资金监管，并落实督导、培训等工作经费，保障项目顺利实施。

（四）信息化应用

将 65 岁及以上老年人医养结合服务信息纳入国家基本公共卫生服务管理平台，进行信息化管理。建立失能老年人健康评估与健康服务信息系统，录入失能老年人健康评估服务信息。

（五）其他要求

1. 按照自愿的原则组织实施项目　项目实施过程中要充分尊重老年人的自主意愿，并注重与 65 岁以上老年人健康管理、家庭医生签约服务等工作的衔接，避免服务项目的重复。

2. 提供就医便利条件　支持指导一级及以上医疗卫生机构开设方便老年人挂号、就医等便利服务的绿色通道，设置老年人就诊服务处，配置明显标识，配备专兼职人员进行引导服务，配备轮椅等必需的转运工具，为老年人就医提供便利服务。

3. 培训服务人员提升服务质量　要积极组织开展针对基层医疗卫生机构医养结合与失能老年人健康评估服务人员及照护者的技能培训，不断提升基层医养结合与失能老年人健康评估服务人员及照护者的服务水平。

三、项目考核

1. 65 岁及以上老年人医养结合服务率 = 年内辖区内 65 岁及以上老年人中接受两次医养结合服务的人数/辖区内 65 岁及以上老年人总数×100%

2. 65 岁及以上失能老年人健康服务率 = 年内辖区内接受健康服务的失能老年人人数/辖区内接受健康评估的失能老年人人数×100%

✍ **练习题**

答案解析

一、A 型题

1. 老年人健康管理服务规范服务对象是（　　）

　A. 辖区内居民　　　　　　　　　　B. 辖区内 65 岁及以上常住居民

　C. 辖区内常住居民　　　　　　　　D. 辖区内 60 岁及以上常住居民

　E. 户籍为本地的居民

2. 评价人口老龄化的指标之一是（　　）

　A. 老年人口数　　　　　B. 老年人口系数　　　　C. 老年人口比例

　D. 青年人口比例　　　　E. 青年人口系数

3. 对老年健康管理服务要求描述错误的是（　　）

　A. 加强宣传，告知服务内容，使更多的老年居民愿意接受服务

　B. 对行动不便、卧床居民可提供预约上门健康检查

　C. 预约 55 岁及以上居民到乡镇卫生院、村卫生室接受健康管理

　D. 每次健康检查后及时将信息记入健康档案

　E. 积极应用中医药方法为老年人提供健康指导

4. 以下不属于老年人患病特点的是（　　）

　A. 患病率高　　　　　　B. 多种疾病并存　　　　C. 临床症状不明显

　D. 发病缓慢　　　　　　E. 疾病容易被发现

5. 以下不属于预防老年人跌倒有效措施的是（　　）

　A. 在家穿舒适的拖鞋　　B. 夜间增加室内照明　　C. 生活环境布局合理

　D. 地面防湿防滑　　　　E. 佩戴合适的眼镜

二、问答题

1. 符合中国健康老年人的标准有哪些？

2. 老年人健康管理的意义有哪些？

（崔司宇）

书网融合……

本章小结　　　　　　　微课　　　　　　　题库

项目七 高血压患者健康管理服务 📱微课

学习目标

知识目标

1. 掌握血压测量方法，高血压患者健康管理的服务对象、服务内容、服务要求，高血压患者健康管理服务流程。
2. 熟悉高血压诊断标准、治疗原则，高血压患者转诊建议和随访要求。
3. 了解高血压患者防治管理目标和基本要求。

能力目标

具备开展高血压患者随访的能力，能正确填写高血压患者随访服务记录表。

素质目标

通过本项目的学习，树立为广大社区群众服务的意识，严谨求实的工作态度，培养学生具有甘于奉献、大爱无疆的职业素质。

我国高血压患者已达 2.45 亿。高血压最终导致包括脑卒中、冠心病、心力衰竭、肾脏疾病等严重并发症，已成为我国家庭和社会的沉重负担。然而，高血压可防可控。基层医疗卫生机构医疗管理团队服务能力的高低，将直接影响我国未来心脑血管疾病发展趋势，通过开展有效的高血压患者健康管理服务工作，提高患者血压达标率，减少或延缓并发症的发生，可以实现降低病死率、提高生活质量的最终目的。

情境导入

情境： 某社区卫生服务中心，为辖区居民开展健康宣教和义诊活动。通过对居民开展健康饮食宣传和免费测量血压，指导群众通过科学膳食和合理用药，进行有效的自我血压管控，降低心血管疾病发生风险，切实保障群众身心健康。

思考：

1. 社区卫生服务中心开展高血压健康教育有何意义？
2. 除上述服务外，社区卫生服务中心针对高血压患者的健康管理服务还包括哪些？

任务一 高血压患者防治管理概述

高血压病是心脑血管疾病的重要危险因素，常并发冠心病等严重疾病，最终导致这些器官的功能衰竭。高血压是一种可以进行预防和控制的疾病，通过临床研究证实，患者收缩压每降低 10mmHg 或舒张压每降低 5mmHg，死亡风险降低 10%～15%，脑卒中风险降低 35%，冠心病风险降低 20%，心力衰竭风险降低 40%。因此，预防和控制高血压是遏制我国心脑血管疾病流行的核心策略之一。

一、管理目标

国家将高血压患者的健康管理纳入国家基本公共卫生服务项目，由基层医疗卫生机构统一管理，目标是提高我国高血压患者的知晓率、治疗率和控制率，降低心血管病等相关并发症的发生风险。评估高血压管理效果，应以随机抽检的高血压患者的知晓率、治疗率和控制率的改善情况为准，而非仅指纳入国家基本公共卫生服务项目管理的高血压患者。因此，基层医疗卫生机构应着眼于本辖区内的居民健康状况、健康意识及高血压患者的检出和管理。尤其是对接受管理的高血压患者进行定期随访，持续给予生活方式干预及药物治疗的指导，对于全国高血压患者血压控制率的提升和心血管事件发生风险的下降必将发挥重要作用。

知识链接

全国高血压日

为提高广大群众对高血压危害健康严重性的认识，引起各级政府、各个部门和社会各界对高血压工作的重视，动员全社会都来参与高血压预防和控制工作，普及高血压防治知识，增强全民的自我保健意识，原国家卫生部决定自1998年起，将每年的10月8日定为全国高血压日。为了引导广大群众正确认识高血压防控的重要性，高血压日每年都有不同的主题，通过不同主题的宣传，倡导群众开展健康饮食、适量运动的健康生活方式，引导群众进行规范用药、自我监测的高血压管理工作。全国高血压日的设立，旨在引起人们对防治高血压的重视，指导人们对高血压进行精准测量和有效控制，体现了党和政府对广大人民群众身心健康的高度关注。

二、基层高血压管理基本要求

国家基层医疗体系建设是完善疾病预防控制体系的重要内容，是保证人民群众基础疾病获得有效诊断和治疗的重要举措。

（一）组建管理团队

基层医疗卫生机构依托家庭医生签约制度，成立由医生、护士、公共卫生人员等组成的管理团队，鼓励上级医院专科医生（含中医类别医生）加入团队给予专业指导。团队中的医生为经国家统一培训合格的医务人员。各管理团队在机构主要负责人的领导下，通过签约服务的方式，按照《国家基层高血压防治管理指南（2020版）》要求，为辖区内高血压患者提供规范服务，保证辖区内每一位高血压患者都能够获得有效的治疗。

（二）配置基本设备

血压计是血压监测的主要设备。推荐使用经认证的上臂式医用电子血压计，不推荐使用腕式或手指式电子血压计，不建议使用传统的台式水银柱血压计。同时还需配备身高体重计、血常规分析仪、尿常规分析仪、血生化分析仪、心电图机和测量腰围的软尺等。每种设备都需进行定期校准。有条件的基层医疗卫生机构还可以配备动态血压监测仪、心脏超声设备、血管彩色多普勒超声设备、胸部 X 线检查设备及眼底检查设备等。

（三）保障基本药物

基层医疗卫生机构应配备以下降压药物。

A：血管紧张素转换酶抑制剂（angiotensin - converting enzyme inhibitor，ACEI）和血管紧张素 II 受体拮抗剂（angiotensin II receptor blocker，ARB），两类药物建议都具备，二者作用机制相似，均可作为

抗高血压的一线用药。无条件的基层医疗卫生机构至少应具备一种。

B：β 受体阻断剂，初始和维持治疗高血压的一线药物。

C：钙通道阻滞剂（calcium channel blocker，CCB），尤其是二氢吡啶类 CCB 常用于降压治疗。

D：利尿剂，常用噻嗪类利尿剂降压。

三、基层高血压管理流程

基层医疗卫生机构应在疾病的防控管理流程中起到排头兵的作用，主动承担原发性高血压的诊断、治疗以及长期随访等工作，同时识别出不适合在基层进行诊治的高血压患者并及时向上级医院转诊。上级医院确诊的和已经接收上转的原发性高血压患者，经过治疗病情平稳后，应及时将有关信息推送至基层医疗卫生机构，以便及时纳入高血压管理体系，并对患者进行跟踪随访，如图 7-1 所示。高血压疾病的管理目标是降压达标，同时降低高血压并发症发生风险。

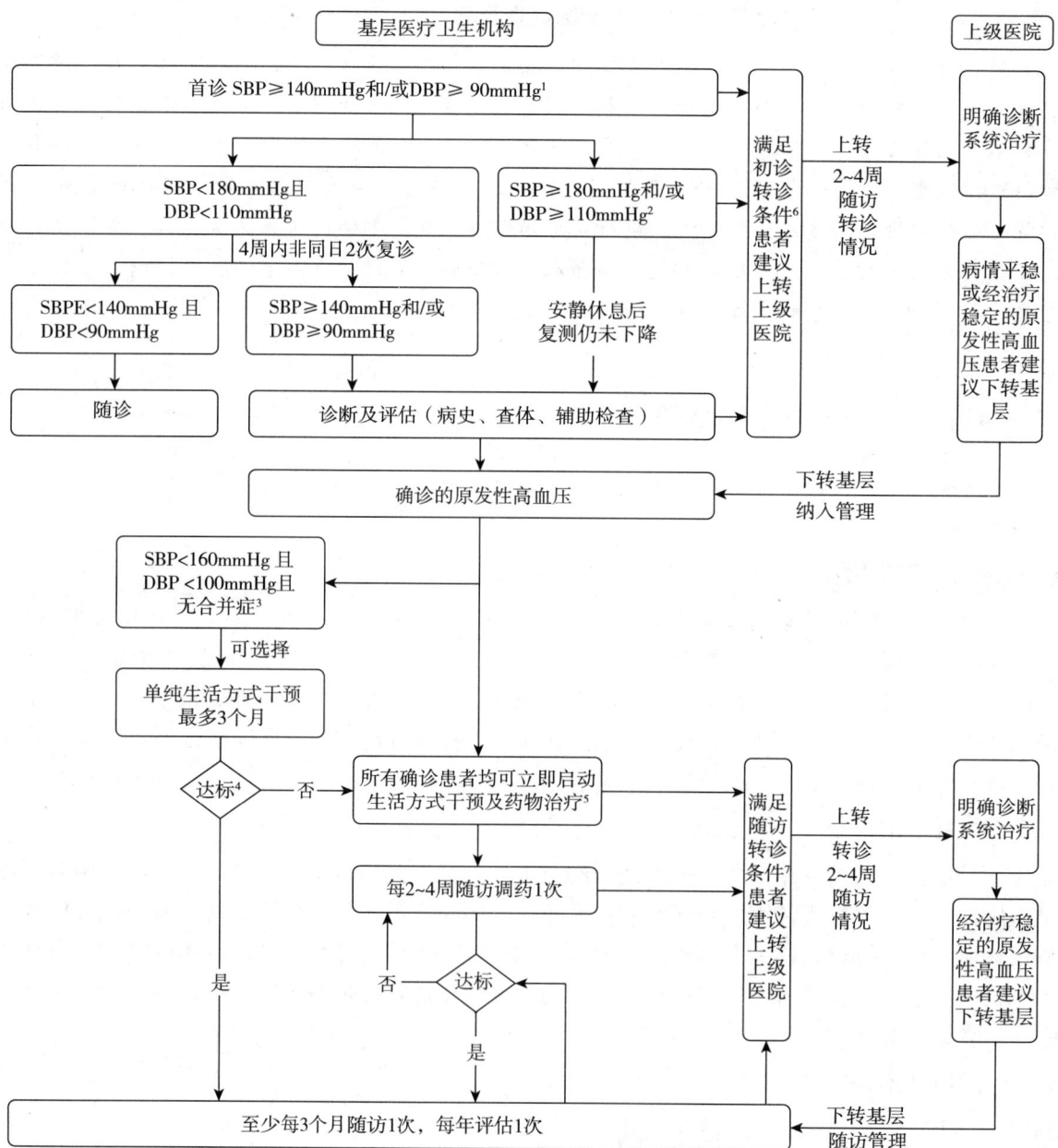

图 7-1　基层高血压防治管理流程图

注：[1] SBP：收缩压；DBP：舒张压。

[2] "和（或）"包括以下 3 种情况：

①SBP≥140mmHg 且 DBP≥90mmHg；

②SBP≥140mmHg 且 DBP＜90mmHg；

③SBP＜140mmHg 且 DBP≥90mmHg。

[3] 合并症：指冠心病、心力衰竭、脑卒中、慢性肾脏疾病、糖尿病或外周动脉粥样硬化病等。

[4] 达标：一般高血压患者，血压降至 140/90mmHg 以下，合并糖尿病、冠心病、心力衰竭、慢性肾脏疾病伴有蛋白尿的患者，如能耐受，可进一步降至 130/80mmHg 以下；

65～79 岁的高血压患者血压降至 150/90mmHg 以下，如能耐受，可进一步降至 140/90mmHg 以下；

80 岁及以上的高血压患者降至 150/90mmHg 以下。

[5] 基层医疗卫生机构应积极应用中医药及特色适宜技术。

[6] 初诊转诊。

[7] 随访转诊。

四、诊疗关键

血压测量是诊断高血压的基本手段，血压值是诊断与治疗高血压的主要依据，亦是疗效评估及基层医生工作考核的主要指标。因此，推广规范化的血压测量尤为重要。

（一）血压测量

1. 测量方式 根据患者的情况，需要对患者的血压进行监测。血压测量方式包括诊室血压测量和诊室外血压测量，诊室外血压测量包括动态血压监测和家庭自测血压。

（1）诊室血压 以患者在诊室进行测量的血压数值作为确诊高血压的主要依据。

（2）家庭自测血压 患者在家庭中自测的血压数值可以作为自我管理的主要手段，同时也可以用于辅助诊断。

（3）动态血压监测 在有条件的基层医疗卫生机构可以进行动态血压监测，作为辅助诊断及调整药物治疗的依据。

2. 测量仪器 基层医疗卫生机构选用经认证的上臂式医用电子血压计测量血压时，袖带的大小需要符合患者上臂的臂围，袖带气囊至少覆盖 80% 上臂的周径，常规袖带长 22～26cm，宽 12cm，上臂臂围较大者（＞32cm）需换用大规格袖带。

3. 测量方法 对患者进行血压规范测量时，需要保证测量血压的设备精准、测量血压的位置规范，患者应处于安静放松的状态。

（1）设备精准 经认证合格的上臂式医用电子血压计，定期校准。

（2）安静放松 测量前 30 分钟内禁止吸烟、饮咖啡或茶等，排空膀胱，去除可能影响测量血压数值的因素，安静休息至少 5 分钟。测量血压时患者取端坐位，双脚平放于地面，身体放松且保持不动，不说话。

（3）位置规范 测量血压时上臂中点与心脏处于同一水平线上；袖带下缘应在肘窝上 2.5cm（约两横指）处，松紧合适，以可插入 1～2 指为宜。

（二）高血压诊断标准

1. 以诊室血压测量结果为主要诊断依据。首诊发现收缩压≥140mmHg 和/ 或舒张压≥90mmHg，建议在 4 周内复查两次，非同日 3 次测量均达到上述诊断界值，即可确诊。若首诊收缩压≥180mmHg 和（或）舒张压≥110mmHg，伴有急性症状者建议立即转诊；无明显症状者，排除其他可能的诱因，并安静休息后复测仍达此标准，即可确诊，建议立即给予药物治疗。

2. 诊断不确定，或怀疑"白大衣高血压"或"隐蔽性高血压"，有条件的可结合动态血压监测或家庭自测血压辅助诊断；无条件的，建议转诊。注意家庭自测血压用于辅助诊断时应谨慎，确保使用经认证的上臂式电子血压计，且符合操作要求。

3. 注意鉴别伴有紧急或危重情况、怀疑继发性高血压等需转诊的情况。

4. 特殊定义

（1）白大衣高血压和隐蔽性高血压　反复出现的诊室血压升高，而诊室外的动态血压监测或家庭自测血压正常，为白大衣高血压；相反，诊室血压正常，诊室外血压升高，为隐蔽性高血压。

（2）单纯收缩期高血压　收缩压≥140mmHg且舒张压<90mmHg。

（三）高血压治疗

1. 治疗原则　高血压治疗的三原则分别是达标、平稳、综合管理。在高血压治疗的过程中，最主要目的是降低心脑血管并发症的发生和死亡风险。首先需要降低血压达到标准。不论采用何种治疗方式，均需将血压控制在目标值以下，这是治疗高血压的根本；其次是平稳降压。需要告知患者保持健康的生活方式和规范的药物治疗，对血压得到长期平稳的控制至关重要。除此之外，推荐患者使用长效制剂，有利于患者血压获得平稳控制的同时，减少心血管并发症的发生概率；最后要对高血压患者进行综合干预和管理。在选择降压药物时应综合考虑高血压患者伴随并发症的情况。对于已经患有心血管疾病的患者应考虑给予抗血小板及降脂治疗，降低心血管疾病再发的概率和死亡的风险。

2. 降压目标　普通的高血压患者，建议患者的血压降至140/90mmHg以下；如果患者同时合并糖尿病、冠心病、心力衰竭、慢性肾脏疾病伴有蛋白尿等慢性疾病，在患者能够耐受条件下，血压应降至130/80mmHg以下；对于65～79岁的患者，血压降至150/90mmHg以下，在患者能够耐受的条件下，可以将患者血压进一步降至140/90mmHg以下；对于80岁及以上的高龄患者，血压应降至150/90mmHg以下。

3. 生活方式干预　一经确诊高血压，应立即启动并长期坚持生活方式干预，即"健康生活方式六部曲"——限盐减重多运动，戒烟戒酒心态平。一些生活方式的干预可有效降低血压，如减少钠盐摄入、减轻体重、规律的中等强度运动（如快走、慢跑、骑车、游泳、太极拳等）均有直接的降压效果，应指导患者长期坚持。戒烟、戒酒可直接降低心脑血管疾病发生风险，更应大力提倡。此外，协助患者减轻精神压力、保持心理状态平衡，也是提高治疗效果的重要因素。

4. 药物治疗　所有高血压患者一旦诊断，建议在生活方式干预的同时立即启动药物治疗。尽量选用证据明确、可改善预后的五大类降压药物，即肾素-血管紧张素系统抑制药（ACEI和ARB）、β受体阻断剂、钙通道阻断剂（CCB）和利尿剂。由于血压增高的机制多样，为使血压达标，大部分患者需要联合使用两种或两种以上不同机制的降压药物。根据患者是否存在合并症及血压水平，采用合理的治疗方案，选择合适的药物，优选长效药物。多数高血压患者可从常规起始剂量开始用药，但有心力衰竭和直立性低血压风险的高龄高血压患者建议从小剂量开始。

五、健康教育

针对高血压患者个体存在的危险因素，指导患者采取相应的非药物干预措施，包括改善生活方式，消除不利于心理和身体健康的行为和习惯，达到控制血压以及减少其他心脑血管疾病的发病危险。建议高血压患者确诊后立即启动并长期坚持"健康生活方式六部曲"。改善生活方式是治疗高血压的基础，合理使用降压药是血压达标的关键。只有配合生活方式的改变，降压药物才能取得良好的治疗效果，改善生活方式应该连续贯穿高血压治疗全过程。

根据患者的具体情况，与患者进行讨论，采用适当的方法帮助患者逐步改变不健康的行为习惯，鼓励其建立健康的生活方式。尤其家庭医生团队应与患者多进行交流，帮助患者提高对不健康行为习惯及其危害的认知，并为有改变意愿的患者提供咨询或指导，定期随访以帮助其持续改善。

六、转诊

需要转诊的患者主要包括起病急、症状重、怀疑有继发性高血压以及多种药物无法控制的难治性高血压患者。妊娠和哺乳期的高血压患者不建议在基层医疗系统进行就诊。在患者转诊后 2~4 周，基层医务人员应主动对转诊患者进行随访，了解患者在上级医院的诊断结果和治疗效果，血压达标的患者恢复常规随访同时预约下次随访时间；如果未能确诊或血压控制未能达标，或明确为继发性原因所致的血压升高，建议患者在上级医院进一步治疗。经过治疗后稳定的原发性高血压患者，上级医院应及时将有关治疗信息推送至患者对应的基层医疗卫生机构，以便基层医疗卫生机构及时对患者进行跟踪和随访。

（一）初诊转诊建议

1. 血压显著升高≥180/110mmHg，经短期处理仍无法控制；
2. 怀疑新出现心、脑、肾并发症或其他严重临床情况；
3. 妊娠和哺乳期女性；
4. 发病年龄 <30 岁；
5. 伴蛋白尿或血尿；
6. 非利尿剂或小剂量利尿剂引起的低血钾（血钾 <3.5mmol/L）；
7. 阵发性血压升高，伴头痛、心慌、多汗；
8. 双上肢收缩压差异 >20mmHg；
9. 因诊断需要到上级医院进一步检查。

（二）随访转诊建议

1. 至少三种降压药物（包括一种利尿剂）足量使用，血压仍未达标；
2. 血压明显波动并难以控制；
3. 怀疑与降压药物相关且难以处理的不良反应；
4. 随访过程中发现严重临床疾病或心、脑、肾损害而难以处理。

（三）急救车转诊建议

下列严重情况建议急救车转诊。
1. 意识丧失或模糊；
2. 血压≥180/110mmHg 伴剧烈头痛、呕吐，或突发言语障碍和/或肢体瘫痪；
3. 血压显著升高伴持续性胸背部剧烈疼痛；
4. 血压升高伴下肢水肿、呼吸困难或不能平卧；
5. 胸闷、胸痛持续至少 10 分钟，伴大汗，心电图显示至少两个导联 ST 段抬高，应以最快速度转诊，确诊为急性 ST 段抬高型心肌梗死后，考虑溶栓或行急诊冠状动脉介入治疗；
6. 其他影响生命体征的严重情况，如意识淡漠伴血压过低或测不出、心率过慢或过快，突发全身严重过敏反应等。

任务二　高血压患者健康管理服务规范

近10年来我国高血压防治工作取得了显著的进展，但患病率逐渐升高，知晓率、治疗率和控制率低的现状仍然十分严峻。目前我国高血压患病率约占成人人口的25%，知晓率和治疗率不足50%，而控制率约为15%，在高血压防控方面仍有较大的改善空间。

一、服务对象

高血压患者健康管理服务对象主要是辖区内35岁及以上常住居民中原发性高血压患者。

二、服务内容

（一）筛查

现有流行病学研究发现，当血压升高到一定程度时，发生心脑血管病的风险明显增加。通过全面实施35岁以上人群首诊测血压制度，尽早检出高血压人群，早诊断早治疗，将极大降低并发症的发生风险，具体筛查流程如图7-2所示。

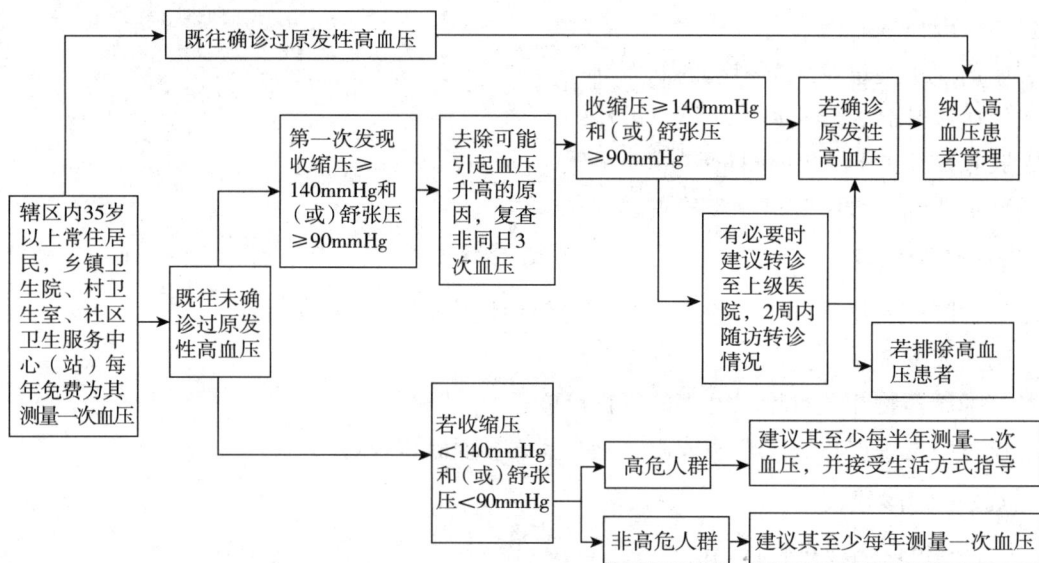

图7-2　高血压筛查流程图

1. 对辖区内35岁及以上常住居民，每年为其免费规范的测量一次血压（非同日三次测量）。鼓励条件允许的基层医疗卫生机构为18岁及以上成人全部实施首诊测血压。

2. 对初步诊断为高血压的患者，建议转诊到辖区内有条件的上级医院确诊并取得治疗方案，2周内随访转诊结果。对已确诊的原发性高血压患者纳入高血压患者健康管理。对可疑继发性高血压患者，及时转诊，并建议做进一步检查，尽早确定高血压病因。

3. 如有以下六项指标中的任一项高危因素，建议每半年至少测量1次血压，并接受医务人员的生活方式指导。

（1）血压高值　收缩压130～139mmHg和（或）舒张压85～89mmHg。

（2）超重或肥胖，和（或）腹型肥胖

超重：$28kg/m^2 > BMI \geqslant 24kg/m^2$；肥胖：$BMI \geqslant 28kg/m^2$。

腰围：男 $\geqslant 90cm$（2.7 尺），女 $\geqslant 85cm$（2.6 尺）为腹型肥胖。

（3）高血压家族史（一、二级亲属）

（4）长期膳食高盐

（5）长期过量饮酒（每日饮白酒 $\geqslant 100ml$）

（6）年龄 $\geqslant 55$ 岁

（二）随访评估

高血压患者随访评估管理的目的是为了明确高血压的诊断及分级，鉴别继发性高血压，发现可能引起高血压的因素及心血管风险因素，评估心血管病发病风险、靶器官损害及并存的临床情况，是确定高血压治疗策略的基础。

1. 对原发性高血压患者，每年要提供至少 4 次面对面的随访，血压达标患者至少每 3 个月随访 1 次；血压未达标患者，2～4 周随访 1 次。通过病史、体格检查及辅助检查等进行评估，并填写"高血压患者随访服务记录表"，见表 7 - 1。

随访内容包括以下几项。

（1）测量血压并评估是否存在危急情况，如出现收缩压 $\geqslant 180mmHg$ 和（或）舒张压 $\geqslant 110mmHg$；意识改变、剧烈头痛或头晕、恶心呕吐、视物模糊、眼痛、心悸、胸闷、喘憋不能平卧及处于妊娠期或哺乳期同时血压高于正常等危急情况之一，或存在不能处理的其他疾病时，须在处理后紧急转诊。对于紧急转诊者，乡镇卫生院、村卫生室、社区卫生服务中心（站）应在 2 周内主动随访转诊情况。

（2）若不需紧急转诊，询问上次随访到此次随访期间是否出现新的症状或原有症状加重、有无新发合并症，并记录发生时间。

（3）测量身高体重、心率，计算体质指数（BMI）并记录。超重及肥胖者每 3 个月测 1 次腰围，正常者每年测 1 次腰围并记录。

（4）询问患者疾病情况和生活方式，包括心脑血管疾病、糖尿病、吸烟、饮酒、运动、摄盐情况等。

（5）了解患者服药情况，如服药依从性、不良反应、治疗效果等。记录目前服用的降压、抗血小板及降脂药物。

表 7 - 1　高血压患者随访服务记录表

姓名：　　　　　　　　　　　　　　　　　　　　　　　　　　　　　　　　　　编号□□□ - □□□□□

随访日期	年　月　日	年　月　日	年　月　日	年　月　日
随访方式	1 门诊　2 家庭 3 电话　　　　　□	1 门诊　2 家庭 3 电话　　　　　□	1 门诊　2 家庭 3 电话　　　　　□	1 门诊　2 家庭 3 电话　　　　　□
症状 1 无症状 2 头痛头晕 3 恶心呕吐 4 眼花耳鸣 5 呼吸困难 6 心悸胸闷 7 鼻衄出血不止 8 四肢发麻 9 下肢水肿	□/□/□/□/□/□ □/□ 其他：	□/□/□/□/□/□ □/□ 其他：	□/□/□/□/□/□ □/□ 其他：	□/□/□/□/□/□ □/□ 其他：

体征	血压（mmHg）				
	体重（kg）	/	/	/	/
	体质指数（BMI）（kg/m²）	/	/	/	/
	心率（次/分）				
	其他				
生活方式指导	日吸烟量（支）	/	/	/	/
	日饮酒量（两）	/	/	/	/
	运动	___次/周 ___分钟/次 ___次/周 ___分钟/次	___次/周 ___分钟/次 ___次/周 ___分钟/次	___次/周 ___分钟/次 ___次/周 ___分钟/次	___次/周 ___分钟/次 ___次/周 ___分钟/次
	摄盐情况（克/天）	轻/中/重 轻/中/重	轻/中/重 轻/中/重	轻/中/重 轻/中/重	轻/中/重 轻/中/重
	心理调整	1良好 2一般 3差 □	1良好 2一般 3差 □	1良好 2一般 3差 □	1良好 2一般 3差 □
	遵医行为	1良好 2一般 3差 □	1良好 2一般 3差 □	1良好 2一般 3差 □	1良好 2一般 3差 □
辅助检查					
服药依从性		1规律 2间断 3不服药 □	1规律 2间断 3不服药 □	1规律 2间断 3不服药 □	1规律 2间断 3不服药 □
药物不良反应		1无 2有___ □	1无 2有___ □	1无 2有___ □	1无 2有___ □
此次随访分类		1 控制满意 2 控制不满意 3 不良反应 4 并发症 □	1 控制满意 2 控制不满意 3 不良反应 4 并发症 □	1 控制满意 2 控制不满意 3 不良反应 4 并发症 □	1 控制满意 2 控制不满意 3 不良反应 4 并发症 □
用药情况	药物名称1				
	用法	每日 次 每次	每日 次 每次	每日 次 每次	每日 次 每次
	药物名称2				
	用法	每日 次 每次	每日 次 每次	每日 次 每次	每日 次 每次
	药物名称3				
	用法	每日 次 每次	每日 次 每次	每日 次 每次	每日 次 每次
	其他药物				
	用法	每日 次 每次	每日 次 每次	每日 次 每次	每日 次 每次
转诊	原因				
	机构及科别				
下次随访日期					
随访医生签名					

2. 填表说明

（1）本表为高血压患者在接受随访服务时由医生填写。每年的健康体检后填写健康体检表。若失访，在随访日期处写明失访原因；若死亡，写明死亡日期和死亡原因。

（2）体征：体重和体质指数斜线前填写目前情况，斜线后填写下次随访时应调整到的目标。如果是超重或是肥胖的高血压患者，要求每次随访时测量体重并指导患者控制体重；正常体重人群可每年测量一次体重及体质指数。如有其他阳性体征，请填写在"其他"一栏。

（3）生活方式指导：在询问患者生活方式时，同时对患者进行生活方式指导，与患者共同制定下次随访目标。

日吸烟量：斜线前填写目前吸烟量，不吸烟填"0"，吸烟者写出每天的吸烟量"××支"，斜线后填写吸烟者下次随访目标吸烟量"××支"。

日饮酒量：斜线前填写目前饮酒量，不饮酒填"0"，饮酒者写出每天的饮酒量相当于白酒"××两"，斜线后填写饮酒者下次随访目标饮酒量相当于白酒"××两"。（啤酒/10 = 白酒量，红酒/4 = 白酒量，黄酒/5 = 白酒量）。

运动：填写每周几次，每次多少分钟。即"××次/周，××分钟/次"。横线上填写目前情况，横线下填写下次随访时应达到的目标。

摄盐情况：斜线前填写目前摄盐的咸淡情况。根据患者饮食的摄盐情况，按咸淡程度在列出的"轻、中、重"之一上划"√"分类，斜线后填写患者下次随访目标摄盐情况。

心理调整：根据医生印象选择对应的选项。

遵医行为：指患者是否遵照医生的指导去改善生活方式。

（4）辅助检查：记录患者上次随访到这次随访之间在各医疗机构进行的辅助检查结果。

（5）服药依从性："规律"为按医嘱服药，"间断"为未按医嘱服药，频次或数量不足，"不服药"即为医生开了处方，但患者未使用此药。

（6）药物不良反应：如果患者服用的降压药物有明显的药物不良反应，具体描述哪种药物，何种不良反应。

（7）此次随访分类：根据此次随访时的分类结果，由随访医生在4种分类结果中选择一项在"□"中填上相应的数字。"控制满意"是指血压控制满意，无其他异常；"控制不满意"是指血压控制不满意，无其他异常；"不良反应"是指存在药物不良反应；"并发症"是指出现新的并发症或并发症出现异常。如果患者同时并存几种情况，填写最严重的一种情况，同时结合上次随访情况确定患者下次随访时间，并告知患者。

（8）用药情况：根据患者整体情况，为患者开具处方，并填写在表格中，写明用法、用量。同时记录其他医疗卫生机构为其开具的处方药。

（9）转诊：如果转诊要写明转诊的医疗机构及科室类别，如××市人民医院心内科，并在原因一栏写明转诊原因。

（10）下次随访日期：根据患者此次随访分类，确定下次随访日期，并告知患者。

（11）随访医生签名：随访完毕，核查无误后随访医生签署其姓名。

（三）分类干预

根据高血压患者血压控制情况，实施分类干预，是有效开展高血压患者健康管理服务的重要措施。通过增加现用药物剂量、调整药物种类和针对性的健康教育等方式，对不同情况的高血压患者进行有效干预，实现控制血压，减少并发症的防控目的。

1. 对血压控制满意或血压达标、无药物不良反应、无新发并发症或原有并发症无加重的患者，预约下一次随访时间。

2. 对第一次出现血压控制不满意，或出现药物不良反应的患者，结合其服药依从性，必要时增加现用药物剂量、更换或增加不同类的降压药物，2周内随访。

3. 对连续两次出现血压控制不满意或药物不良反应难以控制以及出现新的并发症或原有并发症加重的患者，建议其转诊到上级医院，2周内主动随访转诊情况。

4. 对所有患者进行有针对性的健康教育，与患者一起制定生活方式改进目标并在下一次随访时评估进展。告诉患者出现哪些异常时应立即就诊。

（四）健康体检

基层医疗卫生机构作为守护民众健康的"第一道防线"，应积极、持续地开展健康体检工作。对原发性高血压患者，每年进行1次较全面的健康检查，可与随访相结合。健康体检内容包括体温、脉搏、呼吸、血压、身高、体重、腰围、皮肤、浅表淋巴结、心脏、肺部、腹部等常规体格检查项目，以及体育锻炼、饮食习惯、吸烟情况、饮酒情况、职业病危害因素接触史等生活方式，并对口腔、视力、听力和运动功能等脏器功能进行判断，还要结合血常规、尿常规、生化（肌酐、尿酸、丙氨酸氨基转移酶、血钾、血钠、血氯、血糖、血脂）、心电图、B超等辅助检查手段，对患者全面的健康状况进行年度评估。如果有条件者可选做：动态血压监测、超声心动图、颈动脉超声、尿白蛋白/肌酐比、胸部X线片、眼底检查等。详细体检内容可参照《居民健康档案管理服务规范》健康体检表。

三、服务流程

对高血压患者进行长期随访管理，让患者认识到高血压的危害，自觉配合治疗，使其血压得到长期平稳有效控制，并降低不良反应的发生及影响。

随访内容包括测量血压、评估是否存在危急情况、评估上次随访到此次随访期间症状、评估并存的临床症状、测量体重、评估患者生活方式、评估患者服药情况等，如图7-3所示。

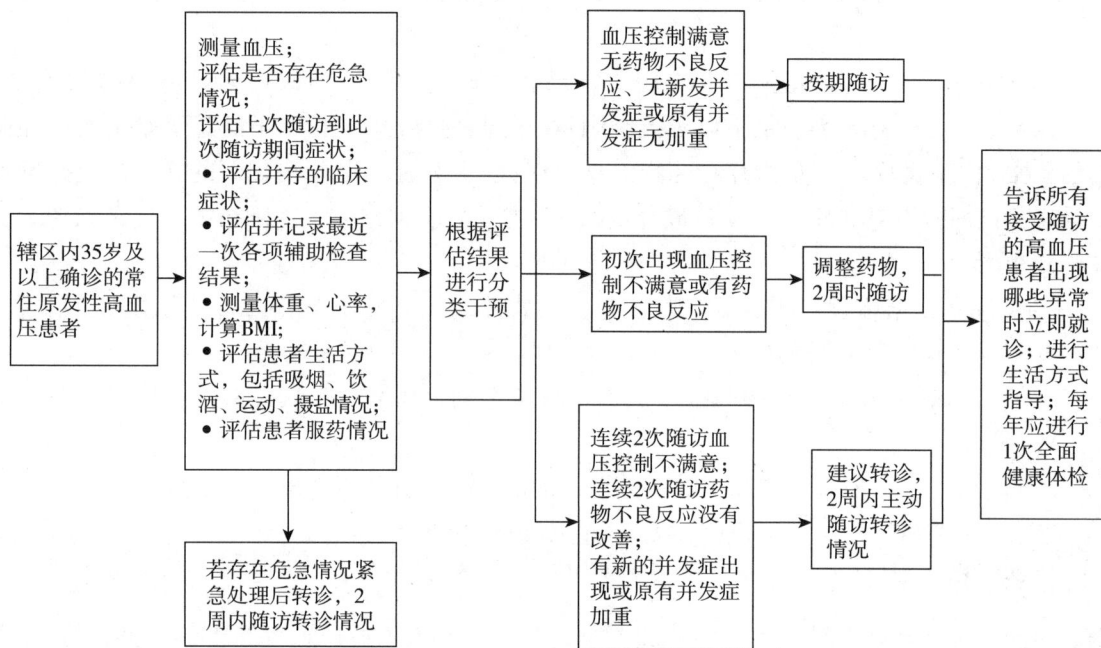

图7-3　高血压患者随访流程图

四、服务要求

基层医疗卫生机构要实现对高血压患者的随访管理，提升民众对国家基本公共卫生服务项目的获得感，发挥医疗作用，将随访管理与诊疗紧密结合，才能真正提高患者治疗率和血压控制率。基层医疗卫生机构应组建高血压管理团队，并积极鼓励上级医院专科医生加入团队给予专业指导。高血压管理团队中的医生承担高血压诊疗及随访工作，护士及公共卫生专业人员指导患者进行诊前测压、自我管理及其他管理和质量控制工作。团队成员要紧密配合，为患者提供适宜的诊疗随访服务。

1. 高血压患者的健康管理由医生负责，应与门诊服务相结合，对未能按照管理要求接受随访的患者，乡镇卫生院、村卫生室、社区卫生服务中心（站）医务人员应主动与患者联系，保证管理的连续性。

2. 随访方式包括预约患者到门诊就诊、电话追踪和家庭访视。

3. 乡镇卫生院、村卫生室、社区卫生服务中心（站）可通过本地区社区卫生诊断和门诊服务等途径筛查和发现高血压患者。有条件的地区，对人员进行规范培训后，可参考《中国高血压防治指南》对高血压患者进行健康管理。

4. 发挥中医药在改善临床症状、提高生活质量、防治并发症中的特色和作用，积极应用中医药方法开展高血压患者健康管理服务。

5. 加强宣传，告知服务内容，使更多的患者和居民愿意接受服务。

6. 每次提供服务后及时将相关信息记入患者的健康档案。

五、工作指标

1. 高血压患者规范管理率 = 按照规范要求进行高血压患者健康管理的人数/年内已管理的高血压患者人数 × 100%

2. 管理人群血压控制率 = 年内最近一次随访血压达标人数/年内已管理的高血压患者人数 × 100%

最近一次随访血压指的是按照规范要求最近一次随访的血压，若失访则判断为未达标。

✎ 练习题

答案解析

一、A 型题

1. 高血压管理人群中，不需要转诊的是（　　）

　A. 第一次出现血压控制不满意

　B. 意识改变、剧烈头痛或头晕、恶心呕吐、视力模糊、眼痛

　C. 出现新的并发症

　D. 原有并发症加重

　E. 连续两次出现血压控制不满意

2. 对于原发性高血压患者，基层医疗卫生机构每年至少提供面对面随访次数是（　　）

　A. 1 次　　　　　　　　　B. 2 次　　　　　　　　　C. 3 次

　D. 4 次　　　　　　　　　E. 5 次

3. 患者，男，33 岁，体检时发现收缩压为 140mmHg，舒张压为 80mmHg。下列说法正确的是（　　）

　A. 可明确诊断为高血压

　B. 建议作为高血压患者健康管理服务对象

　C. 预约其复查，去除可能引起血压升高的因素后，非同日 3 次测量血压均高于正常，可初步诊断为高血压。血压控制达标后，药物需要及时调整减量

　D. 转到上级医院治疗

　E. 可服用降压药物控制血压

4. 65 岁以上老年高血压患者，降压治疗的目标是（　　）

　A. 血压降至 160/90mmHg 以下　　　　　　B. 血压降至 120/80mmHg 以下

　C. 血压降至 130/80mmHg 以下　　　　　　D. 血压降至 120/90mmHg 以下

　E. 血压降至 150/90mmHg 以下

5. 新确诊高血压患者，血压 160/95mmHg 伴糖尿病，左室肥厚，正确的治疗决策是 （　　）

    A. 改善生活方式 6 个月后开始药物治疗

    B. 改善生活方式 3 个月后开始药物治疗

    C. 改善生活方式 1 个月后开始药物治疗

    D. 同时立即开始药物和非药物治疗

    E. 立即开始药物治疗即可

二、问答题

1. 根据国家基本公共卫生服务规范，纳入高血压患者健康管理的服务对象有哪些？

2. 简述高血压患者健康管理的服务内容。

（杨智源）

书网融合……

本章小结　　　　　微课　　　　　题库

项目八　2型糖尿病患者健康管理服务 ℯ微课 PPT

学习目标

知识目标

1. 掌握2型糖尿病患者管理服务对象、筛查、危险因素识别和干预、随访评估要求、分类干预措施和服务要求。

2. 熟悉2型糖尿病患者健康管理内容、服务流程、转诊指征、自我管理和服务流程。

3. 了解2型糖尿病的概述、诊断标准、治疗原则、社区预防和工作指标。

能力目标

具备开展2型糖尿病随访服务的能力，能正确填写糖尿病患者随访流程表。

素质目标

通过本项目的学习，树立为广大社区群众服务的意识，严谨求实的工作态度，培养学生具有甘于奉献、大爱无疆的职业素质。

据国家统计局第七次全国人口普查数据显示，2020年我国老年人口（≥60岁）占总人口的18.7%（2.604亿），其中约30%的老年人罹患糖尿病，且2型糖尿病占95%以上。同时糖尿病发病日趋年轻化，农村人群患病率增长快速。糖尿病可以导致视网膜、肾脏、神经系统和心脑血管系统的损伤，是我国导致失明、肾衰竭、心脑血管意外和截肢的主要病因，疾病负担沉重。2009年起，糖尿病基层防治管理工作作为国家基本公共卫生服务项目在全国推广实施。2015年起，糖尿病作为国家分级诊疗首批试点疾病，依托家庭医生签约制度推动糖尿病患者的基层首诊、基本诊疗和防治管理。糖尿病可防可控，通过实施综合防治管理策略，可以预防和控制糖尿病并发症，降低糖尿病的致残率和早死率。

情境导入

情境： 某社区卫生服务中心开展了"健康教育随访，护佑百姓安康"活动，为社区群众提供血糖测量、用药指导等健康服务，对建档的糖尿病患者进行随访，调整糖尿病患者的用药剂量，同时建议血糖控制效果不佳的患者到医院进行进一步的诊疗，确保人民群众的身体健康。

思考：

1. 社区卫生服务中心开展糖尿病健康教育有何意义？

2. 除上述服务外，社区卫生服务中心针对糖尿病患者的健康管理服务还包括哪些？

任务一　糖尿病防治管理概述

近年来，通过将糖尿病基层防治管理工作纳入基本公共卫生服务项目和开展国家分级诊疗试点疾病，糖尿病患病率和并发症得到较好控制，但由于糖尿病患者总人口占比高和总患病人数基数大，我国糖尿病的防治管理仍然面临巨大挑战。《中国慢性病及危险因素监测报告2018》显示，全国糖尿病知晓率、治疗率和控制率分别为38.0%、34.1%和33.1%，基层糖尿病防治任务艰巨，防治能力和健康管理的同质化水平亟待提高。

一、管理目标

血糖控制是管理糖尿病最基本也是最重要的目标之一，一般空腹血糖水平需保持在3.9~7.2mmol/L，餐后1~2个小时血糖水平应保持在3.9~10mmol/L。通过对患者进行糖尿病健康教育，使患者充分认识糖尿病危害，提高自我管理能力，减少并发症风险，显著提升生活质量。

🔗 知识链接

成人糖尿病食养指南（2023年版）

指南对糖尿病患者的日常食养提出8条原则和建议。

1. 食物多样，养成和建立合理膳食习惯。

2. 能量适宜，控制超重肥胖和预防消瘦。

3. 主食定量，优选全谷物和低血糖生成指数食物。

4. 积极运动，改善体质和胰岛素敏感性。

5. 清淡饮食，限制饮酒，预防和延缓并发症。

6. 食养有道，合理选择应用食药物质。

7. 规律进餐，合理加餐，促进餐后血糖稳定。

8. 自我管理，定期营养咨询，提高血糖控制能力。

二、管理基本要求

（一）组建糖尿病管理团队

基层医疗卫生机构依托家庭医生制度建设，成立由家庭医生、护士、公共卫生人员等组成的服务团队，与二级及以上医疗卫生机构专科医师分工协作，发挥团队作用，为居民提供糖尿病管理的整合性服务。条件允许的基层医疗卫生机构可以配备中医师、药师、健康管理师、体育运动指导员、心理咨询师、社（义）工等。团队中的医生应为经国家统一培训合格的医务人员。

（二）配置基本设备

1. 社区卫生服务中心、乡镇卫生院

（1）必备设备　便携式血糖仪、血生化分析仪、尿常规分析仪、血压计、身高体重计、测量腰围的软尺、128Hz音叉、10g尼龙单丝、叩诊锤、视力表。

（2）其他应配备设备　血常规分析仪、心电图机。有条件的基层卫生机构可以配备糖化血红蛋白检测仪、眼底镜、免散瞳眼底照相机，鼓励配备通过信息系统实现数据实时上传的检测设备等。

2. 社区卫生服务站、村卫生室　社区卫生服务站、村卫生室应至少配备便携式血糖仪、血压计、身高体重计、视力表及测量腰围的软尺等。

（三）保障基本药物

基层医疗卫生机构应配备下列5大类基本降糖药物，即：二甲双胍、胰岛素促泌剂、α-糖苷酶抑制剂、噻唑烷二酮类（TZDs）药物和胰岛素。有条件的基层医疗机构还可配备二肽基肽酶Ⅳ抑制剂（DPP-4i）、钠葡萄糖共转运蛋白2抑制剂（SGLT-2i）、胰高糖素样肽-1受体激动剂（GLP-1RA）

以及中药饮片、中成药。

三、诊疗关键

糖尿病的科学管理、规范诊疗不仅有助于提高患者生存率，还大大减少糖尿病并发症的致残率、致死率，使患者生活质量和预期寿命得到提高。

（一）诊疗关键点

1. 糖尿病诊断 三多一少"即多饮、多尿、多食、不明原因体重下降"，合并血糖升高，症状典型易诊断；多数患者无症状，化验检测是关键，两次异常可诊断；高危人群是线索，莫忘筛查早发现。

2. 糖尿病治疗 "五架马车"驾驭好，即"行教育，勤监测，管住嘴，迈开腿，药莫忘"，也可概括为糖尿病患者健康教育、自我检测、饮食治疗、运动治疗以及药物治疗。

3. 糖尿病管理 降糖降压加调脂，"三高共管"同实现。

4. 糖尿病转诊 发病较紧急，临床分型难，血糖控制差，并发症严重。

（二）糖尿病诊断

1. 诊断标准 目前我国糖尿病的诊断采用世界卫生组织（WHO，1999 年）标准，见表8 – 1，以静脉血浆血糖为依据，毛细血管血糖值仅作为参考。

（1）糖尿病诊断标准

表8 – 1　糖尿病诊断标准

诊断标准	静脉血浆葡萄糖或 HbA1c 水平
典型糖尿病症状	
加上随机血糖	≥11.1mmol/L
或加上空腹血糖	≥7.0mmol/L
或加上 OGTT 2 小时血糖	≥11.1mmol/L
或加上 HbA1c	≥6.5%
无糖尿病典型症状者，须改日复查确认	

注：随机血糖指不考虑上次用餐时间，一天中任意时间的血糖，不能用来诊断空腹血糖受损或糖耐量减低，随机血糖≥11.1mmol/L 适用于协助诊断具有典型糖尿病症状的患者；空腹状态指至少 8 小时没有进食；OGTT 为口服葡萄糖耐量试验；HbA1c 为糖化血红蛋白 A1c，推荐在采用标准化检测方法且有严格质量控制（美国国家糖化血红蛋白标准化计划、中国糖化血红蛋白一致性研究计划）的医疗机构检测，可以将 HbA1c ≥ 6.5% 作为糖尿病的补充诊断标准；急性感染、创伤或其他应激情况下可出现暂时性血糖升高，不能以此时的血糖值诊断糖尿病，须在应激消除后复查，再确定糖代谢状态。

（2）分型　我国目前采用 WHO（1999 年）糖尿病病因学分型体系，共分为 4 类，即 1 型糖尿病、2 型糖尿病、特殊类型糖尿病和妊娠期糖尿病，临床中以 2 型糖尿病最为常见，2 型糖尿病与 1 型糖尿病的鉴别要点见表8 – 2。

表8 – 2　2 型糖尿病与 1 型糖尿病鉴别要点

项目	2 型糖尿病	1 型糖尿病
起病方式	缓慢而隐匿	多急剧，少数缓慢
起病时体重	多超重或肥胖	多正常或消瘦
三多一少症状	不典型，或无症状	常典型
酮症或酮症酸中毒	倾向小	倾向大
C 肽释放试验	峰值延迟或不足	低下或缺乏

项目	2 型糖尿病	1 型糖尿病
自身免疫标记[a]	阴性	阳性支持，阴性不能排除
治疗	生活方式、口服或注射类降糖药	依赖外源性胰岛素
相关的自身免疫病	并存概率低	并存概率高

注：包括谷氨酸脱羧酶抗体（GADA）、胰岛细胞抗体（ICA）、人胰岛细胞抗原 2 抗体（IA－2A）、锌转运体 8 抗体（ZnT8A）等。

2. 血糖测量

（1）测量方式　血糖检测方式主要包括静脉血浆血糖测定、毛细血管血糖测定、HbA1c 测定、糖化白蛋白（glycated albumin，GA）测定，见表 8－3。

表 8－3　血糖测量方式及临床应用

测量方式		临床应用
静脉血浆血糖	空腹血糖	诊断糖尿病的依据
	糖负荷后血糖	
	随机血糖	
毛细血管血糖		可快速监测血糖，为临床诊断及治疗提供参考，是自我血糖监测的主要手段
HbA1c		反映既往 2～3 个月血糖控制状况，临床决定是否需要调整治疗的重要依据，也可以作为糖尿病诊断的依据之一
糖化白蛋白		反映检测前 2～3 周的平均血糖，评价患者短期糖代谢控制情况

（2）测量仪器及方法　便携式血糖仪应符合国家标准《体外诊断检验系统自测用血糖监测系统通用技术条件》（GB/T 19634—2005），并应定期校准。测定静脉血浆葡萄糖时应尽可能 2 小时内分离血浆和送检，以减少葡萄糖酵解对测定值的影响。葡萄糖检测方法参照卫生行业标准《血清葡萄糖测定参考方法》（WS/T 350—2011）。HbA1c 分析仪及检测方法应符合卫生行业标准《糖化血红蛋白检测》（WS/T 461—2015）。

（三）糖尿病治疗

1. 治疗原则　糖尿病的治疗应遵循综合管理原则，包括控制高血糖、高血压、血脂异常、超重肥胖、高凝状态等心血管多重危险因素。在生活方式干预的基础上进行必要的药物治疗，以提高糖尿病患者的生存质量和延长预期寿命。根据患者的年龄、病程、预期寿命、并发症或合并症病情严重程度等，确定个体化的控制目标。

2. 治疗目标　2 型糖尿病的综合治疗包括降血糖、降血压、调节血脂、抗血小板聚集、控制体重和改善生活方式等。综合控制目标，见表 8－4。对健康状态差的糖尿病患者，可以酌情放宽控制目标，但应避免高血糖引发的症状及可能出现的急性并发症。HbA1c 可以增加糖尿病的检出率和了解近期糖尿病患者血糖控制情况。HbA1c 分层目标值建议，见表 8－5。

表 8－4　中国 2 型糖尿病综合控制目标

指标	目标值
毛细血管血糖（mmol/L）	
空腹	4.4～7.0
非空腹	<10.0
HbA1c（%）	<7.0

指标	目标值
血压（mmHg）	<130/80
总胆固醇（mmol/L）	<4.5
高密度脂蛋白胆固醇（mmol/L）	
男性	>1.0
女性	>1.3
甘油三酯（mmol/L）	<1.7
低密度脂蛋白胆固醇（mmol/L）	
未合并动脉粥样硬化性心血管疾病	<2.6
合并动脉粥样硬化性心血管疾病	<1.8
体重指数（kg/m²）	<24.0

注：体重指数（BMI = 体重（kg）/身高的平方（m²）；1mmHg = 0.133kPa

表 8 – 5　糖化血红蛋白 A1c（HbA1c）分层控制目标值建议

HbA1c 水平	适用人群
<6.5%	年龄较轻、病程较短、预期寿命较长、无并发症、未合并心血管疾病的 2 型糖尿病患者，其前提是无低血糖或其他不良反应
<7.0%	大多数非妊娠成年 2 型糖尿病患者
<8.0%	年龄较大、病程较长、有严重低血糖史、预期寿命较短、有显著的微血管或大血管并发症或严重合并症的患者

3. 糖尿病患者血糖监测　血糖监测结果可以反映糖尿病患者糖代谢紊乱的程度，便于制定合理的治疗方案，评价降糖药物治疗效果，及时指导调整治疗方案。常选用毛细血管血糖监测，根据患者病情和治疗制定个性化的监测方案。自我血糖监测可以选择不同的时间点，包括：餐前、餐后 2 小时、睡前和夜间（一般为凌晨 2 ~ 3 点），建议的监测时间点、监测频率和适用条件，见表 8 – 6、表 8 – 7。

表 8 – 6　自我血糖监测频率建议

治疗方案	未达标（或治疗开始时）	已达标
胰岛素	≥5 次/天	2 ~ 4 次/天
非胰岛素	每周 3 天，5 ~ 7 次/天	每周 3 天，2 次/天

注：中华医学会糖尿病分会对自我血统监测的建议

表 8 – 7　各时间点血糖适用范围

时间	适用范围
餐前血糖	血糖水平很高，或有低血糖风险（老年人、血糖控制较好者）
餐后 2 小时血糖	空腹血糖控制良好，但 HbA1c 仍不能达标者；需要了解饮食和运动对血糖影响者
睡前血糖	注射胰岛素患者，特别是晚餐前注射胰岛素患者
夜间血糖	胰岛素治疗已接近达标，但空腹血糖仍高者；或疑有夜间低血糖者
其他	出现低血糖症状时应及时监测血糖 剧烈运动前后宜监测血糖

4. 生活方式干预　对已确诊的糖尿病患者，应立即启动并坚持生活方式干预，各类生活方式干预的内容和目标，见表 8 – 8。

表 8 – 8　生活方式干预的内容及目标

内容	目标
控制体重	超重[1]、肥胖[2]患者减重的目标是 3 ~ 6 个月减轻 5% ~ 10% 的体重，消瘦[3]患者应通过合理的营养计划达到并长期维持理想体重

内容	目标
合理膳食	控制总热量，能量平衡。膳食营养均衡，满足患者对营养素的需求。减少精制碳水化合物（如白米饭、面食、饼干等）和含糖饮料的摄入，以全谷物或杂豆类替代 1/3 精白米、面等主食。提倡选择低血糖负荷的食品
适量运动	成人 2 型糖尿病患者每周至少 150 分钟（如每周运动 5 天，每次 30 分钟）中等强度（50% ~70% 最大心率，运动时有点儿用力，心跳和呼吸加快但不急促）的有氧运动（如快走、骑车、打太极拳等）；应增加日常身体活动，减少坐姿时间。建议每周进行 2 ~3 次抗阻练习（两次锻炼间隔≥ 48 小时）。伴有急性并发症或严重慢性并发症时，不应采取运动治疗
戒烟戒酒	科学戒烟，避免被动吸烟。不建议糖尿病患者饮酒。有饮酒习惯的应当戒酒
限盐	食盐摄入量限制在每天 5g 以内
心理平衡	规律作息，减轻精神压力，保持心情愉悦

注：1. 超重为 24.0kg/m² ≤ BMI <28.0kg/m²；2. 肥胖为 BMI≥28.0kg/m²；3. 消瘦为 BMI <18.5kg/m²

5. 药物治疗

（1）启动药物治疗的时机　生活方式干预是 2 型糖尿病的基础治疗措施，应贯穿于糖尿病治疗的始终。对初诊血糖控制较好的糖尿病患者，医生可根据病情及患者意愿采取单纯生活方式干预。如果单纯生活方式干预不能使血糖控制达标，应及时开始药物治疗。

（2）药物治疗的注意事项

①在药物治疗前应根据药品说明书进行禁忌证审查。

②不同类型的药物可联用。同一类药物应避免同时使用。

③在使用降糖药物时，应开展低血糖警示教育，特别是对使用胰岛素促泌剂及胰岛素的患者。

④降糖药物使用中应进行血糖监测，尤其是接受胰岛素治疗的患者。

⑤药物选择时应考虑患者经济能力和患者依从性。

（3）降糖药物的选择　基层医疗机构应根据患者的具体病情制定个体化治疗方案，并指导患者使用药物。具体药物禁忌证以药品说明书为准。

①二甲双胍　是 2 型糖尿病患者的基础用药。如无禁忌证且能耐受药物者，二甲双胍应贯穿药物治疗的全程。

主要不良反应：胃肠道反应。

严重不良反应：乳酸性酸中毒。

禁忌证：双胍类药物禁用于肾功能不全、肝功能不全、糖尿病急性并发症、严重感染、缺氧、接受大手术、酗酒者等。造影检查如使用碘化对比剂时，应暂时停用二甲双胍，且多饮水，在检查完至少 48 小时且复查肾功能无恶化后可继续用药。

②胰岛素促泌剂　包括磺脲类和格列奈类药物。

主要不良反应：低血糖和体重增加。

禁忌证：已明确诊断的 1 型糖尿病患者；2 型糖尿病伴酮症酸中毒/糖尿病高渗状态、感染、外伤、重大手术等应激情况，严重肝肾功能不全、对该类药物过敏或有严重不良反应者等。

③α－糖苷酶抑制剂

主要不良反应：胃肠道反应，如腹胀、排气增多等。

禁忌证：有明显消化和吸收障碍的慢性胃肠功能紊乱患者、患有由于肠胀气可能恶化的疾患（如严重疝气、肠梗阻和肠溃疡）者、糖尿病伴酮症酸中毒/糖尿病高渗状态、严重肝肾功能不全、对该类药物过敏者等。

④TZDs

主要不良反应：体重增加和水肿；增加骨折和心力衰竭发生的风险。

禁忌证：有心力衰竭［纽约心脏病协会心功能分级Ⅱ级及Ⅱ级以上）］、活动性肝病或转氨酶升高超过正常上限 2.5 倍及严重骨质疏松和有骨折病史的患者。

⑤DPP – 4i

主要不良反应：总体不良反应发生率低。可能出现超敏反应、头痛、上呼吸道感染等。

禁忌证：对该类药物过敏者。

⑥SGLT – 2i

主要不良反应：泌尿系统和生殖系统感染及与血容量不足相关的不良反应，罕见不良反应包括酮症酸中毒等。

禁忌证：对该类药物有严重过敏反应者；重度肾功能损害、终末期肾病或需要透析的患者等。eGFR <45ml/（min·1.73m^2）的老年糖尿病患者不建议为改善血糖启用 SGLT – 2i，已用药者需按说明书减量，eGFR <30ml/（min·1.73m^2）者停用。

⑦GLP – 1RA

主要不良反应：胃肠道反应，包括腹泻、恶心、腹胀、呕吐等。

禁忌证：对该类产品活性成分或任何其他辅料过敏者、有甲状腺髓样癌病史或家族史患者、2 型多发性内分泌腺瘤病（MEN2）患者等。

⑧胰岛素　2 型糖尿病患者经过生活方式和口服降糖药联合治疗 3 个月，若血糖仍未达到控制目标，应及时起始胰岛素治疗。起始治疗可以采用每日 1～2 次胰岛素皮下注射，每日 1 次胰岛素治疗者往往需要联合应用口服降糖药。

对于 HbA1c≥9.0% 或空腹血糖≥11.1mmol/L 同时伴明显高血糖症状的新诊断 2 型糖尿病患者，可考虑短期（2 周～3 个月）胰岛素强化治疗或及时转诊。

（4）药物治疗方案　2 型糖尿病的治疗应根据患者病情等综合因素制定个体化方案。如果单纯生活方式不能使血糖控制达标，应开始单药治疗，2 型糖尿病药物治疗的首选是二甲双胍。若无禁忌证且能耐受药物者，二甲双胍应一直保留在糖尿病的治疗方案中。有二甲双胍禁忌证或不耐受二甲双胍的患者可根据情况选择胰岛素促泌剂、α – 糖苷酶抑制剂、TZDs、DPP – 4i、SGLT – 2i 或 GLP – 1RA。如单独使用二甲双胍治疗而血糖未达标，则应加用不同机制的口服或注射类降糖药物进行二联治疗。二联治疗 3 个月不达标的患者，应启动三联治疗，即在二联治疗的基础上加用一种不同机制的降糖药物。如三联治疗中未包括胰岛素而血糖不达标，可加用胰岛素治疗；如三联治疗已包括胰岛素而血糖仍不达标，应将治疗方案调整为多次胰岛素治疗（基础胰岛素加餐时胰岛素或每日多次预混胰岛素）。

6. 综合干预管理　2 型糖尿病患者除降糖治疗外，还应综合控制血压、血脂和抗血小板聚集治疗。

（1）降压治疗

①降压目标　一般糖尿病合并高血压患者降压目标应低于 130/80mmHg（1mmHg = 0.133kPa）；糖尿病伴严重冠心病或年龄在 65～80 岁的老年患者，可采取相对宽松的降压目标值，控制在 140/90mmHg 以下；80 岁以上患者或有严重慢性疾病（如需要长期护理、慢性疾病终末期）者，血压可控制在 150/90mmHg 以下。对于伴有缺血性心脏病的老年高血压患者，在强调收缩压达标的同时应关注舒张压，舒张压不宜低于 60mmHg。

②启动药物治疗时机　糖尿病患者的血压≥140/90mmHg 者，可考虑开始药物降压治疗。血压≥160/100mmHg 或高于目标值 20/10mmHg 时，应立即开始降压药物治疗，并可以采取联合治疗方案。

③药物选择　5 类降压药物为血管紧张素转换酶抑制剂（ACEI）、血管紧张素Ⅱ受体阻断剂（ARB）、利尿剂、钙通道阻滞剂（CCB）、β 受体阻断剂，均可用于糖尿病患者，其中 ACEI 或 ARB 在糖尿病合并白蛋白尿或慢性肾脏病时为首选药物。

（2）调脂治疗

①LDL–C目标值 进行调脂药物治疗时，有明确动脉粥样硬化性心血管疾病（ASCVD）史患者，LDL–C<1.8mmol/L；无ASCVD病史的糖尿病患者，LDL–C<2.6mmol/L。

②药物选择 临床首选他汀类药物。起始宜应用中等强度他汀类药物，根据个体调脂疗效和耐受情况，适当调整剂量，若LDL–C水平不能达标，可与其他调脂药物联合使用（如依折麦布）。为了预防急性胰腺炎，空腹甘油三酯（triglyceride，TG）≥5.7mmol/L者首先使用降低TG的药物。

（3）抗血小板治疗 糖尿病合并ASCVD者，建议使用阿司匹林进行抗血小板聚集治疗。在应用过程中应充分评估出血风险，活动性胃溃疡或消化道出血、过敏者禁用。阿司匹林过敏的ASCVD患者，可使用氯吡格雷。阿司匹林抗血小板治疗的推荐剂量为75~150mg/d，氯吡格雷的推荐剂量为75mg/d。

四、转诊

（一）上转至二级及以上医院的标准

1. 诊断困难和特殊患者

（1）初次发现血糖异常，临床分型不明确者。

（2）妊娠和哺乳期妇女血糖异常者。

2. 治疗困难

（1）原因不明或经基层医生处理后仍反复发生低血糖者。

（2）血糖、血压、血脂长期治疗不达标者。

（3）血糖波动较大，基层处理困难，无法平稳控制者。

（4）出现严重降糖药物不良反应难以处理者。

3. 并发症严重

（1）糖尿病急性并发症 严重低血糖或高血糖伴或不伴有意识障碍（糖尿病酮症；疑似为DKA、HHS或乳酸性酸中毒），需紧急转诊。

（2）糖尿病慢性并发症（视网膜病变、肾脏病、神经病变、糖尿病足或周围血管病变）的筛查、治疗方案的制定和疗效评估在社区处理有困难者。

（3）糖尿病慢性并发症导致严重靶器官损害需要紧急救治者（急性心脑血管病；糖尿病肾脏病导致的肾功能不全[eGFR<60ml/(min·1.73m^2)]或大量蛋白尿；糖尿病视网膜病变导致的严重视力下降；糖尿病外周血管病变导致的间歇性跛行和缺血性疼痛、糖尿病足溃疡或严重足畸形等），需紧急转诊。

4. 其他 医生判断患者需上级医院处理的情况或疾病时。

（二）转回基层医疗卫生机构的标准

1. 初次发现血糖异常，已明确诊断和确定治疗方案且血糖控制比较稳定。

2. 糖尿病急性并发症治疗后病情稳定。

3. 糖尿病慢性并发症已确诊、制定了治疗方案和疗效评估，且病情已得到稳定控制。

4. 其他经上级医疗机构医生判定可以转回基层继续治疗管理的患者。

任务二　2 型糖尿病患者健康管理服务规范

一、服务对象

糖尿病患者健康管理服务对象主要是辖区 35 岁及以上常住居民中 2 型糖尿病患者。

二、服务内容

基层医疗卫生机构针对性地开展早期筛查与动态管理可有效减少糖尿病的发病人数。糖尿病高危人群作为我国糖尿病管理工作的重点对象，对其制定个体化、科学性的管理方案，将生活方式干预与健康教育贯穿全程，将极大降低并发症风险。

（一）筛查

1. 糖尿病高危人群　具有下列任何一个及以上的糖尿病危险因素者，可视为 2 型糖尿病高危人群。

（1）有糖尿病前期史；

（2）年龄 ≥40 岁；

（3）BMI ≥24kg/m² 和（或）向心性（中心型）肥胖（男性腰围 ≥90cm，女性腰围 ≥85cm）；

（4）一级亲属（父母、同胞、子女）有糖尿病史；

（5）缺乏体力活动者；

（6）有巨大儿分娩史或有 GDM 病史的女性；

（7）有多囊卵巢综合征病史的女性；

（8）有黑棘皮病者；

（9）有高血压史，或正在接受降压治疗者；

（10）HDL - C <0.90mmol/L 和（或）TG >2.22mmol/L，或正在接受调脂治疗者；

（11）有动脉粥样硬化性心血管疾病史；

（12）有类固醇类药物使用史；

（13）长期接受抗精神病药物或抗抑郁药物治疗。

2. 筛查指导

（1）对发现的糖尿病高危人群进行有针对性的健康教育，建议其每年至少检测 1 次空腹血糖，并接受医务人员的健康指导；提倡 40 岁及以上人群每年至少检测 1 次空腹血糖。

（2）对筛查的糖尿病前期患者，进行有针对性的健康教育，建议其每半年至少测量 1 次血糖，每年到医院进行 1 次糖尿病诊断检测，并接受医务人员的健康指导。有条件可以开展糖尿病前期患者管理。

（3）空腹血糖筛查是简单易行的方法，宜作为常规的筛查方法，但有漏诊的可能性，条件允许建议行 OGTT，同时检测空腹血糖和糖负荷后 2 小时血糖。

（4）考虑基层医疗卫生机构筛查的可操作性，可采用以空腹毛细血管血糖作为初筛手段的分段式筛查流程：所有筛查对象先进行空腹毛细血管血糖检测；空腹毛细血管血糖 <5.6mmol/ 为初筛阴性；若 ≥5.6mmol/L 为初筛阳性，其中 ≥5.6mmol/L 且 <8.0mmol/L 者进一步行 OGTT，≥8.0mmol/L 者仅检测空腹静脉血糖，注意识别疑似糖尿病急危症患者。

（二）随访评估

1. 随访评估内容　明确诊断的 2 型糖尿病患者，每年提供 4 次免费空腹血糖检测，并进行至少 4 次的面对面随访，并填写"2 型糖尿病患者随访服务记录表"，见表 8 - 9。随访内容主要包括以下几项。

（1）测量空腹血糖和血压，并评估是否出现以下危急情况，如血糖≥16.7mmol/L 或血糖≤3.9mmol/L；收缩压≥180mmHg 和（或）舒张压≥110mmHg；意识或行为改变、呼气中有烂苹果味、心悸、多汗、食欲减退、恶心、呕吐、多饮、多尿、腹痛、深大呼吸等酮症酸中毒表现；持续性心动过速（心率＞100 次/分）；体温过高（＞39℃）或有其他的突发异常情况，如视力突降、妊娠期及哺乳期血糖高于正常值等，或存在不能处理的其他疾病时，须在处理后紧急转诊。对于紧急转诊者，乡镇卫生院、村卫生室、社区卫生服务中心（站）应在转诊 2 周内主动随访转诊情况。

（2）若不需紧急转诊，询问上次随访到此次随访期间是否出现新的症状或并发症。

（3）测量身高体重，计算体质指数（BMI），检查足背动脉搏动。

（4）评估患者疾病情况和生活方式，包括心脑血管疾病、吸烟、饮酒、运动、主食摄入情况等。

（5）了解患者服药依从性。

表 8-9 2 型糖尿病患者随访服务记录表

姓名：　　　　　　　　　　　　　　　　　　　　　　　　　　　　　　编号□□□-□□□□□

随访时间		___年___月___日	___年___月___日	___年___月___日
随访方式		1 门诊　2 家庭　3 电话　□	1 门诊　2 家庭　3 电话　□	1 门诊　2 家庭　3 电话　□
症状	1. 没有症状 2. 多饮 3. 多食 4. 多尿 5. 视物模糊 6. 感染 7. 手脚麻木 8. 下肢浮肿 9. 体重明显下降	□□□□□□□ 其他：	□□□□□□□ 其他：	□□□□□□□ 其他：
体征	血压（mmHg）			
	体重（kg）	/	/	/
	体质指数（kg/m²）	/	/	/
	足背动脉搏动	1 触及正常　　　　　　□ 2 减弱（双侧 左侧 右侧） 3 消失（双侧 左侧 右侧）	1 触及正常　　　　　　□ 2 减弱（双侧 左侧 右侧） 3 消失（双侧 左侧 右侧）	1 触及正常　　　　　　□ 2 减弱（双侧 左侧 右侧） 3 消失（双侧 左侧 右侧）
	其他			
生活方式指导	日吸烟量	支/　　　支	支/　　　支	支/　　　支
	日饮酒量	两/　　　两	两/　　　两	两/　　　两
	运动	次/周　　　分钟/次 次/周　　　分钟/次	次/周　　　分钟/次 次/周　　　分钟/次	次/周　　　分钟/次 次/周　　　分钟/次
	主食（克/天）	/	/	/
	心理调整	1 良好　2 一般　3 差　□	1 良好　2 一般　3 差　□	1 良好　2 一般　3 差　□
	遵医行为	1 良好　2 一般　3 差　□	1 良好　2 一般　3 差　□	1 良好　2 一般　3 差　□
实验室检查	空腹血糖值	___ mmol/L	___ mmol/L	___ mmol/L
	其他检查*	糖化血红蛋白___% 检查日期：___月___日	糖化血红蛋白___% 检查日期：___月___日	糖化血红蛋白___% 检查日期：___月___日
服药依从性		1 规律　2 间断　3 不服药　□	1 规律　2 间断　3 不服药　□	1 规律　2 间断　3 不服药　□
药物不良反应		1 无　2 有___　□	1 无　2 有___　□	1 无　2 有___　□
低血糖反应		1 无　2 偶尔　3 频繁　□	1 无　2 偶尔　3 频繁　□	1 无　2 偶尔　3 频繁　□
此次随访分类		1 控制满意　2 控制不满意 3 不良反应　4 并发症　□	1 控制满意　2 控制不满意 3 不良反应　4 并发症　□	1 控制满意　2 控制不满意 3 不良反应　4 并发症　□

用药情况	药物名称1							
	用法用量	每日　次	每次	每日　次	每次	每日　次	每次	
	药物名称2							
	用法用量	每日　次	每次	每日　次	每次	每日　次	每次	
	药物名称3							
	用法用量	每日　次	每次	每日　次	每次	每日　次	每次	
	胰岛素	种类： 用法和用量：		种类： 用法和用量：		种类： 用法和用量：		
转诊	原因							
	机构及科别							
下次随访日期								
随访医生签名								

2. 填表说明

（1）本表为 2 型糖尿病患者在接受随访服务时由医生填写。每年的健康体检填写健康体检表。若失访，在随访日期处写明失访原因；若死亡，写明死亡日期和死亡原因。

（2）体征：体重和体质指数斜线前填写目前情况，斜线后填写下次随访时应调整到的目标。如果是超重或是肥胖的患者，要求每次随访时测量体重并指导患者控制体重；正常体重人群可每年测量一次体重及体质指数。如有其他阳性体征，请填写在"其他"一栏。

（3）生活方式指导：在询问患者生活方式时，同时对患者进行生活方式指导，与患者共同制定下次随访目标。

日吸烟量：斜线前填写目前吸烟量，不吸烟填"0"，吸烟者写出每天的吸烟量"××支"，斜线后填写吸烟者下次随访目标吸烟量"××支"。

日饮酒量：斜线前填写目前饮酒量，不饮酒填"0"，饮酒者写出每天的饮酒量相当于白酒"××两"，斜线后填写饮酒者下次随访目标饮酒量相当于白酒"××两"。（啤酒/10＝白酒量，红酒/4＝白酒量，黄酒/5＝白酒量）。

运动：填写每周几次，每次多少分钟。即"××次/周，××分钟/次"。横线上填写目前情况，横线下填写下次随访时应达到的目标。

主食：根据患者的实际情况估算主食（米饭、面食、饼干等淀粉类食物）的摄入量。为每天各餐的合计量。

心理调整：根据医生印象选择对应的选项。

遵医行为：指患者是否遵照医生的指导去改善生活方式。

（4）实验室检查：为患者进行空腹血糖检查，记录检查结果。若患者在上次随访到此次随访之间到各医疗机构进行过糖化血红蛋白（控制目标为7%，随着年龄的增长标准可适当放宽）或其他辅助检查，应如实记录。

（5）服药依从性："规律"为按医嘱服药，"间断"为未按医嘱服药，频次或数量不足，"不服药"即为医生开了处方，但患者未使用此药。

（6）药物不良反应：如果患者服用的降糖药物有明显的药物不良反应，具体描述哪种药物，何种不良反应。

（7）低血糖反应：根据上次随访到此次随访之间患者出现的低血糖反应情况。

（8）此次随访分类：根据此次随访时的分类结果，由责任医生在 4 种分类结果中选择一项在"□"中填上相应的数字。"控制满意"是指血糖控制满意，无其他异常；"控制不满意"是指血糖控制不满意，无其他异常；"不良反应"是指存在药物不良反应；"并发症"是指出现新的并发症或并发症出现异常。如果患者同时并存几种情况，填写最严重的一种情况，同时结合上次随访情况确定患者下次随访时间，并告知患者。

（9）用药情况：根据患者整体情况，为患者开具处方，并填写在表格中，写明用法、用量。同时记录其他医疗卫生机构为其开具的处方药。

（10）转诊：如果转诊要写明转诊的医疗机构及科室类别，如××市人民医院内分泌科，并在原因一栏写明转诊原因。

（11）下次随访日期：根据患者此次随访分类，确定下次随访日期，并告知患者。

（12）随访医生签名：随访完毕，核查无误后随访医生签署其姓名。

（三）分类干预

（1）若血糖控制满意（空腹血糖值＜7.0mmol/L），无药物不良反应、无新发并发症或原有并发症无加重，则预约下一次随访。

（2）患者首次出现空腹血糖控制不满意（空腹血糖值≥7.0mmol/L）或药物不良反应，应结合其服药依从情况进行针对性指导，必要时可增加药量、更换或增加不同类的降糖药物，2 周时随访。

（3）对连续两次出现空腹血糖控制不满意或药物不良反应难以控制以及出现新的并发症或原有并发症加重的患者，建议其转诊到上级医院，2 周内主动随访转诊情况。

（4）有针对性地对患者开展健康教育，与患者一起制定生活方式改进目标并在下一次随访时评估进展。告诉患者出现哪些异常时应立即就诊。

（四）健康体检

对确诊的 2 型糖尿病患者，每年进行 1 次较全面的健康体检，体检可与随访相结合。内容包括体温、脉搏、呼吸、血压、空腹血糖、身高、体重、腰围、皮肤、浅表淋巴结、心脏、肺部、腹部等常规体格检查，并对口腔、视力、听力和运动功能等进行判断。具体内容参照《居民健康档案管理服务规范》健康体检表。

三、服务流程

（一）糖尿病患者服务流程

基层医疗卫生机构应承担糖尿病患者的健康教育、筛查、诊断、治疗及长期随访管理工作，同时也要识别出不适合在基层诊治的糖尿病患者并及时转诊。管理的目标是血糖、血压、血脂控制达标，减少并发症的发生，降低致残率和早死率。随访服务流程如图 8 - 1 所示。

（二）糖尿病患者服务适宜技术

毛细血管血糖检测简便易行，适合于自我血糖监测和医院内的床旁快速血糖监测。尤其是对于糖尿病患者，通过定期进行毛细血管血糖监测，可以及时了解自身的血糖水平，有助于更好地控制血糖，防止或延缓糖尿病并发症的发生。

毛细血管血糖检测规范流程的相关内容介绍如下。

1. 测试前的准备

（1）检查试纸条和质控品贮存是否恰当。

（2）检查试纸条的有效期及调码（如需要）是否符合。

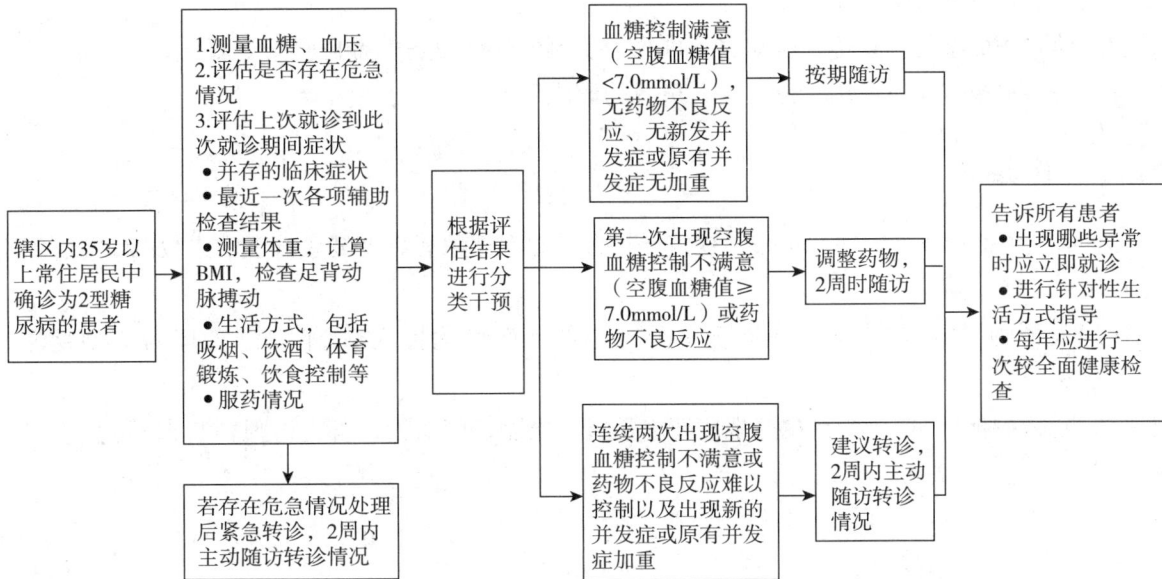

图 8-1　糖尿病患者随访服务流程图

（3）清洁血糖仪并妥善保管。

（4）检查质控品的有效期。

2. 毛细血管血糖检测

（1）用 75% 乙醇擦拭采血部位，待干后进行皮肤穿刺。

（2）采血部位通常采用指尖、足跟两侧等末梢毛细血管全血，水肿或感染的部位不宜采用。在紧急时可在耳垂处采血。

（3）皮肤穿刺后，弃去第一滴血液，将第二滴血液置于试纸上指定区域。

（4）严格按照仪器制造商提供的操作说明书要求和操作规程进行检测。

（5）测定结果的记录包括被测试者姓名、测定日期、时间、结果、单位、检测者签名等。

（6）使用后的针头应置专用医疗废物锐器盒内，按医疗废物处理。

四、服务要求

根据《国家基本公共卫生服务规范（第三版）》《国家基层糖尿病防治管理指南（2022 年）》《县域糖尿病分级诊疗技术方案》（国卫办医函〔2022〕34 号）等文件要求，基层医疗卫生机构结合家庭医生签约服务制度，为患者提供全方位、连续性、负责式、医防融合的糖尿病健康管理服务。并与上级医院建立协作机制，实现双向转诊。

1. 推进家庭医生签约服务是实现分级诊疗的关键，鼓励基层医疗卫生机构开展家庭医生签约服务，借助家庭医生的综合服务为患者提供长期、协同、个性、多元的健康管理。

2.2 型糖尿病患者的健康管理由医生负责，应与门诊服务相结合，乡镇卫生院、村卫生室、社区卫生服务中心（站）应主动与未按要求接受随访的患者联系，保证管理的连续性。

3. 随访方式包括预约患者到门诊就诊、电话追踪和家庭访视等。

4. 乡镇卫生院、村卫生室、社区卫生服务中心（站）通过本地区社区卫生诊断和门诊服务等途径筛查和发现 2 型糖尿病患者，掌握辖区内居民 2 型糖尿病的患病情况。

5. 发挥中医药在改善临床症状、提高生活质量、防治并发症中的特色和作用，积极应用中医药方法开展 2 型糖尿病患者健康管理服务。

6. 加强糖尿病健康管理宣传，告知服务内容，使更多的糖尿病患者自愿接受服务。

7. 每次提供服务后及时将相关信息记入患者的健康档案。

五、工作指标

1. 2 型糖尿病患者规范管理率＝按照规范要求进行 2 型糖尿病患者健康管理的人数/年内已管理的 2 型糖尿病患者人数×100%

2. 管理人群血糖控制率＝年内最近一次随访空腹血糖达标人数/年内已管理的 2 型糖尿病患者人数×100%

注：最近一次随访血糖指的是按照规范要求最近一次随访的血糖，若失访则判断为未达标，空腹血糖达标是指空腹血糖 <7mmol/L。

练习题

答案解析

一、A 型题

1. 目前公共卫生服务规范要求，2 型糖尿病患者空腹血糖控制目标是（　　）

A. <6mmol/L
B. <5mmol/L
C. <4.4mmol/L
D. <7mmol/L
E. <11.1mmol/L

2. 社区医生筛查时，发现于大爷属于 2 型糖尿病已确诊患者，本次随访发现空腹血糖 <9.0mmol/L，无其他不适，社区医生基于规范健康管理角度的处理措施是（　　）

A. 不需要任何处理

B. 预约下一次随访

C. 必要时增加现有药物剂量、更换或增加不同类降糖药物，2 周内随访

D. 建议转到上级医院

E. 更换药物，每周随访

3. 2 型糖尿病患者连续两次血糖控制不满意，应该采取的措施是（　　）

A. 转诊
B. 增加药物剂量
C. 更换药物
D. 保持现有治疗方案
E. 继续随访

4. 建议 2 型糖尿病高危人群血糖监测时间至少是（　　）

A. 每季度测一次空腹血糖

B. 每半年测一次空腹血糖

C. 每年测一次空腹血糖

D. 不定期测量空腹血糖

E. 每月测一次空腹血糖

5. 患者，男，48 岁，患 2 型糖尿病 2 年，正接受社区 2 型糖尿病健康管理，每次随访内容不包括（　　）

A. 监测血糖和体重

B. 询问上次随访到此次随访期间的症状

C. 健康生活方式指导

D. 了解患者服药情况，给予药物治疗指导

E. 询问患者婚姻状况

二、问答题

1. 根据国家基本公共卫生服务规范，纳入 2 型糖尿病患者健康管理的服务对象有哪些？

2. 简述糖尿病患者健康管理的服务内容。

（杨智源）

书网融合……

本章小结   微课   题库

项目九 严重精神障碍患者管理 ⓔ微课

◈ 学习目标

知识目标

1. 掌握基层开展严重精神障碍管理工作的服务对象、患者信息管理、随访管理、危险性评估的基本要求。

2. 熟悉严重精神障碍患者分类干预、健康检查内容。

3. 了解严重精神障碍管理流程与服务要求。

能力目标

1. 能运用严重精神障碍患者管理规范，进行患者随访和分类干预。

2. 具备对严重精神障碍患者开展管理的基本能力。

素质目标

通过本项目学习，帮助学生树立规范开展精神卫生服务的意识，维护精神障碍患者的合法权益的法制观念，同时强化在开展精神卫生服务工作过程中作好自身安全保护的意识。

精神障碍患者往往给社会带来安全隐患、给家人带来经济负担、给患者个人发展带来不良影响。根据世界卫生组织（WHO）统计，全球约 10 亿人正在遭受精神障碍困扰，每 40 秒就有一人因自杀而失去生命。我国政府高度重视精神卫生工作，维护精神障碍患者的合法权益，于 2012 年 10 月审议并通过了《中华人民共和国精神卫生法》，使我国的精神卫生工作在法律保障和政策引导下有了长足的进步。在《健康中国行动（2019—2030 年）》中将"促进心理健康"作为 15 项重大专项行动之一，提出到 2022 年和 2030 年居民心理健康素养水平提升到 20% 和 30%。随着我国精神卫生工作的发展，精神卫生工作体系和队伍也在逐渐完善、壮大，2009 年严重精神障碍患者纳入了国家基本公共卫生服务范畴，为精神疾病患者提供均等化服务。

情境导入

情境： 李某是一名 16 岁高中学生，母亲在他年幼时去世，家里只有他和父亲两人，父亲为建筑工人，是家里唯一的经济支柱，平时工作早出晚归，与他的交流较少。由于无人监管和缺乏自律，李某近一年来常常不分昼夜地玩网络游戏。1 个月前他开始出现自言自语，行为紊乱，注意力不集中，睡眠差，其父亲对他大声劝说后能正常交谈，6 天前，他的症状加重，并出现胡言乱语，凭空对骂，饮食差，失眠。其父亲送其到专科医院，被诊断为"精神分裂症"。

思考：

1. 精神障碍患者往往出现哪些方面异常？

2. 严重精神障碍患者对社会、家庭、个人有哪些危害？

3. 基层医疗卫生机构为精神疾病患者提供哪些公共卫生服务内容？

任务一　严重精神障碍管理工作概述

一、基本概念

1. 精神健康（mental health）　世界卫生组织对精神健康的描述是一种完好的状态，个人能够认识到个人的能力，能够应对日常生活中正常的压力，能够卓有成效的工作，能够对社会有所贡献。

2. 精神障碍（mental disorder）　是指由各种原因引起的感知、情感和思维等精神活动的紊乱或者异常，导致患者明显的心理痛苦或者社会适应等功能损害。分为器质性和功能性精神障碍。如：焦虑症、强迫症、抑郁症、双相障碍、精神分裂症、进食障碍、酒精药物使用障碍、老年性痴呆等。

3. 严重精神障碍（severe mental illness，SMI）　是指精神疾病症状严重，导致患者社会适应等功能严重损害、对自身健康状况或客观现实不能完整认识，或不能处理自身事务的精神障碍。

截止 2021 年底，我国登记在册的严重精神障碍患者有 660 万。严重精神障碍患者的管理治疗是精神卫生服务的重点，其中精神分裂症、分裂情感性障碍、偏执性精神病、双相（情感）障碍、癫痫所致精神障碍、精神发育迟滞伴发精神障碍等确诊患者是我国 SMI 管理服务的主要对象。

二、基层医疗卫生机构在严重精神障碍管理的工作任务

根据国家卫生健康委员会《严重精神障碍管理治疗工作规范》的要求，严重精神障碍管理是在地方政法、卫生健康、公安、民政、司法行政、残联等单位共同参与建立的精神卫生综合管理小组的统筹协调下，卫生健康行政部门、精神卫生防治技术管理机构、基层医疗卫生机构各司其职，开展精神卫生工作综合管理、救治救助、人才培养、机构运行等工作。

在精神卫生综合管理小组的指导下，村（居）民委员会建立由网格员、基层医疗卫生机构负责精神疾病防治的工作人员（简称精防人员）、派出所民警、民政干事、残疾人专职委员、家属、志愿者等组成的患者关爱帮扶小组，负责开展本辖区内严重精神障碍患者管理工作。

基层医疗卫生机构是开展严重精神障碍患者管理服务工作的具体单位。其工作职责是：①承担《国家基本公共卫生服务规范》中严重精神障碍患者管理服务内容，包括登记严重精神障碍患者信息并建立居民健康档案，对患者进行随访管理、分类干预、健康体检等；②配合政法、公安部门开展严重精神障碍疑似患者筛查，将筛查结果报告县级精神卫生医疗机构；③接受精神卫生医疗机构技术指导，及时转诊病情不稳定患者；④在上级精神卫生医疗机构的指导下开展辖区患者应急处置，协助精神卫生医疗机构开展应急医疗处置；⑤组织开展辖区精神卫生健康教育、政策宣传活动；⑥优先为严重精神障碍患者开展家庭医师签约服务。

三、患者的发现、诊断、登记和报告

（一）患者早期发现

基层医疗卫生机构早期发现患者的途径主要是筛查。即配合政法、公安等部门，每季度与村（居）民委员会联系，了解辖区常住人口中重点人群的情况，参考精神行为异常识别清单，开展疑似严重精神障碍患者筛查。

精神行为异常识别清单

包括：①曾在精神科住院治疗；②因精神异常而被家人关锁；③无故冲动，伤人、毁物，或无故离家出走；④行为举止古怪，在公共场合蓬头垢面或赤身露体；⑤经常无故自语自笑，或说一些不合常理的话；⑥变得疑心大，认为周围人都针对他或者迫害他；⑦变得过分兴奋话多（说个不停）、活动多、爱惹事、到处乱跑等；⑧变得冷漠、孤僻、懒散，无法正常学习、工作和生活；⑨有过自杀行为或企图。

对于符合上述清单中一项或以上症状的，应当进一步了解该人的姓名、住址等信息，填写精神行为异常线索调查复核登记表，将发现的疑似患者报县级精神卫生医疗机构，并建议其至精神卫生医疗机构进行诊断。

（二）患者诊断

精神障碍必须由精神科执业医师做出诊断。精神科执业医师对符合诊断标准的严重精神障碍患者应当及时明确诊断。对连续就诊半年以上仍未明确诊断者，则请上级精神卫生医疗机构进行诊断或复核诊断。不具备诊断条件的地区，则由卫生健康行政部门组织精神科执业医师协助当地开展疑似患者诊断。

（三）登记和报告

当精神卫生医疗机构将门诊或住院患者的严重精神障碍患者报告卡或出院信息单转到基层医疗卫生机构后，精防人员应当在5个工作日内接收该报告卡或信息单，并根据具体情况及时进行登记处理。

1. 若为本辖区患者　应及时对患者建立或补充居民个人健康档案（含个人基本信息表和严重精神障碍患者个人信息补充表），于10个工作日内录入国家严重精神障碍信息系统。

2. 若患者住址不明确或有误　应于5个工作日内联系辖区派出所民警协助查找，仍无法明确住址者将信息转至县级精神卫生医疗机构。

3. 对于由辖区筛查后确诊患者　基层医疗卫生机构应当及时建立或补充居民个人健康档案，于10个工作日内录入国家严重精神障碍信息系统。

四、随访管理与转诊指导

随访服务由精防人员或签约家庭医师在精神科医师的技术指导下，对辖区内有固定居所并连续居住半年以上的患者开展随访。

对首次随访和出院患者，应当在获取患者知情同意或获得医院转介信息后的10个工作日内进行面访。

1. 知情同意　是指对于已在辖区内建立了居民健康档案的患者，精防人员向患者本人和监护人宣传参与严重精神障碍管理治疗服务的益处，讲解服务内容、患者及家属的权益和义务等，征求患者本人和（或）监护人意见并签署参加严重精神障碍管理治疗服务知情同意书。

（1）对于同意参加社区服务管理的患者　由精防人员定期开展随访服务。

（2）对于不同意参加社区服务管理的患者　精防人员则及时报告关爱帮扶小组给予重点关注，并作好记录。

（3）对已经出现危害他人安全的行为的患者，或者有危害他人安全危险的患者　因于该类患者存在危害他人的危险性，为确保精防人员安全，在首次随访或当病情需要面访时，精防人员应请关爱帮扶小组的其他成员一同前往开展面访，在充分告知患者本人和监护人关于严重精神障碍管理治疗服务的内容、权益和义务后，直接纳入社区管理。

2. 随访

（1）随访形式　包括面访（预约患者到门诊就诊、家庭访视等）和电话随访。

精防人员在综合评估患者病情、社会功能、家庭监护能力等情况后选择随访形式。由于精神障碍评估缺乏客观检查指标，面见患者才能做出更为准确的评估，因此随访工作原则上应当进行面访。若患者病情稳定，每年至少有 1 次为面访，若患者病情不稳定，应根据病情需要开展面访。

（2）随访地点　要在安全地点进行，注意保护自身安全，同时注意随访时的方式方法，保护患者及家庭隐私。

（3）随访内容　包括危险性评估、精神症状、服药情况、药物不良反应、社会功能、康复措施、躯体情况、生活事件等。

（4）危险性评估　根据患者行为分为 6 级。

0 级：无符合以下 1~5 级中的任何行为。

1 级：口头威胁，喊叫，但没有打砸行为。

2 级：打砸行为，局限在家里，针对财物，能被劝说制止。

3 级：明显打砸行为，不分场合，针对财物，不能接受劝说而停止。

4 级：持续的打砸行为，不分场合，针对财物或人，不能接受劝说而停止（包括自伤、自杀）。

5 级：持械针对人的任何暴力行为，或者纵火、爆炸等行为，无论在家里还是公共场合。

（5）失访处理　失访主要有以下四种情况：①患者走失。②患者因迁居他处、外出打工等不知去向。③患者家属拒绝告知信息。④正常随访时连续 3 次未随访到患者。即当根据不同类别患者情况开展随访时，在规定时间范围内未随访到患者或家属时，应当在 2 周内再进行 1 次随访，若超过 1 个月时间内连续 3 次均未随访到患者，则归为失访患者。

对失访患者，精防人员应当立即书面报告当地政法、公安等综合管理小组协助查找，同时报告上级精神卫生医疗机构，并在严重精神障碍患者随访服务记录表中记录上报。在得知危险性评估 3 级以上和病情不稳定患者离开属地时，精防人员应当立刻通知公安机关并报告上级精神卫生医疗机构。

3. 双向转诊　是指患者在基层医疗卫生机构与上级精神卫生医疗机构之间的转诊。

（1）由基层医疗卫生机构向精神卫生医疗机构转诊　当精防人员随访时，发现病情不稳定或经社区初步处理无效需要转诊的患者，经患者或监护人同意后，填写社区至医院的转诊单，提交至精神卫生医疗机构，精神卫生医疗机构应当开通绿色通道优先收治基层医疗卫生机构转诊的患者。

（2）由精神卫生医疗机构向基层医疗卫生机构转诊　当患者在精神卫生医疗机构经治疗病情稳定后，精神科医师应当填写出院信息单发至患者所在的基层医疗卫生机构，患者回到家里后在知情同意的前提下，继续接受居住地所在的基层医疗卫生机构对其进行管理。

五、药物使用

严重精神障碍属于慢性疾病。精神科执业医师应当按照相关疾病治疗指南，遵循"安全、早期、适量、全程、有效、个体化"原则开具药物治疗处方。

1. 药物使用注意事项

（1）一般人群　按医嘱服药，服药期间勿饮酒、勿擅自减药或停药。密切观察和记录不良反应及病情变化。

（2）老年人群　老年人药物代谢慢，常伴躯体疾病，可能合并服用多种药物，故治疗时应当谨慎，药物起始剂量低，加量要缓慢，尽量减少用药种类。

（3）妊娠期妇女　精神科药物对胎儿存在潜在的不良影响，精神障碍疾病本身对胎儿也有较大的不良影响；中断治疗也会使患者病情更加复杂，面临复发的风险。因此在妊娠期控制病情对母亲和胎儿都非常必要。应当由患者、家属和精神科医师慎重权衡利弊后，作出孕期继续用药或停药的决策。

（3）儿童　儿童的中枢神经系统处于持续发育过程中，对抗精神病药物的反应（包括疗效和不良反应）比较敏感，应当在全面评估的基础上谨慎选择药物，起始量低，缓慢加量。

2. 药物不良反应

（1）常见不良反应

急性期治疗时：常见过度镇静、体位性低血压、胃肠道反应、流涎、锥体外系不良反应、泌乳、月经不调、抗胆碱能反应等。

巩固期和维持期治疗时：常见体重增加及糖脂代谢异常、心血管系统不良反应和肝功能异常等。

出现以上不良反应时可根据情况对症治疗，必要时减药、停药或换药。

（2）严重不良反应　包括恶性综合征、癫痫发作、血液系统改变、剥脱性皮炎、严重心电图改变、5－羟色胺综合征、药物过量中毒等。

一旦出现严重不良反应，必须及时转诊和处理。预防严重不良反应发生，应当定期进行详细的体检、血常规、血糖、肝功能和心电图检查，必要时可增加其他相关检查，并注意药物间相互作用。

知识链接

常用抗精神病药物和心境稳定剂

第一代抗精神病药物包括氯丙嗪、奋乃静、氟哌啶醇、舒必利、五氟利多、氟哌啶醇癸酸酯注射液、棕榈酸哌普噻嗪注射液、氟奋乃静癸酸酯注射液、氟哌噻吨癸酸酯注射液等。

第二代抗精神病药物包括氯氮平、利培酮、奥氮平、喹硫平、齐拉西酮、阿立哌唑、氨磺必利、帕利哌酮、注射用利培酮微球和棕榈酸帕利哌酮注射液等。

心境稳定剂包括碳酸锂、抗抽搐类药物（如丙戊酸盐、卡马西平、托吡酯、拉莫三嗪等）和具有心境稳定作用的抗精神病药物（如氯氮平、利培酮、奥氮平、喹硫平等）。

六、应急处置原则

应急处置包括对有伤害自身、危害他人安全的行为或危险的疑似或确诊精神障碍患者，病情复发、急性或严重药物不良反应的精神障碍患者的紧急处置。

（一）伤害自身行为或危险的处置

包括有明显的自杀观念，或既往有自杀行为者，可能出现自伤或自杀行为者；已经出现自伤或者自杀行为，对自身造成伤害者。

当获知患者出现上述行为之一时，精防人员应当立即协助家属联系公安机关、村（居）民委员会及上级精神卫生医疗机构，由家属和（或）民警协助将患者送至精神卫生医疗机构或有抢救能力的医院进行紧急处置。

（二）危害公共安全或他人安全的行为或危险的处置

发现患者有危害公共安全或他人安全的行为或危险时，精防人员或其他相关人员应当立刻通知公安民警，并协助其进行处置。同时精防人员及时联系上级精神卫生医疗机构开放绿色通道，协助民警、家属或监护人将患者送至精神卫生医疗机构门急诊留观或住院。

（三）病情复发且精神状况明显恶化的处置

得知患者病情复发且精神状况明显恶化时，精防人员在进行言语安抚等一般处置的同时，应当立即联系上级精神卫生医疗机构进行现场医疗处置。必要时，协助家属（监护人）将患者送至精神卫生医疗机构门急诊留观或住院。

（四）与精神疾病药物相关的急性不良反应的处置

发现患者出现急性或严重药物不良反应时，精防人员应当及时联系上级精神卫生医疗机构的精神科医师，在精神科医师指导下进行相关处置或转诊至精神卫生医疗机构进行处置。

七、精神康复

精神康复是改善精神障碍患者社会功能，帮助患者回归家庭和社会的重要环节，包括医院康复和社区康复。

医院康复由精神卫生医疗机构承担，精神科医师对患者进行药物治疗同时应当制定康复计划。社区康复由民政、残联等设立的社区康复机构（如日间康复中心、中途宿舍、职业康复机构等）承担。

康复服务内容：服药训练、复发先兆识别、躯体管理训练、生活技能训练、社交能力训练、职业康复训练等。

（1）服药训练　目的是教育患者正确认识疾病，养成遵照医嘱按时按量服药的习惯。居家患者应当在社区精防人员指导和家属帮助下开展服药训练，逐步提高服药依从性，能按时复诊和取药，坚持按医嘱服药。

（2）复发先兆识别　目的是预防复发。由医护人员和社区精防人员通过组织专题讲座、一对一指导等形式开展。

（3）躯体管理训练　目的是采取针对性措施，提高躯体健康水平。例如制定个体化的躯体管理计划，提升服药依从性；对超重患者制定训练计划，控制体重等。

（4）生活技能训练　目的是提高患者独立生活能力。包括个人生活能力和家庭生活技能。

（5）社交能力训练　目的是提高患者主动与人交往及参加社会活动的能力。

（6）职业康复训练　目的是提高患者的学习和劳动能力，包括工作适应性训练、职业技能训练等。

八、健康教育

通过开展多种形式的科普宣传和健康教育，提高大众尤其是重点人群对精神卫生、心理健康的重视程度，提高对精神障碍的识别能力和就医意识，普及"精神障碍可防可治"的知识与理念，营造接纳、理解和关爱精神障碍患者的社会氛围。

任务二　严重精神障碍患者管理服务规范

一、服务对象

辖区内常住居民中诊断明确、在家居住的严重精神障碍患者。主要包括精神分裂症、分裂情感性障碍、偏执性精神病、双相情感障碍、癫痫所致精神障碍、精神发育迟滞伴发精神障碍。

二、服务内容

包括患者信息管理、随访评估、分类干预、健康体检等四个方面。

（一）患者信息管理

1. 填写个人信息补充表 在将严重精神障碍患者纳入管理时，需由家属提供或直接转自原承担治疗任务的专业医疗卫生机构的疾病诊疗相关信息，同时为患者进行一次全面评估，为其建立居民健康档案，并按照要求填写严重精神障碍患者个人信息补充表，见表9-1。

表9-1 严重精神障碍患者个人信息补充表

姓名：   编号□□□-□□□□□

监护人姓名		与患者关系	
监护人住址		监护人电话	
辖区村（居）委会联系人、电话			
户别	1 城镇 2 农村		□
就业情况	1 在岗工人 2 在岗管理者 3 农民 4 下岗或无业 5 在校学生 6 退休 7 专业技术人员 8 其他 9 不详		□
知情同意	1 同意参加管理 0 不同意参加管理 签字： 签字时间_____年_____月_____日		□
初次发病时间	_____年_____月_____日		
既往主要症状	1 幻觉 2 交流困难 3 猜疑 4 喜怒无常 5 行为怪异 6 兴奋话多 7 伤人毁物 8 悲观厌世 9 无故外走 10 自语自笑 11 孤僻懒散 12 其他 □/□/□/□/□/□/□/□		
既往关锁情况	1 无关锁 2 关锁 3 关锁已解除		□
既往治疗情况	门诊	1 未治 2 间断门诊治疗 3 连续门诊治疗 首次抗精神病药治疗时间_____年_____月_____日	□
	住院	曾住精神专科医院/综合医院精神专科_____次	
目前诊断情况	诊断_____确诊医院_____确诊日期_____		
最近一次治疗效果	1 临床痊愈 2 好转 3 无变化 4 加重		□
危险行为	1 轻度滋事_____次 2 肇事_____次 3 肇祸_____次 4 其他危害行为_____次 5 自伤_____次 6 自杀未遂_____次 7 无		□/□/□/□/□/□/□
经济状况	1 贫困，在当地贫困线标准以下 2 非贫困		□
专科医生的意见 （如果有请记录）			
填表日期	年 月 日	医生签字	

2. 填表说明

（1）对于严重精神障碍患者，在建立居民健康档案时，除填写个人基本信息表外，还应填写此表。在随访中发现个人信息有所变更时，要及时变更。

（2）监护人姓名：法律规定的、目前行使监护职责的人。

（3）监护人住址及监护人电话：填写患者监护人目前的居住地址及可以随时联系的电话。

（4）初次发病时间：患者首次出现精神症状的时间，尽可能精确，可只填写到年份。

（5）既往主要症状：根据患者从第一次发病到填写此表之时的情况，填写患者曾出现过的主要症状。

（6）既往关锁情况：关锁指出于非医疗目的，使用某种工具（如绳索、铁链、铁笼等）限制患者的行动自由。

（7）既往治疗情况：根据患者接受的门诊和住院治疗情况填写。首次抗精神病药治疗时间，尽可能精确，可只填写到年份。若未住过精神专科医院或综合医院精神科，填写"0"，住过院的填写次数。

（8）目前诊断情况：填写患者目前所患精神疾病的诊断名称，并填写确诊医院名称和日期。

（9）临床痊愈：精神症状消失，自知力恢复。

（10）危险行为：根据患者从第一次发病到填写此表之时的情况，分类评判危险行为，见表9-2。若未发生过危险行为则填写"0"；若发生过则填写相应的次数。

表9-2 危险行为的分类与评判标准

危险行为	评判标准
轻度滋事	是指公安机关出警但仅作一般教育等处理的案情，例如患者打、骂他人或者扰乱秩序，但没有造成生命财产损害的，属于此类
肇事	是指患者的行为触犯了我国《治安管理处罚法》但未触犯《刑法》，例如患者有行凶伤人毁物等，但未导致被害人轻、重伤的
肇祸	是指患者的行为触犯了《刑法》，属于犯罪行为的

（11）经济状况：指患者经济状况。贫困指低保户。

（12）专科医生意见：是指建档时由家属提供或患者原治疗医疗机构提供的精神专科医生的意见。如没有相关信息则填写"不详"。

（二）随访评估

随访的形式、地点、内容、危险性评估等详见本项目任务一相应内容。

1. 随访频次 对纳入管理的严重精神障碍患者，精防人员每年至少随访4次，每次随访应对患者进行危险性评估。

2. 精神状况检查 包括感觉、知觉、思维、情感和意志行为、自知力等患者精神状况检查。

3. 病史收集 询问和评估患者的躯体疾病、社会功能情况、用药情况及各项实验室检查结果等。

随访结束后要将随访结果及时填写严重精神障碍患者随访服务记录表，见表9-3，于10个工作日内录入信息系统。

表9-3 严重精神障碍患者随访服务记录表

姓名：　　　　　　　　　　　　　　　　　　　　　　　　　　　　　　　编号□□□-□□□□□

随访日期	年　　月　　日	
本次随访形式	1门诊　2家庭访视　3电话	□
若失访，原因	1外出打工　2迁居他处　3走失　4连续3次未到访　5其他	□
如死亡，日期和原因	死亡日期　　年　　月　　日	
	死亡原因　1躯体疾病　①传染病和寄生虫病　②肿瘤　③心脏病　④脑血管病　⑤呼吸系统疾病　⑥消化系统疾病　⑦其他疾病　⑧不详	□
	2自杀　3他杀　4意外　5精神疾病相关并发症　6其他	□
危险性评估	0（0级）　1（1级）　2（2级）　3（3级）　4（4级）　5（5级）	□
目前症状	1幻觉　2交流困难　3猜疑　4喜怒无常　5行为怪异　6兴奋话多　7伤人毁物　8悲观厌世　9无故外走　10自语自笑　11孤僻懒散　12其他	□/□/□
自知力	1自知力完全　2自知力不全　3自知力缺失	□
睡眠情况	1良好　2一般　3较差	□

续表

饮食情况	1 良好　2 一般　3 较差		□
社会功能情况	个人生活料理	1 良好　2 一般　3 较差	□
	家务劳动	1 良好　2 一般　3 较差	□
	生产劳动及工作	1 良好　2 一般　3 较差　9 此项不适用	□
	学习能力	1 良好　2 一般　3 较差	□
	社会人际交往	1 良好　2 一般　3 较差	□
危险行为	1 轻度滋事____次　2 肇事____次　3 肇祸____次 4 其他危害行为____次　5 自伤____次　6 自杀未遂____次　7 无		□
两次随访期间关锁情况	1 无关锁　2 关锁　3 关锁已解除		□
两次随访期间住院情况	0 未住院　1 目前正在住院　2 曾住院，现未住院 末次出院时间_____年_____月___日		□
实验室检查	1 无　2 有		□
用药依从性	1 按医嘱规律用药　2 间断用药　3 不用药　4 医嘱无需用药		□
药物不良反应	1 无　2 有　9 此项不适用		□
治疗效果	1 痊愈　2 好转　3 无变化　4 加重　9 此项不适用		□
是否转诊	1 否　2 是 转诊原因： 转诊至机构及科室：		□
用药情况	药物1：	用法：每日（月）　　次	每次剂量　　mg
	药物2：	用法：每日（月）　　次	每次剂量　　mg
	药物3：	用法：每日（月）　　次	每次剂量　　mg
用药指导	药物1：	用法：每日（月）　　次	每次剂量　　mg
	药物2：	用法：每日（月）　　次	每次剂量　　mg
	药物3：	用法：每日（月）　　次	每次剂量　　mg
康复措施	1 生活劳动能力　2 职业训练　3 学习能力　4 社会交往　5 其他		□/□/□/□
本次随访分类	1 不稳定　2 基本稳定　3 稳定		□
下次随访日期	_____年_____月___日	随访医生签名	

（三）分类干预

根据患者的危险性评估分级、社会功能状况、精神症状评估、自知力判断，以及患者是否存在药物不良反应或躯体疾病情况对患者进行分类干预。

1. 病情不稳定患者　若危险性为 3～5 级或精神症状明显、自知力缺乏、有严重药物不良反应或严重躯体疾病，对症处理后立即转诊到上级医院。必要时报告当地公安部门，2 周内了解其治疗情况。对于未能住院或转诊的患者，联系精神专科医师进行相应处置，并在居委会人员、民警的共同协助下，2 周内随访。

2. 病情基本稳定患者　若危险性为 1～2 级，或精神症状、自知力、社会功能状况至少有一方面较差，首先应判断是病情波动或药物疗效不佳，还是伴有药物不良反应或躯体症状恶化，分别采取在规定剂量范围内调整现用药物剂量和查找原因对症治疗的措施，2 周时随访，若处理后病情趋于稳定者，可维持目前治疗方案，3 个月时随访；未达到稳定者，应请精神专科医师进行技术指导，1 个月时随访。

3. 病情稳定患者　若危险性为 0 级，且精神症状基本消失，自知力基本恢复，社会功能处于一般或良好，无严重药物不良反应，躯体疾病稳定，无其他异常，继续执行上级医院制定的治疗方案，3 个月时随访。

4. 其他 每次随访根据患者病情的控制情况，对患者及其家属进行有针对性的健康教育和生活技能训练等方面的康复指导，对家属提供心理支持和帮助。

（四）健康体检

在患者病情许可的情况下，征得监护人与（或）患者本人同意后，每年进行1次健康检查，可与随访相结合。

健康体检项目包括：一般体格检查、血压、体重、血常规（含白细胞分类）、转氨酶、血糖、心电图。

三、服务流程

基层医疗卫生机构精防人员在每次对患者进行随访服务时，通过对患者的危险性评估分级、社会功能状况、精神症状评估、自知力判断等综合评估，对患者病情进行是否稳定的判断（稳定、基本稳定、不稳定），结合患者是否存在药物不良反应或躯体疾病情况，开展是否调整药物、请专科医生、转诊等分类干预，明确针对不同病情患者的服务流程及内容。严重精神障碍患者健康管理服务流程如图9-1所示。

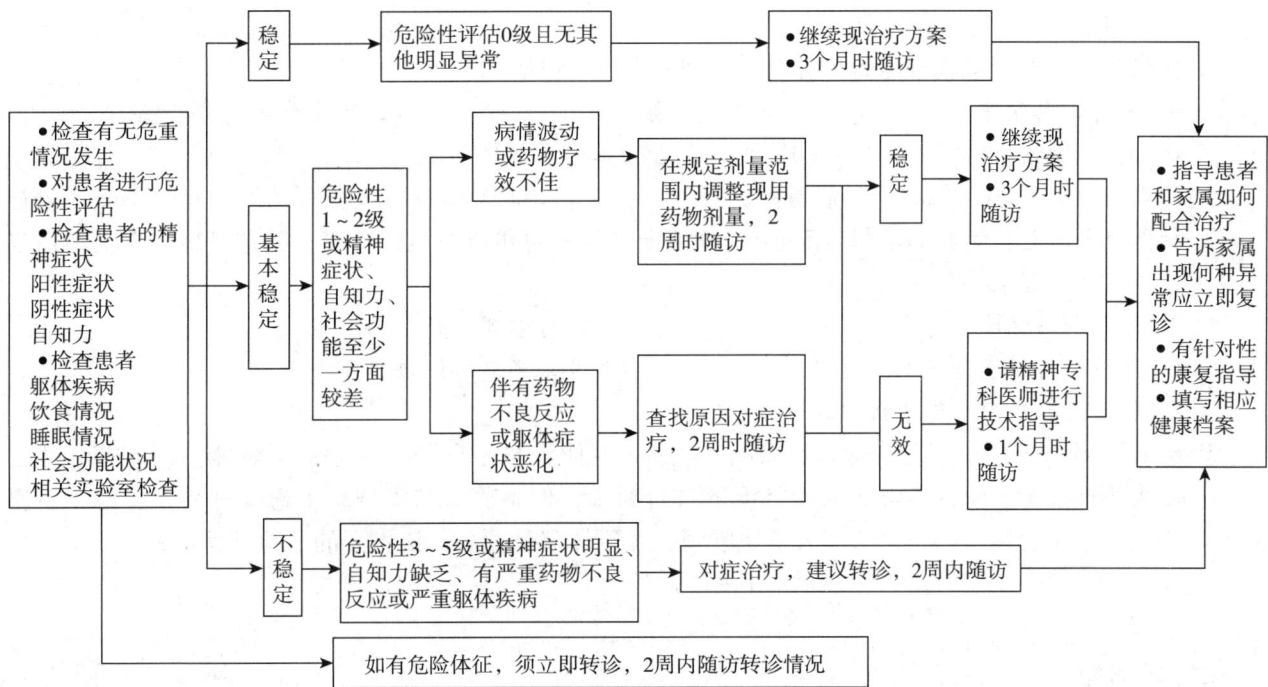

图9-1 严重精神障碍患者健康管理服务流程

四、服务要求

1. 人员配备 基层医疗卫生机构要配备接受过严重精神障碍管理培训的专（兼）职人员，开展严重精神障碍患者健康管理工作。

2. 及时建档 基层医疗卫生机构要与当地相关部门加强联系，及时为辖区内新发现的严重精神障碍患者建立健康档案并根据情况及时更新。

3. 开展随访 随访包括预约患者到门诊就诊、电话追踪和家庭访视等方式。

4. 康复指导 加强宣传，鼓励和帮助患者进行社会功能康复训练，指导患者参与社会活动，接受职业训练。

五、工作指标

严重精神障碍患者规范管理率＝年内辖区内按照规范要求进行管理的严重精神障碍患者人数/年内辖区内登记在册的确诊严重精神障碍患者人数×100%

目前我国对基层医疗卫生机构进行严重精神障碍患者规范管理率的达成目标是80%。

✎ 练习题

答案解析

一、A 型题

1. 纳入基本公共卫生服务管理的严重精神障碍不包括（　　）

A. 重度抑郁症　　　　　　B. 精神分裂症　　　　　　C. 分裂情感性障碍

D. 偏执性精神病　　　　　E. 双相情感障碍

2. 对严重精神障碍患者进行健康管理中，若患者病情稳定，每年至少应随访的次数是（　　）

A. 1 次　　　　　　　　　B. 2 次　　　　　　　　　C. 3 次

D. 4 次　　　　　　　　　E. 5 次

3. 精防人员开展严重精神障碍患者健康管理的内容不包括（　　）

A. 患者信息管理　　　　　B. 分类干预　　　　　　　C. 开展随访

D. 进行危险性评估　　　　E. 发现患者并正确诊断

4. 患者，女，59 岁，精神分裂症患者，否认自己有病。近 1 周自行减药利培酮为每日 1mg（精神科医师开具处方为利培酮每日 3mg），病情未出现波动和药物不良反应。随访时精防人员最适当的处理措施是（　　）

A. 增加随访频次　　　　　　　　　B. 进行心理治疗

C. 允许患者继续每日 1mg 服药　　　D. 要求患者按照每日 3mg 服药

E. 转诊至精神卫生专业机构

5. 患者，男，36 岁，已婚，癫痫所致精神障碍，精防人员定期随访结果：患者能主动服药，饮食及大小便规律，生活能够在家人督促下自行料理，但不愿参与家务，不愿与外界多接触，不愿出门，经常会因一些小事与家人争执吵闹，并砸坏家里物品。该患者的危险性评估是（　　）

A. 0 级　　　　　　　　　B. 1 级　　　　　　　　　C. 2 级

D. 3 级　　　　　　　　　E. 4 级

二、问答题

1. 根据国家基本公共卫生服务规范，划入严重精神障碍患者管理的服务对象有哪些？
2. 简述严重精神障碍患者管理的内容。

（杨柳清）

书网融合……

本章小结　　　　　　微课　　　　　　题库

项目十　肺结核患者健康管理服务 ⓔ微课

PPT

学习目标

知识目标

1. 掌握肺结核患者健康管理的服务对象、服务内容、服务流程、服务要求和工作指标。
2. 熟悉基层医疗卫生机构在结核病管理中的职责及结核病的发现、报告和预防。
3. 了解结核病的流行概况。

能力目标

具备开展肺结核患者的第一次入户随访和其他形式随访的能力，能发现和解决肺结核人群的健康问题，能规范填写"肺结核患者第一次入户随访记录表"和"肺结核患者随访服务记录表"。

素质目标

树立学生为基层卫生事业奋斗终生、维护广大居民健康利益的理念，并具有爱心、耐心、细心的敬业精神和疾病预防意识的职业素养。

结核病是一种由结核杆菌引起的慢性传染病，其中肺结核是最常见的类型。目前，大多数结核病高负担国家和地区已全面实施以直接督导下的短程化疗（DOTS）为核心的现代结核病控制策略，全球结核病控制工作取得了巨大成就，如有效控制全球结核病发病率的上升趋势、不断提高结核病的治愈率以及结核病的预防工作进展显著等。但是，结核病仍然是全球重要的公共卫生问题，结核病控制工作面临的挑战也并未结束，结核病高负担国家和地区仍需要全面贯彻落实结核病控制策略，进一步加强结核病防治服务体系建设，以实现联合国可持续发展目标，达到消除结核病全球流行的目的。

任务一　肺结核预防控制工作概述

一、结核病流行概况

2022 年 10 月 27 日 WHO 发布了《2022 年全球结核病报告》，该报告指出，全球和我国结核病疫情仍然十分严峻，且在新型冠状病毒感染疫情的影响下，在 2019 年前用多年所取得的防控进展已经放缓、停滞甚至逆转，全球结核病目标偏离了轨道。

（一）全球结核病的流行概况

1. 全球结核病的发病情况　2021 年，全球新发结核病患者 1060 万，发病率为 134/10 万，与 2020 年相比较，发病人数和发病率分别上升 4.5% 和 3.6%，逆转了多年来缓慢下降的趋势。大多数结核病病例分布在东南亚区、非洲区和西太平洋区，其中 30 个结核病高负担国家占全球发病病例的 87%。

2. 全球结核病的死亡情况　2021 年，全球结核病死亡人数估计为 160 万，病死率为 15%，且大多数结核病高负担国家的结核病死亡人数有所增加，其死亡病例主要分布在非洲和东南亚地区。

3. 耐药结核病的发病情况　全球结核病控制面临的重要挑战之一是耐药结核病的流行，2021 年新发耐药结核病病例估计增至 45 万例。与此同时，接受治疗的利福平耐药和耐多药结核患者人数、全球基本结核病服务的实际支出以及全球卡介苗接种率等均有所下降，而这些现象也是导致耐药结核病发病增加的原因。

（二）我国结核病的流行概况

1. 我国结核病的发病和死亡情况　据 WHO 报告，2021 年我国新发结核病人数估计为 78 万，发病率为 55/10 万，死亡人数估计为 3.2 万，死亡率为 0.2/10 万，其发病率和死亡率在我国法定传染病中顺位均为第 2 位，在 30 个结核病高负担国家中我国结核病发病人数排第 3 位，低于印度和印度尼西亚。

2. 我国结核病的流行特征　我国多数结核病患者的年龄在 15 ~ 54 岁之间，其患病率和死亡率随着年龄增加而上升，男女性别比约为 2∶1。我国结核病患病率的地区分布特点是西部地区 > 中部地区 > 东部地区，农村地区 > 城镇地区。

3. 耐药结核病的控制情况　2021 年我国耐多药结核病/利福平耐药结核病（MDR/RR – TB）的发病人数为 3.3 万，发病率为 2.3/10 万，我国的 MDR/RR – TB 病例负担在全球 30 个 MDR/RR – TB 高负担国家中位居第 2 位。

综上所述，不管是全球还是我国，结核病负担均有加重，耐药结核病流行尚未得到有效控制，结核病控制工作任务仍然十分艰巨。

二、基层医疗卫生机构在结核病管理中的工作任务

基层医疗卫生机构是结核病防治的最基底单位，包括社区卫生服务中心/站、乡镇卫生院、村卫生室等。基层医疗卫生机构在县（区）级疾病预防控制中心的指导下开展本辖区内的结核病管理工作，其主要工作职责如下。

1. 筛查推介　对于辖区内前来就诊的居民中发现的肺结核可疑症状者或疑似肺结核患者，基层医疗卫生机构负责将其推介或转诊到县（区）级结核病定点医疗机构明确诊断。

2. 主动筛查　基层医疗卫生机构协助县（区）级疾病预防控制中心落实开展辖区内重点人群的结核病主动筛查工作，结核病重点筛查人群主要包括病原学阳性肺结核患者的密切接触者（如患者的家庭成员、同事和同学等）、HIV 感染者和艾滋病患者等。对于筛查出来的肺结核可疑症状者或疑似肺结核患者，基层医疗卫生机构负责将其推介或转诊至县（区）级结核病定点医疗机构明确诊断。

3. 治疗管理　对于上级专业机构通知管理的肺结核患者和接受预防性治疗的潜伏感染者，基层医疗卫生机构负责开展这些人群的居家服药治疗期间的督导管理，并负责与属地疾病预防控制中心的信息沟通。

4. 现场追踪　基层医疗卫生机构负责追踪辖区内的肺结核患者、疑似肺结核患者、中断治疗的患者和有可疑症状的密切接触者，以便及时了解其健康状态。

5. 健康教育　基层医疗卫生机构对患者及其家属、辖区内居民开展有关结核病防治知识的健康教育活动，其活动形式包括讲座、发放宣传资料等，以提高辖区内所有居民对结核病防治的有效认识，做到科学防治结核病。

三、结核病患者的发现、诊断和报告

结核病中最常见的类型是肺结核，也只有肺结核才具有传染性。因此，通过因症就诊、主动筛查和健康体检等多条途径发现肺结核患者，严格按照诊断标准诊断并报告，实现肺结核患者的早发现、早诊断、早报告、早治疗，以减少和避免肺结核在人群中的传播。

（一）发现对象

1. 因症就诊 医疗卫生机构对就诊的肺结核可疑症状者或疑似肺结核患者应及时进行结核病相关检查，同时开展结核病防治知识的宣传教育，使其了解及时诊治的重要性，并转诊到结核病定点医疗机构。若是医疗卫生机构没有条件开展结核病相关检查，应当将其推介至结核病定点医疗机构，后者对所有前来就诊的推介对象进行结核病相关检查和诊治。此外，对于转诊未到位的患者，疾病预防控制中心要开展追踪，组织基层医疗卫生机构督促并尽力确保患者到结核病定点医疗机构进行及时诊治。

2. 主动筛查 疾病预防控制中心组织结核病定点医疗机构和基层医疗卫生机构对辖区内病原学阳性肺结核患者的密切接触者、HIV 感染者/AIDS 患者、65 岁及以上老年人和糖尿病患者等高危人群开展结核病主动筛查，对于发现的肺结核可疑症状者或肺结核疑似患者，登记到"肺结核可疑症状者/疑似患者推介登记本"，并开具"双向转诊单"，推介到结核病定点医疗机构进行进一步诊断排查。

3. 健康体检 开展健康体检的各级各类医疗卫生机构将在健康体检过程中发现的肺结核患者或疑似肺结核患者及时转诊至结核病定点医疗机构进行诊治。

（二）诊断病例

结核病定点医疗机构对推介对象进行肺结核病诊断时，以病原学检查为主，结合胸部影像学、流行病学和临床表现、必要的辅助检查及鉴别诊断，进行综合分析做出诊断。按照《肺结核诊断标准》（WS 288—2017），肺结核分为确诊病例、临床诊断病例和疑似病例。

（三）病例报告

1. 责任报告单位及报告人 肺结核报告要求属地管理首诊负责制。各级各类医疗卫生机构为责任报告单位，其执行职务的医务人员、乡村医生、个体开业医生等均为责任报告人。现场调查时发现的肺结核病例，由现场调查人员报告。

2. 报告对象 诊断的肺结核患者和疑似肺结核患者均为法定传染病报告对象。

3. 报告时限 凡肺结核患者或疑似肺结核患者被诊断后，实行传染病信息报告管理系统的责任报告单位应于 24 小时内进行网络报告；不具备传染病信息报告管理系统条件的责任报告单位要及时向属地乡镇卫生院、社区卫生服务中心或县（区）级疾病预防控制中心报告，并于 24 小时内寄送出传染病报告卡至代报单位，由其进行代报。

4. 报告内容 报告内容主要包括患者的基本信息、发病信息、疾病诊断信息、报卡类型和报告单位信息等。

四、结核病预防

接种卡介苗、控制传染源和结核预防性治疗是预防结核病的主要措施，其能减少结核分枝杆菌在人群中的传播，达到结核病预防的目的。

（一）接种卡介苗

卡介苗是由减毒牛型结核杆菌悬浮液制成的活菌苗，其能降低儿童结核性脑膜炎和粟粒性结核病的发病率。

1. 预防接种单位 县级卫生行政部门指定从事卡介苗预防接种工作的医疗卫生机构，如设有产科的各级各类医疗卫生机构、社区卫生服务中心和乡镇卫生院等，并明确各预防接种单位的责任区域。预防接种人员需经过由县级卫生行政部门组织的专门培训，并取得培训合格证。

2. 卡介苗的接种对象 出生 3 个月以内的婴儿，无卡介苗接种禁忌应完成卡介苗接种。

（二）控制传染源

结核病定点医疗机构、疾病预防控制中心、基层医疗卫生机构等均应组织开展以患者为中心的诊断、治疗、管理和关怀服务。

1. 多途径发现患者　通过因症就诊、主动筛查和健康体检等多种途径发现肺结核患者，并对所有病原学阳性肺结核患者开展耐药筛查。

2. 推广使用新诊断技术　在巩固原有实用技术的基础上，推广使用快速、准确的分子诊断技术，以缩短检测时间和提高诊断的准确性。

3. 规范治疗患者　推行以标准化治疗方案为主的规范性治疗措施，对于有循证医学证据（药敏试验结果、临床药理学检查结果等）的患者可结合其治疗史以及合并症等具体情况，科学、慎重地调整治疗方案、疗程和药物剂量。

4. 开展全方位的结核病患者健康管理和关怀服务　对结核病患者开展全疗程的治疗管理和一体化的关怀服务。推行结核病患者家庭医生签约服务制度，逐步利用"互联网＋"技术辅助等创新方法开展患者管理工作。

> **知识链接**
>
> #### 你知道结核病"患者关怀"吗？
>
> 在我国现有的"三位一体"防治模式下，疾病预防控制中心、定点医疗机构和基层医疗卫生机构密切合作，对纳入治疗的所有肺结核患者开展一体化的关怀服务，从而能及早发现和治疗患者，提高患者的依从性和治愈率，减轻患者的经济负担和精神负担。
>
> 疾病预防控制中心：①在结核病可疑症状者和患者筛查、一线抗结核药品、随访检查和管理等提供支持；②通过多渠道筹资降低患者医疗费用；③通过多途径强化结核病患者闭环管理质量。
>
> 定点医疗机构：①为肺结核可疑症状者、患者及其密切接触者提供快速就诊通道和高质量的诊疗服务；②为患者提供心理支持、营养支持和社会支持等。
>
> 基层医疗卫生机构：①将肺结核可疑症状者或疑似肺结核患者推介转诊至定点医疗机构；②按照肺结核患者健康管理要求，对患者进行面访；③向患者和居民传递结核病"可防、可治，不可怕"的防治理念，消除社会对肺结核患者的歧视；④为结核病患者提供社会支持，告知患者可享受的医疗报销政策、民政医疗救助政策或结核病减免政策等。

（三）预防性治疗

结核病预防性治疗是指对新近感染结核菌的人群进行预防，以达到预防发病的目的。

1. 预防性治疗对象　各地区应根据当地实际情况选择预防性治疗的对象。

（1）与病原学阳性肺结核患者密切接触的 5 岁以下儿童结核潜伏感染者。

（2）HIV 感染者/AIDS 患者中的结核潜伏感染者，或感染检测未检出阳性而临床医生认为确有必要进行治疗的个体。

（3）与活动性肺结核患者密切接触的学生等新近潜伏感染者。

（4）其他人群　需使用肿瘤坏死因子治疗、长期应用透析治疗、准备做器官移植或骨髓移植者、矽肺患者以及长期应用糖皮质激素或其他免疫抑制剂的结核潜伏感染者。

2. 结核分枝杆菌感染的检测与判定

（1）检测方法　目前常用结核菌素皮肤试验或 γ 干扰素释放试验等方法进行结核分枝杆菌感染检测。

（2）结果判定原则　分三种情况：①无卡介苗接种史者、HIV 阳性、接受免疫抑制剂＞1 个月和与病原学阳性肺结核患者有密切接触的 5 岁以下儿童，结核菌素皮肤反应硬结≥5mm 者视为结核分枝杆菌感染；②有卡介苗接种史者，结核菌素皮肤反应硬结≥10mm 者视为结核分枝杆菌感染；③γ 干扰素释放试验检测结果阳性者视为结核分枝杆菌感染。

3. 预防性治疗方案　对于排除活动性结核病、无预防性治疗禁忌的潜伏感染者，由医务人员进行讲解，获取被治疗者知情同意后开展预防性治疗。推荐使用的结核病预防性治疗方案包括：单用异烟肼治疗 6~9 个月方案、异烟肼和利福喷丁联用 3 个月方案、异烟肼和利福平联用 3 个月方案以及单用利福平 4 个月方案。在实际工作中，应根据具体情况选择使用，同时开展治疗期间的服药管理和不良反应监测，确保规范用药、及时处理不良反应。

任务二　肺结核患者健康管理服务规范

情境导入

情境：李某，男，68 岁。近半个月以来，李某出现咳嗽、咳痰，并伴有胸闷、胸痛和乏力等症状，于是前往离家近的社区卫生服务中心就诊。通过对李某进行病史采集、听诊和胸部 X 光片检查后，接诊医生给出的诊断是疑似肺结核患者。

思考：

1. 李某已诊断为疑似肺结核患者，作为首诊医生接下来该怎么做？

2. 若李某确诊为结核病，李某就诊的社区卫生服务中心需要做哪些工作？

一、服务对象

肺结核患者健康管理的服务对象是辖区内常住的肺结核患者，包括常住人口和流动人口。

二、服务内容

基层医疗卫生机构应对辖区内筛查出来的肺结核可疑症状者或疑似肺结核患者进行推介转诊，并对已确诊的肺结核患者进行第一次入户随访、督导服药、随访管理和结案评估，从而科学、合理、有效地开展本辖区的结核病控制工作。

（一）筛查及推介转诊

1. 筛查、推介转诊　对辖区内前来就诊的居民或患者，如发现有慢性咳嗽、咳痰≥2 周，咯血、血痰，或发热、盗汗、胸痛或不明原因消瘦等肺结核可疑症状者，在鉴别诊断的基础上，开具"双向转诊单"，再将患者推介到结核病定点医疗机构进行结核病检查。

2. 电话随访　基层医疗卫生机构在 1 周内对推介对象进行电话随访，跟进其就诊情况和诊断结果；若推介对象没有及时就诊，再次督促其就诊。

肺结核患者的筛查与推介转诊流程如图 10-1 所示。

辖区内前来就诊的居民或患者	如发现以下症状或体征 1. 慢性咳嗽、咳痰≥2周 2. 咯血、血痰 3. 其他：发热、盗汗、胸痛或不明原因消瘦≥2周	• 推介转诊至结核病定点医疗机构进行结核病检查 • 填写"双向转诊单" • 1周内进行电话随访，看是否前去就诊，督促其及时就医

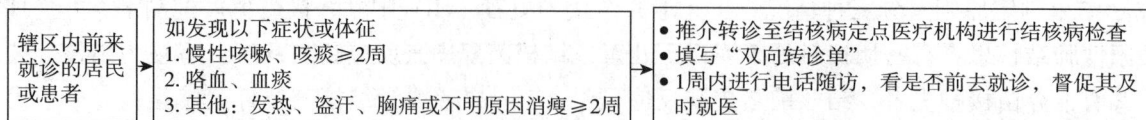

图 10 - 1 肺结核患者的筛查与推介转诊流程图

（二）第一次入户随访

结核病定点医疗机构对基层医生推介到位的肺结核可疑症状者或疑似肺结核患者进行诊断后，需在24 小时内将最终诊断结果反馈给基层医疗卫生机构。基层医疗卫生机构接到管理肺结核患者的通知单后，要在 72 小时内入户访视该肺结核患者。

1. 第一次入户随访准备

（1）了解患者基本信息，如姓名、性别、年龄、家庭住址、电话等；同时了解诊断及治疗信息，包括肺结核分型、治疗分类、痰检和药敏结果、治疗方案等。

（2）主动联系患者，预约访视时间。

（3）准备访视用品，如"肺结核患者第一次入户随访记录表""服药记录卡"、健康教育宣传册、口罩等，病原学阳性患者需要带"病原学阳性患者密切接触者筛查表"。

2. 第一次入户随访内容

（1）确定督导人员，医务人员优先，也可为患者家属或志愿者或智能工具辅助。若选择家属，则必须对家属进行培训。同时与患者确定服药地点和服药时间。按照化疗方案，告知督导人员患者的"肺结核患者治疗记录卡"或"耐多药肺结核患者服药卡"填写方法、取药时间和地点，提醒患者按时取药和复诊。

（2）对患者的居住环境进行评估，评估患者居住环境中的居室分配情况、居室通风情况、咳嗽习惯、消毒情况以及共同居住的人员等，告诉患者及家属做好防护工作，防止传染。

（3）对患者及家属进行结核病防治知识宣传教育。

（4）告诉患者出现病情加重、严重不良反应、并发症等异常情况时，要及时就诊。

（5）对患者家庭密切接触者进行肺结核可疑症状筛查，发现可疑者推介转诊到结核病定点医疗机构进一步检查诊断。

（6）告知患者下次随访时间和要求以及检查相关注意事项等。

（7）填写"肺结核患者第一次入户随访记录表"（表 10 - 1）。

（8）对于肺结核患者的现住址错误、72 小时内 2 次访视未见患者、管理落实情况等随访信息，及时反馈给上级专业机构。

表 10 - 1 肺结核患者第一次入户随访记录表

姓名：
编号□□□ - □□□□□

随访时间	年 月 日	
随访方式	1 门诊 2 家庭	□
患者类型	1 初治 2 复治	□
痰菌情况	1 阳性 2 阴性 3 未查痰	□
耐药情况	1 耐药 2 非耐药 3 未检测	□

症状及体征： 0 没有症状　　　　1 咳嗽咳痰 2 低热盗汗　　　　3 咯血或血痰 4 胸痛消瘦　　　　5 恶心纳差 6 头痛失眠　　　　7 视物模糊 8 皮肤瘙痒、皮疹　9 耳鸣、听力下降		□/□/□/□/□/□
	其他：	
用药	化疗方案	
	用法	1 每日　2 间歇　　　　　　　　　　　　　　　□
	药品剂型	1 固定剂量复合制剂　2 散装药　3 板式组合药　4 注射剂　□
督导人员选择		1 医生　2 家属　3 自服药　4 其他　　　　　　　□
家庭居住 环境评估	单独的居室	1 有　2 无　　　　　　　　　　　　　　　　　□
	通风情况	1 良好　2 一般　3 差　　　　　　　　　　　　□
生活方 式评估	吸烟	／　　　支/天
	饮酒	／　　　两/天
健康教育 及培训	取药地点、时间	地点： 时间：　　　年　　月　　日
	服药记录卡的填写	1 掌握　2 未掌握　　　　　　　　　　　　　　□
	服药方法及药品存放	1 掌握　2 未掌握　　　　　　　　　　　　　　□
	肺结核治疗疗程	1 掌握　2 未掌握　　　　　　　　　　　　　　□
	不规律服药危害	1 掌握　2 未掌握　　　　　　　　　　　　　　□
	服药后不良反应及处理	1 掌握　2 未掌握　　　　　　　　　　　　　　□
	治疗期间复诊查痰	1 掌握　2 未掌握　　　　　　　　　　　　　　□
	外出期间如何坚持服药	1 掌握　2 未掌握　　　　　　　　　　　　　　□
	生活习惯及注意事项	1 掌握　2 未掌握　　　　　　　　　　　　　　□
	密切接触者检查	1 掌握　2 未掌握　　　　　　　　　　　　　　□
下次随访时间		年　　月　　日
评估医生签名		

3. 填表说明

（1）本表为医生在首次入户访视结核病患者时填写。

（2）患者类型、痰菌、耐药情况和用药的信息，均在患者的"肺结核患者治疗记录卡"或耐多药患者的"耐多药肺结核患者服药卡"获得。

（3）督导人员选择　根据患者的情况，与其协商确定督导人员。

（4）家庭居住环境评估　入户后，了解患者的居所情况并记录。

（5）生活方式评估　询问患者的生活方式并给予指导，且与患者共同制定下次随访目标。

吸烟　斜线前填写目前吸烟量，不吸烟填"0"，吸烟者写出每天的吸烟量"＊＊支/天"；斜线后填写吸烟者下次随访目标吸烟量"＊＊支/天"。

饮酒情况　"从不饮酒者"不必填写有关饮酒情况项目。"日饮酒量"应折合相当于白酒的量（啤酒/10＝白酒量，红酒/4＝白酒量，黄酒/5＝白酒量）。

（6）健康教育及培训的主要内容

①肺结核治疗疗程：服用抗结核药物1个月以后，传染性一般就会消失；初治肺结核患者的治疗疗程为6个月，复治肺结核患者为8个月，耐多药肺结核患者为24个月。

②不规律服药危害：若不遵从医嘱、不按时服药、不完成全疗程治疗，会导致初次治疗失败，严重者发展为耐多药结核病，使治疗疗程明显延长，治愈率大大降低，甚至终生不愈。

③服药方法及药品存放：抗结核药物宜采用空腹顿服的服药方式，一日的药量要在同一时间一次服用。药物应放在阴凉干燥、儿童接触不到的地方。夏天宜放在冰箱的冷藏室。

④服药后不良反应及处理：常见的不良反应，胃肠道反应、恶心、皮肤瘙痒、关节痛、手脚麻木等，严重者可能会呕吐、视物不清、皮疹、听力下降等；当出现上述任何情况时，应及时联系医生，不要自行停药或更改治疗方案。服用利福平后出现尿液变红、红色眼泪现象为正常现象，不必担心。为及时发现并干预不良反应，每月应到定点医疗机构进行血常规、肝肾功能复查。

⑤治疗期间复诊查痰：初治肺结核患者应在治疗满2、5、6个月时，复治肺结核患者在治疗满2、5、8个月时，耐多药肺结核患者注射期每个月，非注射期每两个月均需复查痰涂片和培养。医生告知患者及家属留痰时间、正确的留痰方法及其注意事项。

⑥外出期间坚持服药：如果患者需要短时间的外出，应告知医生，并带够足量的药品继续按时服药，同时注意将药品低温、避光保存；如果改变居住地，应及时告知医生，以便能够延续治疗。

⑦生活习惯及注意事项：患者最好住在单独的光线充足的房间，经常开窗通风。注意保持良好的卫生习惯，不能随地吐痰，也不要下咽，应把痰吐在纸巾中包好后焚烧，或吐在有消毒液的痰盂中；不要对着他人大声说话、咳嗽或打喷嚏；传染期内应尽量少去公共场所，如需外出应佩戴口罩。

同时，患者保持良好的行为生活方式，在治疗期间应严格戒烟、禁酒；要注意休息，避免重体力活动；加强营养，多吃奶类、蛋类、瘦肉等高蛋白食物，多吃绿叶蔬菜、水果及杂粮等富含维生素和无机盐的食品，避免吃过于刺激的食物。

⑧密切接触者检查：建议患者的家人或经常接触者等密切接触者，及时到定点医疗机构进行结核菌感染和肺结核筛查。

（7）下次随访时间　确定下次随访日期，并告知患者。

（8）评估医生签名　随访完毕，核查无误后随访医生签署其姓名。

4. 第一次入户随访流程　肺结核患者第一次入户随访流程如图10-2所示。

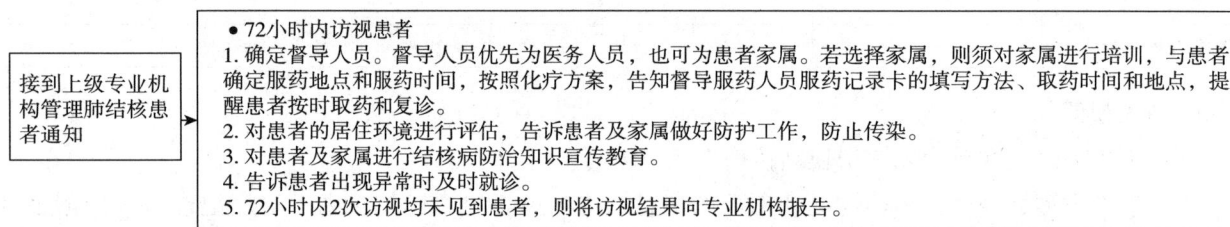

接到上级专业机构管理肺结核患者通知

● 72小时内访视患者
1. 确定督导人员。督导人员优先为医务人员，也可为患者家属。若选择家属，则须对家属进行培训，与患者确定服药地点和服药时间，按照化疗方案，告知督导服药人员服药记录卡的填写方法、取药时间和地点，提醒患者按时取药和复诊。
2. 对患者的居住环境进行评估，告诉患者及家属做好防护工作，防止传染。
3. 对患者及家属进行结核病防治知识宣传教育。
4. 告诉患者出现异常时及时就诊。
5. 72小时内2次访视均未见到患者，则将访视结果向专业机构报告。

图10-2　肺结核患者第一次入户随访流程图

（三）督导服药和随访管理

1. 督导服药　由督导人员对患者进行督导服药，并记录服药情况。

（1）医务人员督导　患者服药日，医务人员对患者进行直接面视下督导服药。

（2）家庭成员督导　患者每次服药要在家属的面视下进行。

2. 随访评估

（1）随访评估频次　①由医务人员督导服药的患者，医务人员至少每个月记录1次对患者的随访评估结果；②由家庭成员或志愿者或智能辅助工具等督导的患者，基层医疗卫生机构要在患者的强化期或注射期内每10天随访1次，继续期或非注射期内每1个月随访1次，并在"肺结核患者随访服务记录表"（表10-2）上记录随访情况。

（2）随访评估内容　①评估是否存在危急情况，如有则紧急转诊，2 周内主动随访转诊情况；②对无需紧急转诊的，了解患者服药情况（包括服药是否规律，是否有不良反应），询问上次随访至此次随访期间的症状，询问其他疾病状况、用药史和生活方式等。

3. 分类干预

（1）对于能够按时服药，无不良反应的患者，则继续督导服药，并预约下一次随访时间。

（2）患者未按定点医疗机构的医嘱服药，要查明原因。若是不良反应引起的，则转诊；若是其他原因，则要对患者强化健康教育。若患者漏服药次数超过 1 周及以上，要及时向上级专业机构进行报告。

（3）对出现药物不良反应、并发症或合并症的患者，要立即转诊，2 周内随访。

（4）提醒并督促患者按时到定点医疗机构进行复诊。

表 10-2　肺结核患者随访服务记录表

随访时间		年　月　日	年　月　日	年　月　日	年　月　日
治疗月序		第　　月	第　　月	第　　月	第　　月
督导人员		1 医生　2 家属 3 自服药　4 其他　□	1 医生　2 家属 3 自服药　4 其他　□	1 医生　2 家属 3 自服药　4 其他　□	1 医生　2 家属 3 自服药　4 其他　□
随访方式		1 门诊　2 家庭 3 电话　　　　□	1 门诊　2 家庭 3 电话　　　　□	1 门诊　2 家庭 3 电话　　　　□	1 门诊　2 家庭 3 电话　　　　□
症状及体征： 0 没有症状 1 咳嗽咳痰 2 低热盗汗 3 咯血或血痰 4 胸痛消瘦 5 恶心纳差 6 关节疼痛 7 头痛失眠 8 视物模糊 9 皮肤瘙痒、皮疹 10 耳鸣、听力下降		□/□/□/□/□/□/□ 其他：	□/□/□/□/□/□/□ 其他：	□/□/□/□/□/□/□ 其他：	□/□/□/□/□/□/□ 其他：
生活方式指导	吸烟	／　　　支/天	／　　　支/天	／　　　支/天	／　　　支/天
	饮酒	／　　　两/天	／　　　两/天	／　　　两/天	／　　　两/天
用药	化疗方案				
	用法	1 每日　2 间歇　□	1 每日　2 间歇　□	1 每日　2 间歇　□	1 每日　2 间　□
	药品剂型	1 固定剂量复合制剂 □ 2 散装药　　　　□ 3 板式组合药　　□ 4 注射剂　　　　□	1 固定剂量复合制剂 □ 2 散装药　　　　□ 3 板式组合药　　□ 4 注射剂　　　　□	1 固定剂量复合制剂 □ 2 散装药　　　　□ 3 板式组合药　　□ 4 注射剂　　　　□	1 固定剂量复合制剂 □ 2 散装药　　　　□ 3 板式组合药　　□ 4 注射剂　　　　□
	漏服药次数	次	次	次	次
药物不良反应		1. 无　2. 有　　□	1. 无　2. 有　　□	1. 无　2. 有　　□	1. 无　2. 有　　□
并发症或合并症		1. 无　2. 有　　□	1. 无　2. 有　　□	1. 无　2. 有　　□	1. 无　2. 有　　□
转诊	科别				
	原因				
	2 周内随访，随访结果				

处理意见				
下次随访时间				
随访医生签名				
停止治疗及原因	停止治疗时间： 年 月 日 停止治疗原因：完成疗程□ 死亡□ 丢失□ 转入耐多药治疗□			
全程管理情况	应访视患者 次，实际访视 次； 患者在疗程中，应服药 次，实际服药 次，服药率 %			
	评估医生签名：			

填表说明

（1）本表为结核病患者在接受随访服务时由医生填写。同时查看患者的"肺结核患者治疗记录卡"（表10-3）或"耐多药肺结核患者服药卡"（表10-4）。

（2）生活方式指导：同"肺结核患者第一次入户随访记录表"中生活方式指导的填表说明。

（3）漏服药次数：上次随访至本次随访期间漏服药次数。

（4）药物不良反应：如果患者服用抗结核有明显的药物不良反应，具体描述何种不良反应或症状。

（5）合并症/并发症：如果患者出现了合并症或并发症，则具体记录。

（6）转诊：如果转诊要写明转诊的医疗机构及科室类别，并在原因一栏写明转诊原因。

（7）2周内随访结果：转诊2周后，对患者进行随访，并记录随访结果。

（8）处理：根据患者服药情况，对患者督导服药进行分类干预。

（9）下次随访日期：根据患者此次随访分类，确定下次随访日期，并告知患者。

（10）评估医生签名：随访完毕，核查无误后随访医生签署其姓名。

（11）全程服药管理情况：肺结核患者治疗结案时填写。

表10-3 肺结核患者治疗记录卡

_____省（自治区、直辖市）　_____市（地）　_____区/县　_____乡（街道）

姓名：_____　性别：_____　出生年月：___年___月　详细住址：_____

登记号：_____　病案号：_____　患者联系电话：_____

诊断：_____　治疗前痰菌检查结果：阴性　阳性　治疗分类：初治　复治　其他

管理方式：全程督导　强化期督导　全程管理　自服药　督导人员：医生　家属　志愿者　其他

始治方案：_____　更改方案：_____

服药记录：始治日期 ___年___月___日　停止治疗日期 ___年___月___日

日期

服药月份	1	2	3	4	5	6	7	8	9	10	11	12	13	14	15	16	17	18	19	20	21	22	23	24	25	26	27	28	29	30	31
1																															
2																															
3																															
4																															
5																															
6																															
7																															
8																															
9																															
10																															
11																															
12																															

患者签名：　　　　　　　　　完成疗程时督导人员签名：

1. 查痰记录［预约日期由县（区）结防机构填写］。

预约日期	送检日期	延迟、提前（天）	痰检结果

2. 用药延误记录（由督导员填写）。

日期	漏服次数及原因	补服次数	断药次数

3. 访视及不良反应记录［由乡镇（社区卫生服务中心）及县（区）医生在访视时分别填写］。

日期	督导访视内容及改进意见	访视人（单位）

填表说明

（1）每次领取药品后，由县（区）级医生在确定治疗日期的格内划"×"。如 2 月 5 日领取药品，治疗方案为每日服药，且领取了 2 个月的药品，则在第 1 月序的 6 日起，每日划"×"，直至第 3 月序的第 6 日。

（2）每次服药后由督导人员在×的外面加圈○，即⊗。

表 10 – 4　耐多药肺结核患者服药卡

耐多药肺结核患者第_____月*服药卡（正面）

起止时间：20____年____月____日至20____年____月____日（治疗月序：　　　）

姓名		年龄		登记号		地址	

治疗方案	1. 利福平耐药治疗药物和方案 （1）长程治疗方案 ①6Lfx（Mfx）Bdq Lzd（Cs）Cfz /12Lfx（Mfx）Lzd（Cs）Cfz ②6Lfx（Mfx）Cfz Cs Am（Cm）Z（E，Pto）/14Lfx（Mfx）Cfz Cs Z（E，Pto） ③6Bdq Lzd Cfz Cs/14Lzd Cfz Cs ④其他方案：_____ （2）短程治疗方案：4 – 6Lfx（Mfx）Bdq（Am）Cfz Z H（高剂量）Pto E/5Lfx（Mfx）Cfz Z E 2. 异烟肼单耐药肺结核治疗方案：6 – 9R Z E Lfx

当月服药第几日*	药物													不良反应症状及处理	服药人签字	督导人员签字
	H	Z	E	Lfx	Mfx	Bdq	Lzd	Cfz	Cs	Cm	Am	Pto	其他			
1																
2																
3																
4																
5																
6																
7																
8																
9																
10																
11																
12																
13																
14																
15																
16																
17																
18																
19																
20																
21																
22																
23																
24																
25																
26																
27																
28																
29																
30																
31																

耐多药肺结核患者第　　　月＊服药卡（背面）

最近一次痰检回报结果

检查方法	送检日期	报告日期	结果
痰涂片			
痰培养			

复查时间与项目

复查时间	复查项目	复查时间	复查项目
20 ___ 年 ___ 月 ___ 日	痰标本____血液标本____ X 线_____其他_____	20 ___ 年 ___ 月 ___ 日	痰标本_____血液标本_____ X 线_____其他_____
20 ___ 年 ___ 月 ___ 日	痰标本____血液标本____ X 线_____其他_____	20 ___ 年 ___ 月 ___ 日	痰标本_____血液标本_____ X 线_____其他_____

取药记录

取药时间	药物种类及数量									
	吡嗪酰胺（片）	左氧氟沙星（片）	莫西沙星（片）	阿米卡星（支）	卷曲霉素（支）	丙硫异烟胺（片）	对氨基水杨酸（片）	乙胺丁醇（片）	环丝氨酸（片）	其他
20 ___ 年 ___ 月 ___ 日										
20 ___ 年 ___ 月 ___ 日										

填表说明

（1）　＊按实际治疗月序填写，从患者首次实际服药第一天开始填写第一行。

（2）　记录标记　O＝直接观察服药，N＝没有监督服药，×＝没有服药。

（3）　注意　请将该表格于次月患者随访时交定点医疗机构主管医生。

（四）结案评估

当患者停止抗结核治疗后，基层医疗卫生机构对其进行结案评估。评估内容包括：记录患者停止治疗的时间及原因；全程服药管理情况；收集和上报患者的《肺结核患者治疗记录卡》或《耐多药肺结核患者服药卡》。同时将患者转诊至结核病定点医疗机构进行治疗转归评估，2 周内进行电话随访，了解是否前去就诊及确诊结果。

三、服务流程

基层医疗卫生机构对肺结核患者进行随访服务时，其随访工作大致分为询问和检查、随访评估、分类干预三个环节，肺结核患者健康随访管理服务流程如图 10－3 所示。

（一）询问和检查

当基层医疗卫生机构对肺结核患者进行随访时，首先询问和检查患者是否有危急情况、其他不能处理的危险疾病等问题。若有上述任一情况，紧急处理后转诊，并 2 周内主动随访；若无上述任一情况，则进入下一个环节——评估。

（二）随访评估

随访评估内容包括：上次随访到此次随访期间症状、最近一次各项检查结果以及服药情况等，通过了解患者的健康状况、服药情况和行为生活方式等，对患者进行全面评估。

（三）分类干预

根据评估结果，对患者进行分类干预，分三种不同情况进行针对性干预和指导。

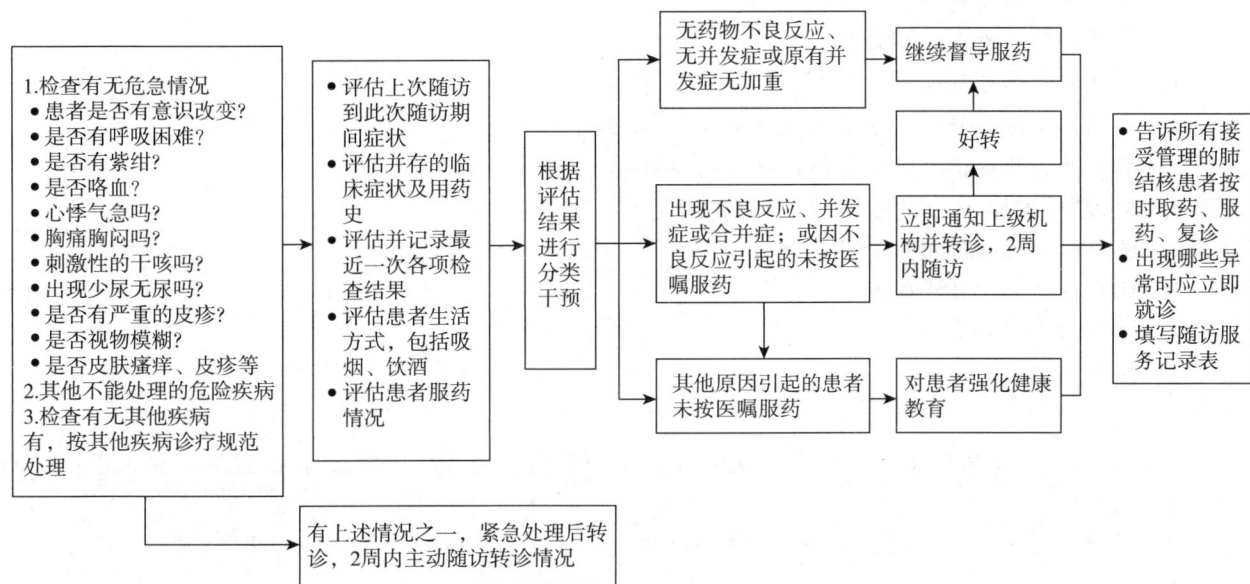

图 10 - 3　肺结核患者督导服药与随访管理流程图

四、服务要求

1. 指定村医负责本村服务对象　在农村地区，主要由村医开展肺结核患者的健康管理服务。

2. 接受专业培训和指导　肺结核患者健康管理医务人员需接受上级专业机构的培训和技术指导。

3. 填写和保存记录卡/服药卡　患者服药后，督导人员按上级专业机构的要求，在患者服完药后在"肺结核患者治疗记录卡"/"耐多药肺结核患者服药卡"中记录服药情况。患者完成疗程后，要将"肺结核患者治疗记录卡"/"耐多药肺结核患者服药卡"交上级专业机构留存。

4. 及时更新和共享随访服务记录表　提供服务后及时将相关信息记入"肺结核患者随访服务记录表"，每月记入 1 次，存入患者的健康档案，并将该信息与上级专业机构共享。

5. 及时报告患者迁出情况　管理期间如发现患者从本辖区居住地迁出，要及时向上级专业机构报告。

五、工作指标

1. 肺结核患者管理率 = 已管理的肺结核患者人数/辖区同期内经上级定点医疗机构确诊并通知基层医疗卫生机构管理的肺结核患者人数 ×100%

根据考核要求，肺结核患者管理率达到 90% 以上。

2. 肺结核患者规则服药率 = 按照要求规则服药的肺结核患者人数/同期辖区内已完成治疗的肺结核患者人数 ×100%

规则服药：在整个疗程中，患者在规定的服药时间实际服药次数占应服药次数的 90% 以上。

练习题

答案解析

一、A 型题

1. 基层医疗卫生服务机构医务人员在结核病管理工作中的作用不包括（　　）
    A. 推介肺结核可疑症状者到结核病定点医院就诊
    B. 对肺结核病患者定期督导
    C. 对结核病患者及家属、居民进行健康教育
    D. 向已经确诊的肺结核患者免费发放抗结核药品
    E. 协助开展肺结核或疑似肺结核患者的追踪

2. 下列人群中不属于结核病重点筛查人群的是（　　）
    A. 病原学阳性肺结核患者的密切接触者
    B. HIV 感染者/AIDS 患者
    C. 65 岁及以上老年人
    D. 糖尿病患者
    E. 高血压患者

3. 当基层医疗卫生机构接到管理肺结核患者的通知单后，完成该肺结核患者的第一次入户随访的时间是（　　）
    A. 24 小时内　　　　　　　　B. 48 小时内　　　　　　　　C. 72 小时内
    D. 1 周内　　　　　　　　　E. 2 周内

4. 当由家庭成员或志愿者等作为肺结核患者的服药督导人员时，基层医疗卫生机构在患者的强化期或注射期的随访频次是（　　）
    A. 每 5 天随访 1 次　　　　　B. 每 10 天随访 1 次　　　　C. 每 2 周随访 1 次
    D. 每个月随访 1 次　　　　　E. 每个季度随访 1 次

5. 某社区卫生服务中心的王医生在对肺结核患者李大爷进行随访评估时发现，李大爷由于健忘导致服药不规律，王医生应对李大爷进行处理方法是（　　）
    A. 立即转诊　　　　　　　　B. 继续督导服药　　　　　　C. 强化规范服药的健康教育
    D. 向上级专业机构报告　　　E. 无需处理

二、问答题

1. 基层医疗卫生机构在结核病管理中的职责主要体现在哪几个方面？
2. 简述肺结核患者健康管理过程中不同类别患者的处理措施。

（邹华军）

书网融合……

本章小结　　　　　微课　　　　　题库

项目十一 传染病及突发公共卫生事件报告和处理服务

PPT

学习目标

知识目标

1. 掌握传染病的定义、流行过程的基本条件、传染病的基本特征、法定传染病的种类和报告时限、突发公共卫生事件的定义和分类、突发公共卫生事件的报告时限、传染病及突发公共卫生事件报告和处理服务流程、传染病及突发公共卫生事件报告和处理服务工作指标。

2. 熟悉传染病病程发展的阶段性、传染病的预防、突发公共卫生事件的特点和分级、传染病及突发公共卫生事件报告和处理服务要求。

3. 了解传染病流行过程的影响因素、突发公共卫生事件的信息发布,突发公共卫生事件的应急准备与处理。

能力目标

具备传染病与突发公共卫生事件的基本知识,具有传染病和突发公共卫生事件发现、登记和报告的能力。

素质目标

通过本项目的学习,树立为人民服务的意识,认真负责的工作态度,培养学生具有卫生工作者的职业素质。

情境导入

情境:某医院一急诊科护士2月1日明显诱因开始出现鼻塞、流涕、咳嗽等症状。经门诊预诊分诊至发热门诊。门诊血常规示:WBC,5.36×10^9/L,中性粒细胞比率下降,淋巴细胞比率上升,甲型流感病毒检测阴性。胸部CT检查提示:左肺上叶及下叶磨玻璃样病灶,2月5日CDC查咽拭子新冠状病毒核酸检测阳性,诊断为:新型冠状病毒感染,给予莫西沙星、阿比多尔等对症支持治疗后于2月6日转至省传染病定点医院继续治疗。

思考:

1. 为了应对新型冠状病毒感染疫情,医院应该做好哪些准备?

2. 当医院发现了职工感染新型冠状病毒后,应该采取哪些措施?

随着全球一体化进程的加快,突发公共卫生事件对人类健康和社会发展的威胁与日俱增,给公共卫生机构带来严峻挑战。近20年来,HIV/AIDS、登革热、SARS、中东呼吸综合征(MERS)、高致病性禽流感、埃博拉病毒、新型冠状病毒等人类传染性疾病在全世界流行。突发公共卫生事件应急准备是指管理机制、物资、信息、人力、财力和技术的准备和储备,以有效应对突发公共卫生事故,最大限度地减少事件造成的影响和损失。近年来,我国政府在应对各种各样的突发公共卫生事件中,把人民安全放在第一位,投入了极大的人力、物力和财力。尽管取得了阶段性成果,但在应急能力、响应速度和专业知识储备方面也存在不均衡的问题。

基层医疗机构是应对突发公共卫生事件的前沿机构，其公共卫生应急和管理能力直接影响整个事件的效果、质量和成功与否。当公共卫生事件发生时，基层医疗机构的职责为给因突发事件生病的患者提供医疗救助，采取预防措施防止交叉感染和污染，并报告公共卫生突发事件。受自然环境条件和经济发展水平的限制，基层医疗机构公共卫生服务体系建设相对滞后，应对突发公共卫生事件的能力不足。这是我国公共卫生安全防控的薄弱环节，亟待进一步完善。因此，学好传染病及突发公共卫生事件报告和处理服务规范，可以为完善我国的卫生应急管理体系、提高我国卫生应急能力提供人才储备。

任务一　传染病

一、传染病的概念

传染病是由各种病原微生物（病毒、细菌、放线菌、立克次体和螺旋体）和寄生虫（原虫或蠕虫）引起的，能在人与人、动物与动物、人与动物之间相互传播的多种危害人群健康疾病的总称。

二、传染病流行过程的基本条件

传染病的流行过程是指传染病在人群中的发生、发展和转归的过程。构成传染病流行过程需要三个基本条件，即传染源、传播途径和人群易感性。这三个基本环节同时存在、相互连接并协同作用，就会造成传染病的发生与蔓延。只要采取有效措施，控制其中任一环节，传染病的流行过程即告终止。

（一）传染源

传染源是指病原体已在体内生长繁殖并能排出病原体的人和动物。传染源包括以下几方面。

1. 患者　是重要传染源，不同病期的患者，传染性的强弱各不相同，尤其在发病期其传染性最强。

2. 病原携带者　因没有临床表现而不易发现，但其体内不断排出病原体，在某些传染病中具有重要流行病学意义。

3. 隐性感染者　因其无临床表现，在某些传染病（如伤寒、细菌性疾病）中有重要的流行病学意义。

4. 受感染的动物　以动物为传染源传播的疾病，称为动物性传染病，如狂犬病、布氏杆菌病等。以野生动物为传染源的传染病，称为自然疫源性传染病，如流行性出血热、鼠疫等。

（二）传播途径

传播途径是指病原体从传染源排出体外，经一定的方式，到达另一易感者的过程。其方式分为以下几种。

1. 水与食物　病原体通过粪便排出体外，污染水和食物，易感者接触污染的水和食物受染。主要见于以消化道为传播途径的传染病，如细菌性痢疾、伤寒、霍乱、甲型病毒性肝炎等。

2. 空气、飞沫　传染源通过咳嗽、喷嚏、谈话排出的分泌物和飞沫中含有的病原体，使易感者吸入受染。主要见于以呼吸道为传播途径的传染病，如流行性脑脊髓膜炎、流行性感冒、麻疹等。

3. 虫媒　病原体在昆虫体内繁殖，通过不同的侵入方式进入易感者体内。主要见于以吸血节肢动物如蚊、蝉、蚤、恙虫、蝇等为重要传播媒介。如疟疾、乙型脑炎、斑疹伤寒、鼠疫、恙虫病等。

4. 日常生活接触　通过手、用物、玩具接触传播，可引起消化道传染病（如伤寒、痢疾），也可引起呼吸道传染病（如传染性非典型肺炎、白喉）。有直接接触与间接接触两种方式，如皮肤炭疽、狂犬病等为直接接触感染；多种肠道传染病通过污染的手间接接触传播。

5. 血液、体液　通过输液、输血或唾液、黏液等传播，如乙型肝炎、艾滋病等。

6. 土壤、疫水　当病原体的芽孢（如破伤风杆菌、炭杆菌）或幼虫（如钩虫）、虫卵（如蛔虫）污染土壤或水时，土壤和水可成为这些疾病的传播途径。

（三）人群易感性

人群易感性指某一特定人群对某种传染病病原体的易感程度或免疫水平。对某一传染病缺乏特异性免疫力的人称易感者。人群易感性决定于人群中个体的免疫状态。

1. 影响人群易感性升高的因素

（1）新生儿增加　如6个月以上的新生儿未经人工免疫者，由于体内缺乏特异性免疫力对许多传染病都易感。个别传染病如百日咳，6个月以内的婴儿也易感。

（2）易感人口的迁入　常会导致某些地方病或自然疫源性疾病如疟疾、乙型脑炎感染的增加。长期居住在流行区的居民，因既往患病或隐性感染，体内具备特异的免疫力。而非流行区居民迁入流行区后，因缺乏免疫力，使流行区的人群易感性升高。

（3）免疫人口免疫力的自然消退　许多传染病（包括隐性感染）或人工免疫后经一段时间，其免疫力逐渐降低，再度成为易感人口，使人群易感性升高。

（4）免疫人口死亡　免疫人口的死亡比例增加时，可使人群易感性相对升高。

2. 影响人群易感性降低的因素

（1）预防接种　采取计划免疫对易感人群按免疫程序实施计划免疫和必要时强化免疫接种，是降低人群易感性最重要的措施。

（2）传染病流行　一次传染病流行后，有相当数量的易感者获得免疫力，使人群的易感性降低。

（3）隐形感染　通过隐性感染可以获得免疫力，使人群易感性降低。

三、传染病流行过程的影响因素

影响传染病流行过程的因素即流行因素，是指影响传染病流行的外界因素，主要包括自然因素和社会因素。它们通过对传染源、传播途径、易感人群三个环节的作用，可以促进或抑制传染病的流行过程。

（一）自然因素

影响传染病流行过程的自然因素很多，包括气象、地理、土壤、植物等，其中最明显的是气候因素与地理因素。近年来全球气候变暖，使媒介昆虫和动物宿主的迁徙方式发生了改变。如伊蚊历来只能生活在海拔1000米以下地区，但由于气候变暖，在南美的一些国家，可在海拔1350至2200米高度发现伊蚊。

（二）社会因素

社会因素包括人类的一切活动，如人们的卫生习惯、卫生条件、医疗卫生状况、生活条件、居住环境、人口流动、风俗习惯、宗教信仰、社会动荡等。近年来新发、再发传染病的流行，很大程度上受到了社会因素的影响。

四、传染病的特征和阶段性

传染病与其他疾病的主要区别有下列四个基本特征，但这些基本特征应综合地加以考虑。

（一）传染病的基本特征

1. 有病原体　任何一种传染病都是由其特异的病原体引起，这些病原体包括病毒、立克次体、细菌、真菌、螺旋体、原虫等，其中以细菌和病毒最常见。从患者体内的组织、血液、体液、分泌物及排泄物中发现病原体是确诊感染性疾病的依据。

2. 有传染性 指病原体从宿主排出体外，通过一定方式到达新的宿主体内的特性，这是传染病与其他感染性疾病的最主要区别。其传染强度与病原体种类、数量、毒力、易感者免疫状态等有关。传染病患者有传染性的时期称传染期，每种传染病的传染期相对固定，可以作为患者隔离期限的依据之一。

3. 有流行性 传染病在人群中传播，引起不同程度蔓延的特性为流行性。传染病的流行过程在自然和社会因素的影响下，表现出不同的特征。若传染病发病率在某地处于近年来发病率的一般水平称为散发；当某病的发病率显著高于历年的一般水平称为流行；某种传染病在一个短时期内迅速传播、蔓延，流行范围广，超出国界、洲界称为大流行；若某一局部地区或单位，在短期内突然出现大批同类传染病称为暴发。传染病发病率在某一季节明显升高称季节性流行。

4. 有免疫性 人体感染病原体后，在一定时间内都能产生针对病原体及其产物（如毒素）的特异性免疫。不同的传染病和不同的个体，感染后获得免疫持续时间有很大差别，有的传染病患病后可获得持久免疫，如麻疹、脊髓灰质炎等；细菌性痢疾、钩端螺旋体病等感染后，免疫持续时间较短，仅数月至数年；蠕虫病感染后常不产生保护性免疫，因此易产生重复感染。

（二）病程发展的阶段性

按传染病的发生、发展及转归，通常可分为四期。

1. 潜伏期是指病原体侵入人体起至开始出现临床症状时期。不同传染病其潜伏期长短不一，即使同一种传染病，各患者潜伏期长短也不尽相同，短至数小时，长至数月乃至数年，如细菌性食物中毒潜伏期较短，仅数小时，狂犬病、获得性免疫缺陷综合征其潜伏期可长达数年。潜伏期可以作为密切接触者隔离期限的依据。

2. 前驱期是指起病至开始出现典型症状的时期。在此期间患者可出现乏力、头痛、发热、皮疹等非特异性表现，一般持续 1~3 日。起病急骤者则无前驱期。

3. 症状明显期是前驱期后，各传染病所特有症状和体征随病程发展相继出现的时期。症状由轻到重，由少到多，逐渐或迅速达高峰，随机体免疫力的产生与提高趋向恢复。

4. 恢复期是随着患者免疫力的提高，病变修复，临床症状及体征基本消失的时期。患者的食欲和体力逐步恢复，血清中的抗体效价逐渐上升至最高水平。

5. 复发与再燃是某些传染病病情已转入恢复期或接近痊愈，由于潜伏于体内的病原体再度繁殖，使原有症状再度出现称复发，如伤寒、疟疾。如疾病进入恢复期后，体温尚未正常而又再上升，症状重新出现者称再燃，如伤寒等。

五、传染病的防治

传染病的预防应针对传染病流行过程的三个基本环节，采取综合性防疫措施，同时根据各个传染病的特点重点采取有针对性的预防措施。

（一）控制传染源

针对传染病患者应做到早发现、早诊断、早报告、早隔离、早治疗，防止传染病在人群中蔓延。

1. 早发现，大多数传染病在发病早期传染性最强，因此发现越早，就越能迅速采取有效措施控制传染源。

2. 早诊断，早期诊断能够及时发现传染病，在第一时间内采取有效预防措施，有助于防止传染病的传播。

3. 早报告，根据我国《传染病防治法》的规定，一旦发现传染病必须按照有关规定尽早报告。

4. 早隔离，尽早隔离传染病患者是防止疫情扩大的有效方法，隔离期限应根据各种传染病的最长潜伏期实施。

5. 早治疗，对传染病患者进行早期治疗不仅可减少传染源、防止进一步传播、扩散，还可以防止患者转变为病原携带者。

（二）切断传播途径

最常用的卫生措施是消毒，依据不同的传播途径采取不同的防疫措施，如肠道传染病由于病原体从肠道排出，应对粪便、垃圾、污水等进行处理，饮水消毒，饭前便后洗手，养成良好卫生习惯；经昆虫媒介传播的疾病，可根据不同媒介昆虫的生态习性采取不同的杀虫法；呼吸道传染病则可通过消毒空气、戴口罩、通风等措施进行预防。

传染病消毒是用物理或化学方法消灭停留在不同的传播媒介物上的病原体，以切断传播途径，阻止和控制传染病的传播。消毒分预防性消毒和疫源地消毒两种。预防性消毒是指未发现传染源情况下，对可能被病原体污染的物品、场所和人体进行消毒措施。疫源地消毒是指对有传染源（患者或病原携带者）存在的地区进行消毒，目的是消灭传染源排出的致病性微生物。疫源地消毒又分为随时消毒和终末消毒。随时消毒是指及时杀灭并消除由污染源排出的病原微生物而进行的随时的消毒工作。终末消毒是指传染源住院隔离、痊愈或死亡后，对其原居住地点进行的彻底消毒，以期将传染病所遗留的病原微生物彻底消灭。

为使消毒工作顺利进行，取得较好效果，须根据病原体的种类、消毒对象的性质、消毒场所的特点、卫生防疫方面要求等不同情况，选择适当方法。

（三）保护易感人群

1. 免疫预防　传染病的免疫预防包括主动免疫和被动免疫。其中计划免疫是预防传染病流行的重要措施，属于主动免疫。免疫接种是预防传染病最经济、有效的手段，被认为是 20 世纪最伟大的公共卫生成就之一，专家认为免疫接种是预防传染病保持健康的关键。此外，当传染病流行时，被动免疫可以为易感者提供及时的保护抗体。

2. 药物预防　药物预防也可以作为一种应急措施来预防传染病的扩散。但药物预防作用时间短、效果不巩固，易产生耐药性，因此其应用具有较大的局限性，一般情况下不提倡使用药物预防。

3. 个人防护　采取戴口罩、勤洗手、通风、不接触患者的有效预防保护措施，改善营养、锻炼身体等措施提高机体非特异性免疫力，增强抗病能力。

六、法定传染病

法定传染病是指政府在传染病防治法规内列出，按法定要求报告的传染病。法定传染病发生时，医师或医疗机构需填报传染病报告卡，在中国疾病预防控制信息系统报告，并依照法律的规定接受治疗甚至隔离等措施。

（一）中华人民共和国传染病防治法

1955 年 6 月，第一部《传染病管理办法》由中央卫生部颁布施行，建立全国疫情报告系统，传染病管理的病种定为两类 18 种。1978 年 9 月、1989 年 2 月 21 日、2004 年 12 月 1 日修订后的《传染病防治法》施行，2008 年 5 月 2 日、2009 年 4 月 30 日、2013 年 10 月 28 日、2020 年 1 月 20 日国家根据实际情况对传染病的种类进行了增减，目前法定传染病共计 40 种，其中甲类传染病 2 种，乙类传染病 27 种，丙类传染病 11 种。

《传染病防治法》第三条规定：传染病分为甲类、乙类和丙类。

甲类传染病包括鼠疫、霍乱。

乙类传染病也称为严格管理传染病，包括新型冠状病毒肺炎、布鲁氏菌病、艾滋病、狂犬病、结核病、百日咳、炭疽、病毒性肝炎、登革热、新生儿破伤风、流行性乙型脑炎、人感染 H7N9 禽流感、血吸虫病、钩端螺旋体病、梅毒、淋病、猩红热、流行性脑脊髓膜炎、伤寒和副伤寒、疟疾、流行性出血热、麻疹、人感染高致病性禽流感、脊髓灰质炎、传染性非典型肺炎、细菌性和阿米巴性痢疾、白喉，共 27 种。

丙类传染病也称为监测管理传染病，包括感染性腹泻病、丝虫病、麻风病、黑热病、包虫病、流行性和地方性斑疹伤寒、急性出血性结膜炎、风疹、流行性腮腺炎、流行性感冒、手足口病，共 11 种。

《传染病防治法》第四条规定：对乙类传染病中传染性非典型肺炎、炭疽中的肺炭疽、新型冠状病毒肺炎、脊髓灰质炎、人感染高致病性禽流感采取本法所称甲类传染病的预防、控制措施。

（二）传染病的发现和报告

1. 传染病的发现与登记　门诊部、住院部等有关科室接诊传染病患者时，首先进行登记，填写传染病报告卡，然后做好处置工作。检验科、放射科等部门发现与传染病诊断有关的异常检验报告结果应及时反馈给临床医生，以便及时做出诊断并报告。

2. 传染病的报告

（1）传染病的报告　各级各类医疗机构、疾病预防控制机构、采供血机构均为责任报告单位，其执行任务的人员和乡村医生、个体医生均为责任传染病报告人，必须按照《传染病防治法》的规定进行报告，履行法律规定的义务。

（2）报告种类　国家规定的甲类、乙类、丙类传染病及省（直辖市、自治区）卫生健康委员会规定要报告的传染病。

（3）报告时间　责任报告人发现甲类传染病和乙类传染病中的新型冠状病毒肺炎、肺炭疽、传染性非典型肺炎、脊髓灰质炎，高致病性禽流感的患者、疑似患者或病原携带者时，应于 2 小时内以最快方式向属地疾病预防控制中心报告。对其他乙、丙类传染病患者、疑似患者和伤寒副伤寒、痢疾、梅毒、淋病、白喉、疟疾等的病原携带者在诊断后 24 小时内通过传染病疫情监测信息系统进行报告。

（4）报告程序与方式　传染病报告实行属地化管理。实行首诊医生负责制，医院内诊断的传染病病例的报告卡由首诊医生负责填写，由医院预防保健科的专业人员负责进行网络直报。暴发疫情现场调查的院外传染病病例报告卡由属地疾病预防控制机构的现场调查人员填写，并由疾控机构进行报告。乡镇卫生院与城镇社区卫生服务站负责收集和报告本行政区域内传染病信息。有条件的实行网络直报，没有条件实行网络直报的，应按照规定时限以最快方式将传染病报告卡报告本行政区域内县级疾病预防控制机构。

（5）传染病报告卡填写　根据《传染病防治法》《突发公共卫生事件与传染病疫情监测信报告管理办法》《突发公共卫生事件应急条例》《传染病信息报告工作管理规范》《传染病监测信息网络直报工作技术指南》的规定，各级各类医疗机构、疾病预防控制机构、采供血机卫生检疫机构、学校、托幼机构、农场、林场、煤矿、劳教及其所有执行职务的医护人员、医学检验人员、卫生检疫人员、疾病预防控制人员、社区卫生服务人员、乡村医生、个体业医生等疫情责任报告人，在发现法定传染病时必须填写传染病报告卡并及时报告。

任务二　突发公共卫生事件

一、突发公共卫生事件的概念和特点

（一）突发公共卫生事件的概念

突发公共卫生事件，是指突然发生，造成或者可能造成社会公众健康严重损害的重大传染病疫情、群体性不明原因疾病、重大食物和职业中毒以及其他严重影响公众健康的事件。

（二）突发公共卫生事件的特点

1. 突发性和不确定性　突发公共卫生事件往往突如其来、不易预测，因此需要人们进行各种能力和物质的储备和准备。

2. 群体性和公共卫生属性　在公共卫生领域发生，具有公共卫生属性，发生时常常同时波及多人甚至整个工作或生活的群体和社区。

3. 紧急性　突发公共卫生事件一旦出现就会是一种紧急状态，一种迫在眉睫的危机或危险局势，影响全体公民，对整个社会的正常生活构成威胁。

4. 危害性　突发公共卫生事件关系国民的生命和健康安全以及人类的生存和发展，与人们的利益息息相关。处理不当便会造成人们的身心和健康损害，甚至也会影响社会稳定、破坏经济建设、危及正常的生活和工作秩序。

5. 复杂性　造成突发公共卫生事件的原因复杂，如自然因素、人为因素、社会因素等多种原因均可造成突发公共卫生事件，还指其后果的复杂性，常常会引发多米诺骨牌效应。

6. 处理的综合性和系统性　由于突发公共卫生事件发生突然，对公众健康威胁严重，造成的社会负面影响大，其控制、现场抢救和救治、原因调查和善后处理涉及多系统、多部门合作，必须在政府的统一领导下才能综合协调解决。

7. 决策的时效性　突发公共卫生事件事发突然、情况紧急、危害严重、有效应对和现场救治的机会稍纵即逝，要在尽可能短的时间内作出果断决策。

8. 全球性　全球化时代的到来，使得某一种疾病可以通过现代交通工具跨国流动，会成为全球性的传播。另外，传染病一旦具备了三个基本环节，即传染源、传播途径以及易感人群，它就可能在不分国界、种族、民族和社会群众的情况下广泛传播。

二、突发公共卫生事件的分类和分级

（一）突发公共卫生事件的分类

1. 重大传染病疫情　重大传染病疫情是指某种传染病在短时间内发生，波及范围广泛，出现大量的患者或死亡病例。其发病率远远超过常年的发病水平。如 1988 年在上海发生的甲型肝炎暴发，2003 年非典，2020 年新型冠状病毒肺炎疫情等。

2. 群体性不明原因疾病　群体性不明原因疾病是指在短时间内，某个相对集中的区域内同时或者相继出现具有共同临床表现的多位患者，且病例不断增加，范围不断扩大，又暂时不能明确原因的疾病。群体性不明原因疾病具有临床表现相似性、发病人群聚集性、流行病学关联性、健康损害严重性的特点。这类疾病可能是传染病（包括新发传染病）、中毒或其他未知因素引起的疾病。

3. 重大中毒事件 由于食物污染或职业危害的原因，造成人数众多或者伤亡较重的中毒事件。

4. 其他严重影响公众健康的事件 主要包括医源性感染暴发，药品或免疫接种引起的群体性反应或死亡事件，严重威胁或危害公众健康的水、环境、食品污染和放射性、有毒有害化学物质丢失、泄漏等事件，生物、化学、核辐射等恐怖袭击事件，有毒有害化学品、生物毒素等引起的集体性急性中毒事件，有潜在威胁的传染病宿主、媒介生物发生异常，学生因意外事故自杀或他杀出现 1 例以上的死亡，以及上级卫生健康行政部门临时规定的其他重大公共卫生事件。

（二）突发公共卫生事件的分级

根据突发公共卫生事件性质、危害程度、涉及范围，突发公共卫生事件划分为特别重大（Ⅰ）、重大（Ⅱ）、较大（Ⅲ）和一般（Ⅳ）四级。

三、突发公共卫生事件的报告和信息发布

（一）突发公共卫生事件的报告

1. 报告内容 当基层医疗卫生单位发现突发公共卫生事件时，应向当地卫生健康委员会报告。其主要内容为事件名称、事件类别、发生时间、地点、涉及的地域范围、人数、主要症状与体征、可能的原因、已采取的措施、事件发展趋势、下一步工作计划、报告单位、报告人、联系电话等。

2. 报告主体及时限 突发事件监测机构、医疗卫生机构和有关单位发现有突发公共卫生事件，应当在 2 小时内向所在地卫生健康委员会报告。任何单位和个人对突发事件，不得隐瞒、缓报、谎报或者授意他人隐瞒、缓报、谎报。

3. 报告的核实 接到报告的卫生健康委员会依照《突发公共卫生事件应急条例》规定报告的同时，应当立即组织力量对报告事项调查核实、确证，采取必要的控制措施，并及时报告调查情况。

4. 信息通报 基层医疗卫生单位无权通报突发公共卫生事件信息，应由当地卫生健康委员会按规定向其他单位或部门通报。

5. 举报制度 国家建立突发事件举报制度，公布统一的突发事件报告、举报电话。任何单位和个人有权向人民政府及其有关部门报告突发事件隐患，有权向上级人民政府及其有关部门举报地方人民政府及其有关部门不履行突发事件应急处理职责，或者不按照规定履行职责的情况。接到报告、举报的有关人民政府及其有关部门，应当立即组织对突发事件隐患、不履行或者不按照规定履行突发事件应急处理职责的情况进行调查处理。对举报突发事件有功的单位和个人，县级以上各级人民政府及其有关部门应当予以奖励。

（二）突发公共卫生事件的信息公布

基层医疗卫生单位无权公布突发公共卫生事件信息。国家卫生健康委员会负责向社会发布突发事件的信息。必要时，可以授权省、自治区、直辖市卫生健康委员会向社会发布本行政区域内突发事件的信息。信息发布应当及时、准确、全面。

四、突发公共卫生事件的应急准备与处理

（一）突发公共卫生事件的应急准备

1. 制定突发公共卫生事件应急预案 基层医疗卫生单位应根据所承担的职能职责制定相应的应急预案。预案应该包括目的，应急组织体系及职责，事件的监测、预警与报告，事件的应急反应和终止，善后处理，应急设施、设备、救治药品和医疗器械以及其他物资和技术的储备与调度等应急处置的保

障，应急处理专业队伍的建设和培训，预案管理与更新和附则。应急预案应根据其系统性、针对性、可操作性的变化及时进行修订，原则上每 2 年要修订更新一次。

2. 健康教育与健康促进 基层医疗卫生单位结合预防和处置突发公共卫生事件的需要对辖区的居民开展健康教育与健康促进，对公众开展突发事件应急知识的专门教育，增强全社会对突发事件的防范意识和应对能力。做好传染病预防和其他公共卫生工作，防范突发事件的发生。

3. 组织培训、建立专业性应急处理队伍、对应急预案进行演练 县医疗卫生机构及其人员开展突发事件应急处理相关知识、技能的培训，定期进行突发事件应急演练，推广最新知识和先进技术。

4. 确立突发公共卫生事件应对保障制度 基层医疗卫生单位应配备相应的医疗救治药物、技术、设备和人员，提高医疗卫生机构应对各类突发事件的救治能力。

知识链接

应急演练是应急管理的重要环节，在应急管理工作中有着十分重要的作用。通过开展应急演练，可以实现评估应急准备状态，发现并及时修改应急预案、执行程序等相关工作的缺陷和不足，评估突发公共事件应急能力，识别资源需求，明确相关机构、组织和人员的职责，改善不同机构、组织和人员之间的协调问题，检验应急响应人员对应急预案、执行程序的了解程度和实际操作技能，评估应急培训效果，分析培训需求。同时，作为一种培训手段，通过调整演练难度，可以进一步提高应急响应人员的业务素质和能力；促进公众、媒体对应急预案的理解，争取他们对应急工作的支持。

（二）突发公共卫生事件的应急处理

1. 报告 当基层医疗卫生单位发现突发公共卫生事件时，应在 2 小时内向当地疾病预防控制中心和卫生健康委员会报告。

2. 启动应急预案 当突发公共卫生事件达到应急预案里规定的标准时，应立即启动相应级别的应急预案。

3. 应急处置措施

（1）患者医疗救治和管理 按照有关规范要求，对传染病患者、疑似患者采取隔离、医学观察等措施，对突发公共卫生事件患者进行急救，及时转诊，书写医学记录及其他有关资料并妥善保管，尤其是要按规定做好个人防护和感染控制，严防疫情传播。

（2）传染病密切接触者和健康危害暴露人员的管理 协助开展传染病接触者或其他健康危害暴露人员的追踪、查找，对集中或居家医学观察者提供必要的基本医疗和预防服务。

（3）流行病学调查及样品采集 协助对本辖区患者、疑似患者和突发公共卫生事件开展流行病学调查，收集和提供患者、密切接触者、其他健康危害暴露人员的相关信息。按传染病的诊断需要采集样品。

（4）疫点疫区处理 做好医疗机构内现场控制、消毒隔离、个人防护、医疗垃圾和污水的处理工作。协助对被污染的场所进行卫生处理，开展杀虫、灭鼠等工作。

（5）应急接种和预防性服药 协助开展应急接种、预防性服药、应急药品和防护用品分发等工作，并提供指导。

（6）宣传教育 根据辖区传染病和突发公共卫生事件的性质和特点，开展相关知识技能和法律法规的宣传教育。

五、国家卫生应急队伍运维保障管理工作规范

国家卫生应急队伍是国家财政投入建设的，承担突发公共卫生事件防控和突发事件紧急医学救援工

作的专业化队伍，是卫生应急现场处置的国家队和主力军。近年来，我国共组织建设了58支国家卫生应急队伍。其中，46支队伍为委托各省、自治区、直辖市和新疆生产建设兵团卫生健康委组织建设，12支队伍为中国疾病预防控制中心、委属委管医院及军队承担建设。国家卫生应急队伍在四川芦山地震、天津港"8·12"事故等重特大突发事件应对以及菲律宾"海燕"风灾、尼泊尔特大地震、西非埃博拉出血热疫情等援外卫生应急任务中发挥了重要作用。

（一）总体目标

通过中央财政转移支付资金，支持国家卫生应急队伍运维保障工作，提升和保持国家卫生应急队伍的快速机动能力、专业处置救援能力、自我保障能力和远程运输投送能力，切实发挥卫生应急现场处置的国家队和主力军作用。

（二）对象和范围

委托各省（区、市）和新疆生产建设兵团组织建设的46支国家卫生应急队伍。其中，车载队伍38支，帐篷队伍8支；已建34支，在建12支；紧急医学救援队23支、突发急性传染病防控队17支、突发中毒事件应急处置队4支、核和辐射突发事件卫生应急队2支。

中央财政支持各支国家卫生应急队伍每年开展的培训演练、车辆设备装备的运维、常态使用及日常管理。

（三）工作内容

1. 开展一定数量的应急理论、技能培训和人机结合演练。国家卫生应急队伍定期积极开展形式多样、内容丰富、针对性强、注重实效的卫生应急培训演练活动。队伍全年累计培训时间≥4次或8天，包括应急理论、专业技能、生活技能、领导力培训等方面；队伍全年累计演练时间≥4次或12天，远程拉练、桌面演练及综合演练次数≥1次。

2. 保障车辆、设备、装备的日常运维和物资耗材的轮换更新。落实保证国家卫生应急队伍在突发事件处置响应时远程投送能力的常态化，每支国家队能够运载投送2周基本生活保障物资，且具备防水、防震、抗压、抗摔等技术要求，全年队员快速集结、应急物资装载等应急响应训练不少于3次。

3. 按照"平急结合"原则，支持队伍的日常使用。国家卫生应急队伍在做好卫生应急处置的同时，积极发挥人员、装备和技术优势，开展常态使用，重大活动医疗卫生保障、巡诊义诊、送医下乡、卫生应急科普宣教、经验交流和应急科研等活动。

任务三　传染病及突发公共卫生事件报告和处理服务规范

一、服务对象

辖区内所有人员。

二、服务内容

（一）传染病和突发公共卫生事件的管理

在疾病预防控制机构和其他专业机构指导下，乡镇卫生院、村卫生室和社区卫生服务中心（站）协助开展传染病疫情和突发公共卫生事件风险排查、收集和提供风险信息，参与风险评估和应急预案制（修）订。

（二）传染病和突发公共卫生事件的发现和登记

乡镇卫生院、村卫生室和社区卫生服务中心（站）应规范填写分诊记录、门诊日志、入出院登记本、X线检查和实验室检测结果登记本或由电子病历、电子健康档案自动生成规范的分诊记录、门诊日志、入/出院登记、检测检验和放射登记。首诊医生在诊疗过程中发现传染病患者及疑似患者后，按要求填写"中华人民共和国传染病报告卡"或通过电子病历、电子健康档案自动抽取符合交换文档标准的电子传染病报告卡。如发现或怀疑为突发公共卫生事件时，按要求填写"突发公共卫生事件相关信息报告卡"。

（三）传染病和突发公共卫生事件的报告

1. 报告程序与方式 具备网络直报条件的机构，在规定时间内进行传染病和（或）突发公共卫生事件相关信息的网络直报，不具备网络直报条件的，按相关要求通过电话、传真等方式进行报告，同时向辖区县级疾病预防控制机构报送"传染病报告卡"和（或）"突发公共卫生事件相关信息报告卡"。

2. 报告时限 发现甲类传染病、按甲类管理的乙类传染病，发现其他传染病、不明原因疾病暴发和突发公共卫生事件相关信息时，应按有关要求于2小时内报告。发现其他乙、丙类传染病患者、疑似患者和规定报告的传染病病原携带者，应于24小时内报告。

3. 订正报告和补报 发现报告错误，或报告病例转归或诊断情况发生变化时，应及时对"传染病报告卡"和（或）"突发公共卫生事件相关信息报告卡"等进行订正；对漏报的传染病病例和突发公共卫生事件，应及时进行补报。

（四）传染病和突发公共卫生事件的处理

开展患者医疗救治和管理，传染病密切接触者和健康危害暴露人员的管理，流行病学调查，疫点疫区处理，应急接种和预防性服药，宣传教育等。

三、服务流程

传染病及突发公共卫生事件报告和处理服务流程如图 11 – 1 所示。

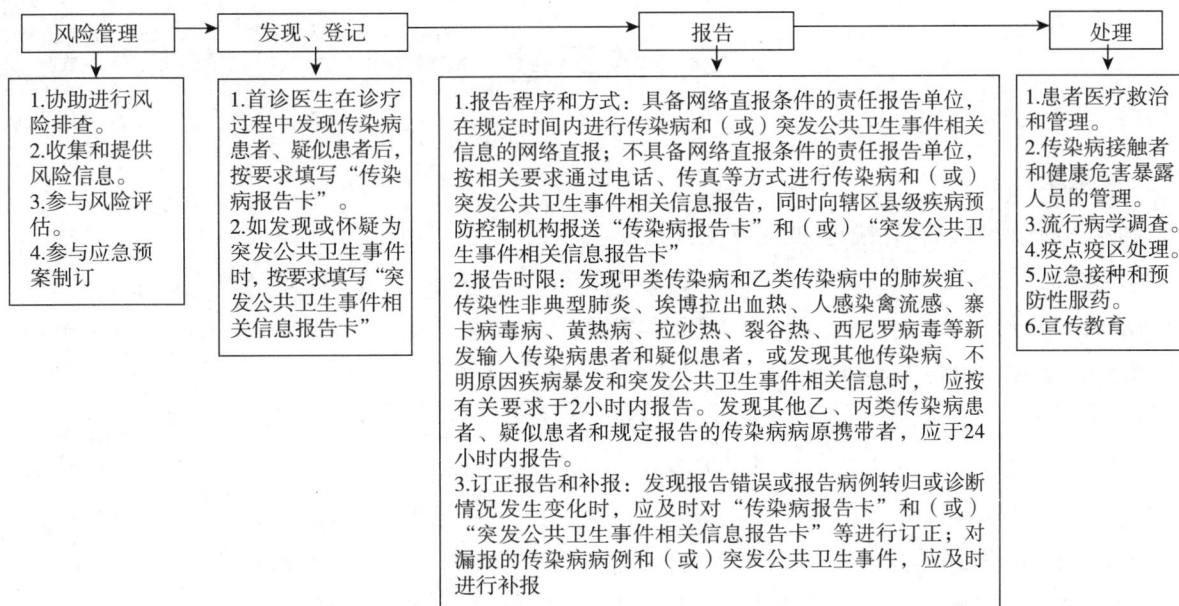

图 11 – 1　传染病及突发公共卫生事件报告和处理服务流程

1. 风险管理 协助进行风险排查，收集和提供风险信息，参与风险评估和应急预案的制订。

2. 发现、登记 首诊医生在诊疗过程发现传染病患者或疑似患者，发现或怀疑为突发公共卫生事件时，要按规定填写"中华人民共和国传染病报告卡"或"突发公共卫生事件相关信息报告卡"。

3. 报告程序和方式 报告时限、订正报告和补报，均需要按传染病、突发公共卫生事件的报告与管理规定的程序进行，不得瞒报、漏报、迟报。

4. 处理 主要开展患者医疗救治和管理，传染病密切接触者和健康危害暴露人员的管理开展流行病学调查、疫点疫区处理、应急接种和预防服药、健康教育宣传等工作。

四、服务要求

乡镇卫生院、村卫生室和社区卫生服务中心（站）应按照《中华人民共和国传染病防治法》《突发公共卫生事件应急条例》《国家突发公共卫生事件应急预案》等法律法规要求，建立健全传染病和突发公共卫生事件报告管理制度，协助开展传染病和突发公共卫生事件的报告和处置。

乡镇卫生院、村卫生室和社区卫生服务中心（站）要配备专（兼）职人员负责传染病疫情及突发公共卫生报告管理工作，定期对工作人员进行相关知识和技能的培训。

乡镇卫生院、村卫生室和社区卫生服务中心（站）要做好相关服务记录，"传染病报告卡"和"突发公共卫生事件相关信息报告卡"应至少保留 3 年。

五、工作指标

1. 传染病疫情报告率＝网络报告的传染病病例数/登记传染病病例数（门诊或住院病历中的传染病病例数）×100%

2. 传染病疫情报告及时率＝报告及时的病例数（报告时间－诊断时间）/报告传染病病例数×100%

3. 突发公共卫生事件相关信息报告率＝及时报告的突发公共卫生事件相关信息数/报告的突发公共卫生事件相关信息数×100%

✐ 练习题

答案解析

一、A 型题

1. 确定一种传染病密切接触者的隔离期是根据 （ ）

    A. 该病传染性的大小　　　B. 病程的长短　　　C. 病情的严重程度

    D. 潜伏期的长短　　　E. 以上都不是

2. 传染病的法定报告人不包括 （ ）

    A. 检疫人员　　　B. 疾病预防控制人员　　　C. 护士

    D. 乡村医生　　　E. 护工

3. 下列不属于乙类传染病的是 （ ）

    A. 人感染高致病性禽流感　　　B. 传染性非典型肺炎　　　C. 艾滋病

    D. 霍乱　　　E. 病毒性肝炎

4. 确定一种传染病患者的隔离期是根据 （ ）

    A. 该病传染性的大小　　　B. 传染期的长短　　　C. 病情的严重程度

D. 潜伏期的长短　　　　　E. 以上都不是

5. 下列不属于传染病基本特征的是（　　）

A. 有流行病学特征　　　　B. 有传染性　　　　　　C. 有病原体

D. 有自限性　　　　　　　E. 以上说法都错

6. 下列不属于国家卫生应急队伍工作内容的是（　　）

A. 开展一定数量的应急理论、技能培训

B. 开展人机结合演练

C. 保障车辆、设备和装备的更新和维护

D. 保障日常使用

E. 参与卫生应急救援

7. 责任报告单位和责任报告人发现丙类及按丙类管理的传染病患者时，应在（　　）内将传染病报告卡进行网络报告

A. 2 小时　　　　　　　　B. 6 小时　　　　　　　C. 12 小时

D. 18 小时　　　　　　　 E. 24 小时

8. 流行性感冒属于（　　）

A. 自然疫源性传染病　　　　　　B. 呼吸道传染病

C. 消化道传染病　　　　　　　　D. 虫媒传染病

E. 血液传染病

9. 发生突发公共卫生事件初次报告时，非必须报告的信息是（　　）

A. 波及人群　　　　　　　　　　B. 原因

C. 发生地点　　　　　　　　　　D. 潜在的威胁和影响

E. 发生的时间

10. 采取甲类传染病的预防、控制措施的乙类传染病有（　　）

A. 传染性非典型肺炎、艾滋病、脊髓灰质炎

B. 传染性非典型肺炎、肺炭疽、人感染高致病性禽流感、甲型 HIN1 流感

C. 艾滋病、脊髓灰质炎、人感染高致病性禽流感

D. 传染性非典型肺炎、艾滋病、人感染高致病性禽流感

E. 传染性非典型肺炎、肺炭疽、人感染高致病性禽流感、新冠肺炎

二、问答题

1. 简述突发公共卫生事件的分级和分类。

2. 简述传染病的报告时限与流程。

（刘世安）

书网融合……

| 本章小结 | 微课 | 题库 |

项目十二　中医药健康管理服务 ^e微课

PPT

◉ 学习目标

知识目标

1. 掌握老年人中医体质辨识及保健指导、0～36个月儿童中医药保健指导。
2. 熟悉中医体质的概念。
3. 了解中医药健康管理服务理念及应用范围。

能力目标

具备开展体质辨识的能力，能够对儿童提供中医药保健指导，能正确填写服务记录表。

素质目标

通过本项目的学习，树立文化自信的意识，科学严谨的工作态度，培养学生具有敬业精神及合作的职业素质。

中医药是中华优秀传统文化的代表，习近平总书记对中医药也多次作出重要指示，强调"要遵循中医药发展规律，传承精华，守正创新，加快推进中医药现代化、产业化，坚持中西医并重，推动中医药和西医药相互补充、协调发展，推动中医药事业和产业高质量发展，推动中医药走向世界，充分发挥中医药防病治病的独特优势和作用，为建设健康中国、实现中华民族伟大复兴的中国梦贡献力量"。中医注重个体化，养生保健治未病是特色，"未病先防、已病防变、病后防复"的治未病理念，与"预防为主"的公共卫生服务理念契合。通过中医药健康管理服务及多种形式的中医药健康教育活动，向老年人及儿童家长普及中医基本知识与养生保健技术，增强广大群众的健康意识，提高群众自我保健技能，促使人们自觉采纳有益于健康的饮食、起居，增强体质，消除或减轻影响健康的危险因素，预防疾病，促进健康，提高人民健康水平。通过实施中医健康干预，为居民免费提供有效、安全、方便的基本公共卫生中医药健康管理服务，不断提高基本公共卫生服务水平，发挥中医药在维护和促进人民健康中的独特作用，在传承中医药文化中增强民族自信和文化自信。

情境导入

情境： 张某，男，69岁，某辖区常住居民，过去几年都参加了由社区卫生服务中心组织的健康体检，每次体检结果都很正常，因自我感觉良好，除接受一年一度的针对老年人的健康体检外，没有接受社区卫生服务中心针对老年人的中医药健康管理服务。今年开始，张某陆续出现了容易疲乏、精神不振、健忘、眩晕耳鸣、睡眠差的情况，虽然今年的健康体检结果依旧提示没有大的健康问题，但自我感觉身体确实不如以前，为改善健康状况，在家庭签约医生的建议下，张某同意在社区卫生服务中心接受老年人中医药健康管理服务。

思考：

1. 《中医药健康管理服务规范》对社区65岁以上老年人开展中医药健康管理服务的主要内容是什么？
2. 《中医药健康管理服务规范》对0～36个月的儿童开展中医药健康管理服务的主要内容是什么？

任务一 中医药健康管理概述

2013 年 7 月 31 日，原国家卫生和计划生育委员会、国家中医药管理局联合印发了《中医药健康管理服务规范》，在基本公共卫生服务中增加了中医药健康管理服务项目。根据要求，开展中医药健康管理服务的乡镇卫生院、村卫生室和社区卫生服务中心（站）每年应为 65 岁及以上老年人提供 1 次中医药健康管理服务，在中医体质辨识的基础上对不同体质老年人从情志调摄、饮食调养、起居调摄、运动保健、穴位保健等方面进行相应的中医药保健指导；对辖区内居住的 0～36 个月龄儿童，应向家长提供儿童中医饮食调养、起居活动指导，并在儿童 6 月龄、12 月龄时给家长传授摩腹和捏脊方法，在 18 月龄、24 月龄时传授按揉迎香穴、足三里穴的方法，在 30 月龄、36 月龄时传授按揉四神聪穴的方法。通过"中医体质辨识健康管理系统"对老年人健康状况进行中医体质分类，并根据不同体质给予中医药保健指导，可以有效改善其健康状况；通过对家长进行儿童中医饮食调养、起居生活等指导，传授常用穴位按揉、摩腹、捏脊等中医保健方法，可以改善儿童健康状况、促进儿童生长发育，更好地发挥中医药在维护健康、预防疾病中的作用。

一、中医药健康管理服务的概念

（一）中医治未病理念

中医治未病理念源远流长，是中医学理论体系中独具影响的理论之一。"未雨绸缪"，凡事预防在先，是中国人谨遵的古训。中医治未病理念的形成，正是根植于中国文化的"肥沃土壤"，中医药是中华优秀传统文化的杰出代表。《素问·四气调神大论》曰："圣人不治已病治未病，不治已乱治未乱，此之谓也。夫病已成而后药之，乱已成而后治之，譬犹渴而穿井，斗而铸锥，不亦晚乎？"这从正反两方面强调了治未病的重要性。后世历代医家对此不断发挥，丰富了中医治未病的内涵，并实践于临床，指导治病和养生，使治未病理念深入民心，在实践中不断推而广之。"未病"不仅指疾病的萌芽状态，而且包括疾病在动态变化中可能出现的趋向和未来时段可能表现出的状态。这种"未病"状态在常规体检中应该是看不到任何异常的指标或者其他进展征象的，而通过传统的中医四诊"望闻问切"，"上工"（高明的医生）可以明了身体的当前状况和预判出可能会出现的疾病趋势，从而针对这一趋势来给出相应的预防措施。中医治未病理念发展到今天，趋于成熟，治未病理念的具体内容包括未病养生，防病于先；欲病就萌，防微杜渐；已病早治，防其传变；瘥后调摄，防其复发。

（二）健康管理服务

健康管理服务是以现代健康概念和中医"治未病"思想为指导，运用医学、管理学等相关学科的理论、技术和方法，对个体或群体健康状况及影响健康的危险因素进行全面连续的检测、评估和干预，实现以促进人人健康为目标的新型医学服务过程。健康管理三部曲：了解和掌握你的健康，即健康状况的检测和信息收集；关心和评价你的健康，即健康风险的评估和健康评价；改善和促进你的健康，即健康危险因素的干预和健康促进。

（三）中医药健康管理服务

中医药健康管理就是运用中医"治未病""整体观念""辨证论治"的核心思想"，结合现代健康管理学的理论方法，通过对健康人群、亚健康人群及患病人群进行中医的全面信息采集、监测、分析、评估，以维护个体和群体健康为目的，提供中医药方面的健康咨询指导、中医药健康教育以及对健康危险因素进行中医药相关的各种干预，主要包括中医药养生、保健、医疗、康复服务等。

二、开展中医药健康管理服务的意义

中医药健康管理服务作为国家基本公共卫生服务项目，是实施基本公共卫生服务均等化的重要举措，是国家关注人民健康、彰显政府责任的重要体现。开展中医药健康管理服务，是我国公共卫生服务领域中的一项长期的基础性的制度安排，将充分发挥中医药在基本公共卫生服务中的优势和作用，是促进基层中医药服务体系建设，提升基层中医药服务能力，普及中医药知识，推动中医药进农村、进社区、进家庭的有效途径，发挥中医药在维护和促进人民健康中的独特作用，对于深化医药卫生体制改革，提高人民健康水平，促进中医药事业发展都具有十分重要的意义。

三、中医药健康管理服务应用范围

面向社区 65 岁以上老年人和 0～36 个月龄儿童开展中医药健康管理服务有明确的服务要求和技术规范，实际上，中医药健康管理服务不仅仅限于以上人群，它的应用范围更广。

1. 社区健康教育中融入中医药健康管理服务　健康教育被世界卫生组织认为是效价比最高的公共卫生策略之一。中医自古便有养生之说，在我国具有深厚的文化和社会基础，在社区开展中医健康教育具有得天独厚的条件。社区健康教育需要加强预防和健康管理的内容，这离不开传统的中医药，中医药的发展进步，也离不开社区健康教育的宣传和在社区中的运用，二者的结合，能够促进我国社区卫生服务工作的跨越式发展和进步。在国家基本公共卫生服务里的健康教育服务要求中也提到要运用中医理论知识，在饮食起居、情志调摄、食疗药膳、运动锻炼等方面，对居民开展养生保健知识宣教等中医健康教育，在健康教育印刷资料、音像资料的种类、数量、宣传栏更新次数以及讲座、咨询活动次数等方面，应有一定比例的中医药内容。

2. 老年人健康管理服务中融入中医药健康管理服务　老年人健康体检活动结合老年人中医药健康管理服务，可以提供较为全面的中医药体质辨识及中医药保健指导，从而让老年人更加感受到健康体检所带来的益处，乐于接受健康体检。为老年人提供中医药膳食疗科普等活动，推广中医传统运动项目及穴位保健按摩，积极推进面向老年人的中医药健康管理服务项目，为老年人提供个性化中医药服务，提升老年人在健康方面的获得感、幸福感和安全感。

3. 儿童健康管理服务中引入中医药健康管理　积极应用中医药方法，为儿童提供生长发育与疾病预防等健康指导。

4. 孕产妇健康管理服务中融入中医药健康管理　积极运用中医药方法（如饮食起居、情志调摄、食疗药膳、产后康复等），开展孕期、产褥期、哺乳期保健服务。

5. 慢性非传染性疾病防治过程运用中医药健康管理服务　积极发挥中医药在改善临床症状、提高生活质量、防治并发症中的特色和作用，积极应用中医药方法开展高血压、糖尿病等慢性非传染性疾病患者的三级预防。

知识链接

《"十四五"中医药发展规划》中的发展目标提到，到 2025 年，中医药健康服务能力明显增强，中医药高质量发展政策和体系进一步完善，中医药振兴发展取得积极成效，在健康中国建设中的独特优势得到充分发挥。

——中医药服务体系进一步健全。融预防保健、疾病治疗和康复于一体的中医药服务体系逐步健全，中医药基层服务能力持续提升，中西医结合服务水平不断提高，中医药参与新发突发传染病防治和公共卫生事件应急处置能力显著增强。

——中医药特色人才建设加快推进。中医药教育改革深入推进，具有中医药特色的人才培养模式逐步完善，人才成长途径和队伍结构持续优化，队伍素质不断提升，基层中医药人才数量和质量进一步提高。

——中医药文化大力弘扬。中医药文化产品和服务供给更为优质丰富，中医药博物馆事业加快发展，文化传播覆盖面进一步拓宽，公民中医药健康文化素养水平持续提高，中医药文化影响力进一步提升。

——中医药开放发展积极推进。中医药积极参与重大传染病防控国际合作，助力构建人类卫生健康共同体的作用更加显著。中医药高质量融入"一带一路"建设，国际交流不断深化，服务贸易积极发展。

任务二 老年人中医药健康管理服务规范

一、服务对象

辖区内 65 岁及以上常住居民。

二、服务内容

每年为 65 岁及以上老年人提供 1 次中医药健康管理服务，内容包括中医体质辨识和中医药保健指导。

（一）中医体质辨识

按照"老年人中医药健康管理服务记录表"（表 12-1）前 33 项问题采集信息，根据体质判定标准（表 12-2）进行体质辨识，并将辨识结果告知服务对象。中医体质是指人的先天禀赋（含遗传因素）和后天生活相融合而形成的身心整体素质。体现于人的形态、结构、功能、心性、伦理和适应环境（自然和社会）的能力等方面所固有的、相对稳定的特性，与心理性格具有相关性，具有动态可调性。中医常见体质可分为九大类，分别是：气虚质、阳虚质、阴虚质、痰湿质、湿热质、血瘀质、气郁质、特禀质、平和质。

（二）中医药保健指导

根据不同体质从情志调摄、饮食调养、起居调摄、运动保健、穴位保健等方面进行相应的中医药保健指导。

1. 情志调摄 老年人心理调摄的关键在于培养乐观情绪，保持神志安定。老年人可以通过欣赏音乐、习字作画、垂钓怡情等方法进行心理调摄，缓解疲劳、平稳血压和心律，达到心身愉悦的目的。

2. 饮食调养 饮食调摄应以营养丰富、清淡易消化为原则，做到饮食多样化，食物宜清淡、熟软，进食宜缓，食要限量，少食多餐。

3. 起居调摄 老年人的生活起居应当谨慎，做到起居规律，睡眠充足，劳逸结合，保持良好的卫生习惯，定时大便，临睡前宜用热水泡脚。

4. 运动保健 老年人运动锻炼要遵循因人制宜、适时适量、循序渐进、持之以恒的原则，如太极拳、八段锦、慢跑、散步、游泳、乒乓球等。如果身体不适可暂时停止运动，不要勉强。锻炼 3 个月以后，应进行自我健康小结，总结睡眠、二便、食欲、心律是否正常，一旦发现异常情况，应及时就诊，采取措施。

5. 穴位保健 中医认为脏腑与穴位相应，按摩穴位能调节脏腑机能，改善局部病痛，有助于养生防病。足三里、气海、大椎、关元、神阙、命门、肾俞、三阴交、太溪、丰隆、水道、阴陵泉、阳陵泉、血海、太冲、膻中穴是常见的保健选穴，根据不同体质选取对应的穴位按揉。

表 12 - 1　老年人中医药健康管理服务记录表

姓名：　　　　　　　　　　　　　　　　　　　　　　　　　　　　　　　　　　　编号：□□□ - □□□□□

请根据近一年的体验和感觉，回答以下问题	没有（根本不/从来没有）	很少（有一点/偶尔）	有时（有些/少数时间）	经常（相当/多数时间）	总是（非常/每天）
(1) 您精力充沛吗？（指精神头足，乐于做事）	1	2	3	4	5
(2) 您容易疲乏吗？（指体力如何，是否稍微活动一下或做一点家务劳动就感到累）	1	2	3	4	5
(3) 您容易气短，呼吸短促，接不上气吗？	1	2	3	4	5
(4) 您说话声音低弱无力吗？（指说话没有力气）	1	2	3	4	5
(5) 您感到闷闷不乐、情绪低沉吗？（指心情不愉快，情绪低落）	1	2	3	4	5
(6) 您容易精神紧张、焦虑不安吗？（指遇事是否心情紧张）	1	2	3	4	5
(7) 您因为生活状态改变而感到孤独、失落吗？	1	2	3	4	5
(8) 您容易感到害怕或受到惊吓吗？	1	2	3	4	5
(9) 您感到身体超重不轻松吗？（感觉身体沉重）[BMI 指数 = 体重（kg）/身高^2（m）]	1（BMI < 24）	2（24 ≤ BMI < 25）	3（25 ≤ BMI < 26）	4（26 ≤ BMI < 28）	5（BMI ≥ 28）
(10) 您眼睛干涩吗？	1	2	3	4	5
(11) 您手脚发凉吗？（不包含周围温度低或穿得少导致的手脚发冷）	1	2	3	4	5
(12) 您胃脘部、背部或腰膝部怕冷吗？（指上腹部、背部、腰部或膝关节等，有一处或多处怕冷）	1	2	3	4	5
(13) 您比一般人耐受不了寒冷吗？（指比别人容易害怕冬天或是夏天的冷空调、电扇等）	1	2	3	4	5
(14) 您容易患感冒吗？（指每年感冒的次数）	1 一年 < 2 次	2 一年感冒 2～4 次	3 一年感冒 5～6 次	4 一年 8 次以上	5 几乎每月都感冒
(15) 您没有感冒时也会鼻塞、流鼻涕吗？	1	2	3	4	5
(16) 您有口黏口腻，或睡眠打鼾吗？	1	2	3	4	5
(17) 您容易过敏（对药物、食物、气味、花粉或在季节交替、气候变化时）吗？	1 从来没有	2 一年 1、2 次	3 一年 3、4 次	4 一年 5、6 次	5 每次遇到上述原因都过敏

续表

请根据近一年的体验和感觉，回答以下问题	没有 （根本不/ 从来没有）	很少 （有一点/ 偶尔）	有时 （有些/ 少数时间）	经常 （相当/ 多数时间）	总是 （非常/ 每天）
（18）您的皮肤容易起荨麻疹吗？ （包括风团、风疹块、风疙瘩）	1	2	3	4	5
（19）您的皮肤在不知不觉中会出现青紫瘀斑、皮下出血吗？（指皮肤在没有外伤的情况下出现青一块紫一块的情况）	1	2	3	4	5
（20）您的皮肤一抓就红，并出现抓痕吗？（指被指甲或钝物划过后皮肤的反应）	1	2	3	4	5
（21）您皮肤或口唇干吗？	1	2	3	4	5
（22）您有肢体麻或固定部位疼痛的感觉吗？	1	2	3	4	5
（23）您面部或鼻部有油腻感或者油亮发光吗？（指脸上或鼻子）	1	2	3	4	5
（24）您面色或目眶晦黯，或出现褐色斑块/斑点吗？	1	2	3	4	5
（25）您有皮肤湿疹、疮疖吗？	1	2	3	4	5
（26）您感到口干咽燥、总想喝水吗？	1	2	3	4	5
（27）您感到口苦或嘴里有异味吗？ （指口苦或口臭）	1	2	3	4	5
（28）您腹部肥大吗？（指腹部脂肪肥厚）	1 腹围<80cm， 相当于2.4尺	2 腹围80～ 85cm，2.4～ 2.55尺	3 腹围86～90cm， 2.56～2.7尺	4 腹围 91～105cm， 2.71～3.15尺	5 腹围> 105cm， 3.15尺
（29）您吃（喝）凉的东西会感到不舒服或者怕吃（喝）凉的东西吗？（指不喜欢吃凉的食物，或吃了凉的食物后会不舒服）	1	2	3	4	5
（30）您有大便黏滞不爽、解不尽的感觉吗？（大便容易粘在马桶上）	1	2	3	4	5
（31）您容易大便干燥吗？	1	2	3	4	5
（32）您舌苔厚腻或有舌苔厚厚的感觉吗？（如果自我感觉不清楚可由调查员观察后填写）	1	2	3	4	5
（33）您舌下静脉瘀紫或增粗吗？ （可由调查员辅助观察后填写）	1	2	3	4	5

体质类型	气虚质	阳虚质	阴虚质	痰湿质	湿热质	血瘀质	气郁质	特禀质	平和质
体质辨识	1. 得分 2. 是 3. 倾向是	1. 得分 2. 是 3. 倾向是	1. 得分 2. 是 3. 倾向是	1. 得分 2. 是 3. 倾向是	1. 得分 2. 是 3. 倾向是	1. 得分 2. 是 3. 倾向是	1. 得分 2. 是 3. 倾向是	1. 得分 2. 是 3. 倾向是	1. 得分 2. 是 3. 基本是

续表

中医药保健指导	1. 情志调摄 2. 饮食调养 3. 起居调摄 4. 运动保健 5. 穴位保健 6. 其他	1. 情志调摄 2. 饮食调养 3. 起居调摄 4. 运动保健 5. 穴位保健 6. 其他	1. 情志调摄 2. 饮食调养 3. 起居调摄 4. 运动保健 5. 穴位保健 6. 其他	1. 情志调摄 2. 饮食调养 3. 起居调摄 4. 运动保健 5. 穴位保健 6. 其他	1. 情志调摄 2. 饮食调养 3. 起居调摄 4. 运动保健 5. 穴位保健 6. 其他	1. 情志调摄 2. 饮食调养 3. 起居调摄 4. 运动保健 5. 穴位保健 6. 其他	1. 情志调摄 2. 饮食调养 3. 起居调摄 4. 运动保健 5. 穴位保健 6. 其他	1. 情志调摄 2. 饮食调养 3. 起居调摄 4. 运动保健 5. 穴位保健 6. 其他
填表日期	年 月 日			医生签名				

表 12 – 2 体质判定标准表

体质类型及对应条目	条件	判定结果
气虚质 (2)(3)(4)(14) 阳虚质 (11)(12)(13)(29) 阴虚质 (10)(21)(26)(31) 痰湿质 (9)(16)(28)(32) 湿热质 (23)(25)(27)(30) 血瘀质 (19)(22)(24)(33) 气郁质 (5)(6)(7)(8) 特禀质 (15)(17)(18)(20)	各条目得分相加之和≥11 分	是
	各条目得分相加之和为 9 ~ 10 分	倾向是
	各条目得分相加之和≤8 分	否
平和质 (1)(2)(4)(5)(13) (其中,(2)(4)(5)(13)反向计分, 即 1→5, 2→4, 3→3, 4→2, 5→1)	各条目得分相加之和≥17 分,同时其他 8 种体质得分均≤8 分	是
	各条目得分相加之和≥17 分,同时其他 8 种体质得分均≤10 分	基本是
	不满足上述条件者	否

填表说明

（1）信息采集：提醒受试者以一年内的感受与体验为判断依据,而非即时感受。参照括号内的描述向受试者解释其不能理解的条目,但不能主观引导受试者的选择。

（2）表格填写：逐条逐项填写,杜绝漏填。每一个问题只能选一个选项,在最符合的选项上划"√"。如出现规律性选项等情况,需要核实。

（3）体质判定：偏颇体质正向计分,平和质有 4 个条目反向计分（第 2、4、5、13 的 4 个条目反向计分,选 1 的选项赋值 5 分,选 2 的选项赋值 4 分,以此类推）。判定平和质时,除了达到得分条件外,同时其他 8 种体质得分均≤10 分。当每种体质得分相加均≤8 分,出现无法判断体质类型等情况,则需 2 周后重新填写。

三、服务流程

根据相关文件,老年人中医药健康管理服务流程应按照一定规范进行,如图 12 – 1 所示。

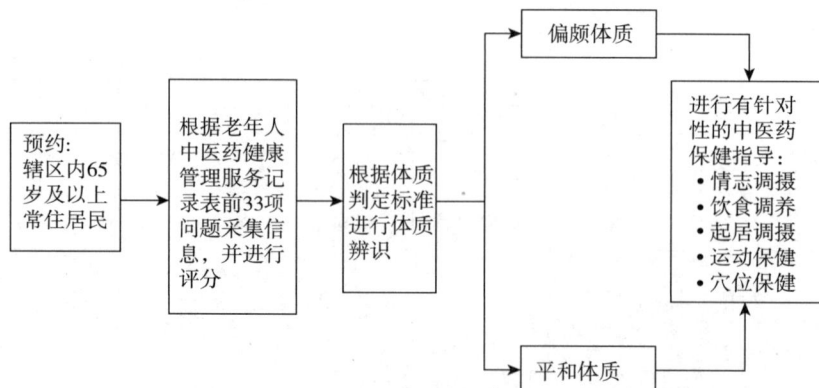

图 12 –1 老年人中医药健康管理服务流程

（一）中医体质信息采集

按照"老年人中医药健康管理服务记录表"前33项问题，逐项询问居民近一年的体验、感觉，查看舌苔和舌下静脉及皮肤情况等，将信息在相应分值内划"√"。

（二）中医体质辨识

按照"体质判定标准表"计算出该居民的具体得分，将计算得分填写在"老年人中医药健康管理服务记录表"体质辨识栏内。根据得分，判断该居民的体质类型是平和体质或偏颇体质，并将体质辨识结果及时告知居民本人。

1. 平和质　阴阳气血调和，以面色、肤色润泽，头发稠密有光泽，目光有神，鼻色明润，嗅觉通利，味觉正常，唇色红润，精力充沛，不易疲劳，耐受寒热，睡眠安和，胃纳良好，二便正常等为主要特征。

2. 气虚质　元气不足，以平时语音低怯，气短懒言，肢体容易疲乏，精神不振，目光少神，头晕，健忘，易出汗，舌体胖大、边有齿痕等气虚表现为主要特征。

3. 阳虚质　阳气不足，以平时畏冷，手足不温，喜热饮食，易出汗，精神不振，睡眠偏多，小便清长，大便溏薄，舌淡胖嫩、边有齿痕等虚寒表现为主要特征。

4. 阴虚质　阴液亏少，以面色潮红、有烘热感，手足心热，目干涩，视物花，鼻微干，唇红微干，平素易口燥咽干，渴喜冷饮，眩晕耳鸣，睡眠差，小便短涩，大便干燥等虚热表现为主要特征。

5. 痰湿质　痰湿凝聚，以形体肥胖，尤其腹部肥满松软；性格温和稳重；但也容易情志不畅，抑郁。常自觉胸闷、气短、乏力，食欲不振，活动时喜出黏汗，嘴里常有黏腻或甜腻感；伴随有口臭、嗳气、气喘、腹胀等痰湿表现为主要特征。

6. 湿热质　湿热内蕴，以形体偏胖或消瘦，性格多急躁易怒，口苦口干，身重困倦，心烦懈怠，眼睛红赤，男易阴囊潮湿，小便短赤，大便燥结或黏滞等湿热表现为主要特征。

7. 血瘀质　血行不畅，以瘦人居多，口唇暗淡或紫，舌质暗有点、片状瘀斑，舌下静脉曲张。

8. 气郁质　气机郁滞，以形体瘦者居多，平素忧郁面貌，神情多烦闷不乐。胸胁胀满，或走窜疼痛，喜叹息，或嗳气呃逆，或咽喉部有异物感，或乳房胀痛。食欲减退，睡眠较差，惊悸怔忡，健忘等气郁表现为主要特征。

9. 特禀质　先天失常，以过敏性疾病者居多，常见哮喘、咽痒、鼻塞、喷嚏，或皮肤常出现风团；遗传性疾病有垂直遗传、先天性、家族性特征；胎传性疾病者具有母体影响胎儿个体生长发育及相关疾病等为主要特征。

（三）中医药保健指导

针对老年人不同体质特点，从情志调摄、饮食调养、起居调摄、运动保健、穴位保健等方面进行中医药保健指导。

四、服务要求和工作指标

1. 开展老年人中医药健康管理服务可结合老年人健康体检和慢性病患者管理及日常诊疗时间。

2. 开展老年人中医药健康管理服务的乡镇卫生院、村卫生室和社区卫生服务中心（站）应当具备相应的设备和条件。有条件的地区应利用信息化手段开展预约服务。

3. 开展老年人中医体质辨识工作的人员应当为接受过老年人中医药知识和技能培训的卫生技术人员。开展老年人中医药保健指导工作的人员应当为中医类别执业（助理）医师或接受过中医药知识和技能专门培训能够提供上述服务的其他类别医师（含乡村医生）。

4. 医疗卫生服务机构要加强与村（居）委会、派出所等相关部门的联系，掌握辖区内老年人口信息变化。

5. 服务机构要加强宣传，告知服务内容，使更多的老年人愿意接受服务。

6. 每次服务后要及时、完整记录相关信息，纳入老年人健康档案。

7. 工作指标

老年人中医药健康管理率＝年内接受中医药健康管理服务的 65 岁及以上居民数/年内辖区内 65 岁及以上常住居民数×100%

判定接受中医药健康管理服务的居民数标准为：接受中医药健康管理是指建立了健康档案、接受了中医体质辨识、中医药保健指导、服务记录表填写完整。

任务三　0~36个月儿童中医药健康管理服务规范

一、服务对象

辖区内居住的 0~36 个月儿童。

二、服务内容

小儿具有生机旺盛而又稚嫩柔软的生理特点，一方面生机蓬勃，发育旺盛；另一方面脏腑娇嫩，形气未充。其"发病容易，传变迅速"而又"脏气清灵，易趋康复"。

0~36 个月儿童中医药健康管理服务主要是针对小儿的生理、病理特点和主要健康问题，通过对家长开展中医饮食起居指导、传授中医穴位按揉方法，改善儿童健康状况，促进儿童生长发育。每次随访填写"儿童中医药健康管理服务记录表"，见表 12-3、表 12-4。

表 12-3　6~18 月龄儿童中医药健康管理服务记录表

姓名：　　　　　　　　　　　　　　　　　　　　　　　　　　　　编号□□□-□□□□□

月龄	6 月龄	12 月龄	18 月龄
随访日期			
中医药健康管理服务	1. 中医饮食调养指导 2. 中医起居调摄指导 3. 传授摩腹、捏脊方法 4. 其他：	1. 中医饮食调养指导 2. 中医起居调摄指导 3. 传授摩腹、捏脊方法 4. 其他：	1. 中医饮食调养指导 2. 中医起居调摄指导 3. 传授按揉迎香穴、足三里穴方法 4. 其他：
下次随访日期			
随访医生签名			

表 12-4　24~36 月龄儿童中医药健康管理服务记录表

姓名：　　　　　　　　　　　　　　　　　　　　　　　　　　　　编号□□□-□□□□□

月龄	24 月龄	30 月龄	36 月龄
随访日期			
中医药健康管理服务	1. 中医饮食调养指导 2. 中医起居调摄指导 3. 传授按揉迎香穴、足三里穴方法 4. 其他：	1. 中医饮食调养指导 2. 中医起居调摄指导 3. 传授按揉四神聪穴方法 4. 其他：	1. 中医饮食调养指导 2. 中医起居调摄指导 3. 传授按揉四神聪穴方法 4. 其他：

月龄	24 月龄	30 月龄	36 月龄
下次随访日期			
随访医生签名			

填表说明：

1. 印制新表格时可在"0~6 岁儿童健康管理服务规范"所列儿童健康检查记录表基础上增加"中医药健康管理服务"内容。

2. 中医药健康管理服务：请在所提供服务对应的选项上划"√"，可多选。其他服务请注明。

三、服务流程

根据国家卫生健康委员会文件，0~36 个月儿童中医药健康管理服务流程应按照一定规范进行，如图 12 – 2 所示。

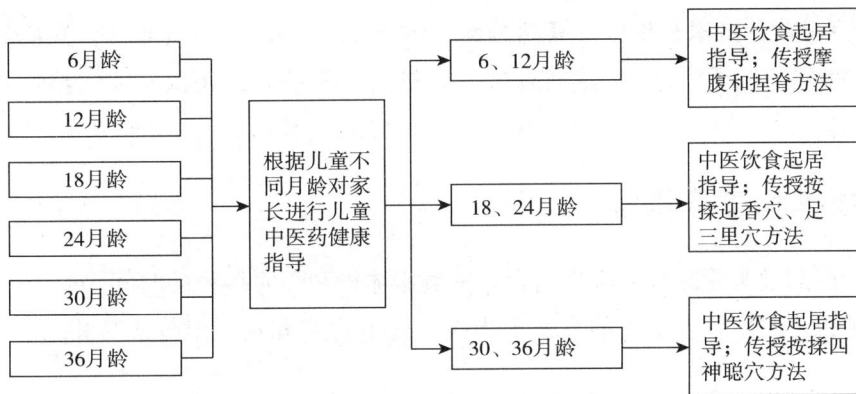

图 12 – 2　0~36 个月儿童中医药健康管理服务流程

（一）预约儿童家长

在儿童 6、12、18、24、30、36 月龄时，结合儿童健康体检和预防接种的时间，预约儿童家长来基层医疗卫生机构接受儿童中医药健康指导。

（二）儿童中医饮食起居指导

根据不同月龄儿童的特点，向家长提供儿童中医饮食调养、起居调摄指导。

1. 饮食调养　养成良好饮食习惯，食物宜细、软、烂、碎，而且应品种多样。避免偏食，节制零食，按时进食，提倡"三分饥"，防止乳食无度。

2. 起居调摄　保证充足的睡眠时间，适时把尿；培养每日定时大便的习惯。衣着要宽松。"春捂""秋冻"，提倡"三分寒"。增加户外活动，以增强体质。

（三）传授中医穴位按揉方法

1. 在儿童 6、12 月龄时，向家长传授摩腹和捏脊的方法

（1）摩腹　用掌面或食指、中指、无名指贴于小儿腹部，在孩子腹部做顺时针的旋转推动，每次 1~3 分钟。顺时针起到行气消积、健脾和胃的作用。如果逆时针，作用则相反，是止泻。功效：具有改善脾胃功能，促进消化吸收的作用。

（2）捏脊　位置为脊柱正中线的两侧。双手的中指、无名指和小指握成空拳状，食指半屈，拇指伸直并对准食指的前半部分。从长强穴开始，双手食指与拇指合作，在食指向前轻推儿童皮肤的基础上一起将长强穴的皮肤捏拿起来，沿督脉两侧，自下而上，左右两手交替合作，按照推、捏、捻、放、提的前后顺序，自长强穴向前捏拿至脊背上端的大椎穴一遍。如此循环，根据不同体质可捏拿 4~6 遍。

从第 2 遍开始的任何一遍中，可根据不同脏腑出现的症状，采用"重提"的手法，有针对性的刺激背部的脏腑俞穴，以便加强疗效。在第 5 遍捏拿儿童脊背时，在儿童督脉两旁的脏腑俞穴处，用双手的拇指与食指合作分别将脏腑俞穴的皮肤，用较重的力量在捏拿的基础上提拉一下。捏拿第 6 遍结束后，用双手拇指指腹在儿童腰部的肾俞穴处，在原处揉动的动作中，用拇指适当地向下施以一定的压力，揉按结合。功效：具有消食积、健脾胃、通经络的作用。

2. 在 18、24 月龄时，向家长传授按揉迎香穴、足三里穴的方法

（1）按揉迎香穴　位置在鼻翼外缘中点旁，鼻唇沟中。双手拇指分别按于同侧下颌部，中指分别按于同侧迎香穴，其余 3 指则向手心方向弯曲，然后使中指在迎香穴处做顺时针方向按揉，每次 1～3 分钟。功效：具有宣通鼻窍的作用。

（2）按揉足三里穴　位置在小腿前外侧，犊鼻穴下 3 寸，距胫骨前缘一横指处。用拇指端按揉，每次 1～3 分钟。功效：具有健脾益胃、强壮体质的作用。

3. 在 30、36 月龄时，向家长传授按揉四神聪穴的方法　位置在头顶部百会穴前后左右各 1 寸处，共 4 个穴位。用手指逐一按揉，先按左右神聪穴，再按前后神聪穴，每次 1～3 分钟。功效：具有醒神益智的作用。

四、服务要求和工作指标

1. 开展儿童中医药健康管理服务应当结合儿童健康体检和预防接种的时间。

2. 开展儿童中医药健康管理服务的乡镇卫生院、村卫生室和社区卫生服务中心（站）应当具备相应的设备和条件。

3. 开展儿童中医药健康管理服务的人员应当为中医类别执业（助理）医师，或接受过儿童中医药保健知识和技能培训能够提供上述服务的其他类别医师（含乡村医生）。

4. 服务机构要加强宣传，告知服务内容，提高服务质量，使更多的儿童家长愿意接受服务。

5. 每次服务后要及时记录相关信息，纳入儿童健康档案。根据儿童不同月龄对家长进行儿童中医药健康指导。

6. 工作指标　0～36 个月龄儿童中医药健康管理服务率＝年度辖区内按照月龄接受中医药健康管理服务的 0～36 个月龄儿童数/年度辖区内应管理的 0～36 个月儿童数×100%

✎ 练习题

答案解析

一、A 型题

1. 开展中医药健康管理服务的乡镇卫生院、村卫生室和社区卫生服务中心（站）每年应为老年人提供一次中医药健康管理服务，老年人年龄是（　　）

    A. 60 岁以上 　　　　　B. 65 岁以上 　　　　　C. 70 岁以上

    D. 75 岁以上 　　　　　E. 80 岁以上

2. 以下针对老年人不同体质特点的中医药保健指导错误的是（　　）

    A. 情志调摄 　　　　　B. 饮食调养 　　　　　C. 起居调摄

    D. 服用保健偏方 　　　E. 穴位保健

3. 根据"老年人中医药健康管理服务记录表"采集信息并评分，涉及的项目数是（　　）

    A. 13　　　　　　　　　B. 23　　　　　　　　　C. 24

    D. 33　　　　　　　　　E. 34

4. 6、12 月的儿童宜采用的中医药健康管理方法是（　　）

    A. 针刺　　　　　　　　B. 艾灸　　　　　　　　C. 拔罐

    D. 按揉穴位　　　　　　E. 摩腹和捏脊

5. 18、24 月的儿童宜采用的中医药健康管理方法是（　　）

    A. 按揉迎香穴和足三里　　B. 艾灸　　　　　　　C. 拔罐

    D. 摩腹和捏脊　　　　　　E. 针刺

二、问答题

1. 简述老年人中医药健康管理的服务流程。

2. 简述 0～36 个月龄儿童中医药健康管理服务的要求。

（曹　毅）

书网融合……

本章小结

微课

题库

项目十三　卫生监督协管服务 📱微课

⬡ 学习目标

知识目标

1. 掌握卫生监督协管的概念、服务内容及服务流程，食源性疾病、饮用水卫生、学校卫生服务、非法行医和非法采供血以及计划生育的相关信息报告。
2. 熟悉食源性疾病、计划生育、非法行医及非法采供血的概念。
3. 了解生活饮用水的基本知识。

能力目标

能够在卫生监督机构指导下，协助开展巡查、信息收集、信息报告、宣传指导以及调查处置等活动。

素质目标

通过本项目的学习，培养基层医疗卫生人员在卫生监督协管服务工作中的责任感，认真负责地开展协管工作，为健康中国建设贡献力量。

卫生监督协管是卫生监督体系的重要一环，是卫生监督管理的延伸和深化。监督协管服务可以发挥基层的前哨作用，在日常巡查和信息报告工作，以及开展公共场所卫生、打击非法行医、职业卫生等方面发挥重要作用，一定程度上缓解当地卫生监督执法工作的压力，推动卫生监督执法工作向纵深发展。

情境导入

情境： 某年 6 月 20 日 20：30，一位母亲带着其上小学的儿子来到某社区卫生服务站看病，主述该孩童回家后精神状态差，感觉腹部胀痛、恶心、浑身无力，有低热。张医师诊断为普通胃肠炎，对其进行了对症治疗。22：00，该医师临下班前又接到 1 名同样病例，采用相同方法处理，并未引起注意。6 月 21 日凌晨 3：00，值夜班的王医师也接到了 1 名类似病例；8：30 上早班的刘医师，陆续接到 3 名同样症状的小学生，但都未引起重视。

该社区卫生服务站所有值班医师每天都要将当天的出诊及接诊情况记录，并上报给社区卫生服务中心信息统计室。信息统计室的统计员马某在统计、汇总各社区卫生服务站上报的信息后发现，邻近的几个社区卫生服务站上报的病例症状十分相似，接诊时间也很相近，这一情况引起了马某的警觉，立即向中心主任进行了汇报，并向附近的 1 家三级医院，2 家二级医院门、急诊进行了询问，发现相同症状病例 20 余例，而且患者均来自该区同一所小学。社区卫生服务中心立即将情况反映给当地的疾病预防控制中心。经疾病预防控制中心调查发现，该校有相同症状学生 100 余人，同时了解到该校大部分学生中午在学校食堂进餐，怀疑是食物中毒，故对该校食堂的食物及学生粪便进行采样送检，进一步调查学生的进餐及食物等情况来确定原因。

思考：

1. 某社区卫生服务站的三位医师为什么均未对类似病例引起注意和重视？
2. 此案例说明了什么问题？你从中得到了什么启示？

任务一　概　述

一、卫生监督

（一）定义

卫生监督是指国家卫生行政机关或法律法规授权的组织及其工作人员依据卫生法律法规的规定，对公民、法人和其他组织贯彻卫生法规的情况进行督促检查，处理具体卫生行政事务的活动。

卫生监督手段是指卫生行政机关或法律法规授权组织在贯彻卫生法律规范、实施卫生监督过程中所采取的措施和方法。主要手段有卫生法制宣传教育、卫生行政许可、卫生监督检查、卫生行政奖励、卫生行政处罚、卫生行政强制。

（二）意义

卫生监督工作是依法推动健康中国建设、保障医药卫生体制改革、促进卫生体系法律法规有效实施、维护人民群众健康权益的有力保障。加强卫生监督工作是全面推进卫生与健康领域法治建设的重要举措，是推进职能转变、加强事中事后监管的重要内容，对推进健康中国建设具有十分重要的意义。

二、卫生监督协管

（一）定义

卫生监督协管是指乡镇卫生院、社区卫生服务中心（站）、村卫生室等基层医疗卫生机构及其卫生技术人员在卫生监督机构指导下，在辖区内协助开展巡查（访）、信息收集、信息报告、宣传指导以及调查处置等活动。

（二）目的

充分利用公共卫生网络和基层医疗卫生机构的前哨作用，解决基层卫生监督相对薄弱的问题，从而建成横向到边、纵向到底，覆盖城乡的卫生监督网络体系，及时发现违反卫生法律法规的行为，保障广大群众公共卫生安全。同时，通过对广大居民的宣传、教育，不断提高城乡居民健康知识和卫生法律政策的知晓率，提升人民群众疾病防控意识，切实为广大群众提供卫生健康保障。

三、两者的区别

卫生监督协管与卫生监督的最大不同是前者没有执法权，后者有执法权。基于这个前提，卫生监督协管所能做的是协助卫生监督开展部分信息收集、报告、巡查、教育培训等不需要执法权的工作。

任务二　卫生监督协管服务内容

一、食源性疾病及相关信息报告

发现或怀疑有食源性疾病、食品污染等对人体健康造成危害或可能造成危害的线索和事件，应及时报告。

（一）食源性疾病的定义

食源性疾病是指通过摄食而进入人体的各种致病因子引起的，通常具有感染性或中毒性的一类疾病。感染性疾病是指食物被致病微生物（包括细菌、真菌、病毒等）和（或）其毒素、寄生虫或其虫卵污染所引起的疾病；中毒性疾病是指食品被有毒有害化学物质以及动植物毒素污染所致的急性或慢性中毒。食源性疾病的致病物可能是生物性的，也可能是化学性的，因此食源性疾病范围广泛、涉及疾病众多，最常见的是食物中毒。

（二）信息报告

1. 信息来源 包括：①诊疗医生上报的信息。要求接诊医生在诊疗过程中，发现食源性疾病患者或疑似患者后，通报当地卫生监督协管员；②巡查发现的信息；③食源性疾病发生单位与食品生产经营单位上报的信息；④公众举报信息；⑤媒体报告信息。

2. 信息收集 包括：①发生食源性疾病以及食品污染事件的单位、地址、电话；②食源性疾病以及食品污染的发病时间、发病人数、死亡人数；③引发食源性疾病以及食品污染的可疑食品和进食时间、进食人数；④患者主要的症状、就诊地点、救治情况；⑤信息报告人员的姓名、联系方式，以便进一步的调查核实。

3. 信息报告 卫生监督协管员对事故进行初步核实后，应及时（2 小时内）将事故信息通过电话等方式报告给当地的卫生行政部门，同时填写"卫生监督协管信息报告登记表"。

二、饮用水卫生安全巡查

协助卫生监督执法机构对农村集中式供水、城市二次供水和学校供水进行巡查，协助开展饮用水水质抽检服务，发现异常情况及时报告；协助有关专业机构对供水单位从业人员开展业务培训。

（一）生活饮用水概念及供水方式

1. 生活饮用水概念 生活饮用水是指供人生活的饮水和生活用水。

2. 供水方式 供水方式主要包括集中式供水和分散式供水等。

（1）集中式供水 自水源集中取水，通过输配水管网达到用户或者公共取水点的供水方式，包括自建设施供水。为用户提供日常饮用水的供水站和为公共场所、居民社区提供的分散供水也属于集中式供水。

（2）二次供水 集中式供水在入户之前经再度储存、加压和消毒或深度处理，通过管道或容器输送给用户的供水方式。

（3）农村小型集中式供水 日供水在 1000m³ 以下（或供水人口在 1 万人以下）的农村集中式供水。

（4）分散式供水 用户直接从水源取水，未经任何设施或仅有简易设施的供水方式。

（二）生活饮用水水质卫生基本要求

为保证饮用水安全，生活饮用水水质卫生应符合下列五项基本要求。

1. 生活饮用水中不得含有病原微生物和寄生虫虫卵；

2. 生活饮用水中化学物质不得危害人体健康；

3. 生活饮用水中放射性物质不得危害人体健康；

4. 生活饮用水的感官性状良好；

5. 生活饮用水应消毒处理，并符合出厂水中消毒剂限值、出厂水和管网末梢水中消毒剂余量要求。

（三）生活饮用水卫生标准

《生活饮用水卫生标准》是以保护人群身体健康和保证人类生活质量为出发点，对饮用水中与人群健康相关的各种因素做出量值规定，经国家有关部门批准、发布的法定卫生标准。

现行《生活饮用水卫生标准》（GB 5749—2022）由国家市场监督管理总局、国家标准化管理委员会于2022年3月15日发布，并于2023年4月1日起实施，代替《生活饮用水卫生标准》（GB 5749—2006）。

新标准规定了生活饮用水水质要求、生活饮用水水源水质要求、集中式供水单位卫生要求、二次供水卫生要求、涉及饮用水卫生安全的产品卫生要求、水质检验方法。该标准适用于各类生活饮用水，覆盖从水源到制水、从运输到储水和用水的全过程各方面。

新标准的水质指标在GB 5749—2006的基础上由106项调整为97项，包括常规指标43项和扩展指标54项。

与原标准相比较，尽管新标准指标总数上比原标准减少，但指标的要求更高，对制水工艺以及供水系统的运行维护提出了更高的要求。水质检测更具针对性、科学性。该标准缩小了城乡饮用水标准差距，加快设施改造力度，推动建立高质量供水体系，提高检测能力与应急能力建设，保障供水安全。

更关注新问题，增加了新兴污染物、消毒副产物等新指标，如将检出率较高的一氯二溴甲烷等6项消毒副产物指标从非常规指标调整到常规指标，以加强管控。

（四）工作内容

1. 巡查工作

（1）摸清供水底数　协助对辖区内的农村集中式供水、城市二次供水和城乡学校供水等进行调查，准确掌握各类供水单位的底数和基本情况（数量、位置、许可等情况），建立供水单位供水情况基础档案，在需要时可协助卫生监督员迅速到达现场、联系各单位负责人或管理人员。

（2）协助开展定期巡查　每年按照卫生监督机构的巡查安排协助对辖区内农村集中式供水单位、城市二次供水单位和城乡学校供水开展现场巡查。

（3）协助开展水质检测　对供水单位开展巡查的同时，对供水单位出厂水或供水设施出口水进行现场检测，同时按照卫生监督机构要求，对部分社区居民家庭用户龙头水和学校龙头水水质进行定期现场检测，并做好相关的记录。

2. 宣传与培训

（1）宣传教育　在辖区采取固定宣传栏或流动宣传等手段，通过宣传栏、宣传板画、发放宣传材料等形式，采用通俗、直观和群众易接受的形式，宣传饮用水卫生相关的法律法规、标准等，普及饮用水卫生知识，培养居民良好的卫生习惯，提高城乡居民的饮用水卫生安全意识，掌握安全健康的饮水方式，具备常见介水传染病的防病意识。

（2）培训指导　协助卫生监督机构组织辖区内供水单位的制、管水从业人员开展饮用水卫生相关法律法规和知识的培训指导，指导供水单位合法生产经营。整理相关培训、宣传等的资料，做好相关的工作记录。

3. 信息收集与上报　对供水单位的基本信息、巡查情况、异常情况以及宣传培训等服务信息收集并及时上报。

（1）通过开展定期巡查和水质监测，做好巡查记录，将巡查结果和现场检测结果填写在"卫生监督协管巡查登记表"中，建立巡查档案，定期上报辖区卫生监督机构。

（2）发现现场水质监测不合格、接到水质异常反映、水污染事件，发现24小时内3例以上有共同饮水史的疑似病例，填写"卫生监督协管信息报告登记表"，立即报告卫生监督机构。

三、学校卫生服务

基层医疗卫生机构协助卫生监督执法机构定期对学校传染病防控开展巡访，发现问题隐患及时报告；指导学校设立卫生宣传栏，协助开展学生健康教育。协助有关专业机构对校医（保健教师）开展业务培训。

（一）信息收集

掌握辖区内中小学、托幼机构基本情况。协管员对学校初次巡访需指导学校填写"学校基本信息登记表"。一式三份，一份由协管员自行存档，一份交卫生监督机构，一份学校存档。每年秋季开学及时更新学校基本信息。

（二）现场巡查

协管员按照要求每年于春季、秋季开学第一个月内，对本辖区中小学校卫生工作开展巡查，通过现场查看、询问及查阅相关资料等方式开展，并填写"卫生监督协管巡查登记表"。针对巡查中发现的问题及时告知校方、指导改正，同时做好记录并定期回访，填写"卫生监督协管信息报告登记表"，将相关情况上报卫生监督机构。

1. 学校教学及生活环境卫生巡查　通过抽样的方式巡查教室、黑板、课桌椅、教室采光、教室照明、教室微小气候，有学生宿舍的学校还要巡查宿舍等相关内容是否符合相应标准。

2. 学校生活饮用水卫生巡查　查看学校是否依法落实饮用水相关管理制度，包括一般巡查和分类巡查。

（1）一般巡查内容　包括：学校饮用水是否符合《生活饮用水卫生标准》；供水单位是否取得有效的卫生许可证，学校是否安排专、兼职人员负责本校饮用水卫生管理工作；供水及管水相关工作人员是否取得健康体检合格证明及经过卫生知识培训；相关涉水产品是否具备有效卫生许可批件；是否制订饮用水突发污染事故及水源性传染病应急处置预案。

（2）分类巡查　依据不同学校饮用水供水方式，巡查内容不同。学校饮用水供水方式有市政供水、二次供水、分散式供水、自建集中式供水等，提倡学校采用开水作为学生饮水。现场检查盛装开水的器皿（如保温桶等）是否每天清洗并加盖上锁，开水供应量是否充足。

3. 学校传染病防治工作巡查

（1）巡查校内机构和人员　是否成立以学校校长为第一责任人的传染病防治相应组织；是否指派学校在编人员专门负责学校传染病疫情报告工作；是否有专职或兼职传染病防治管理人员。

（2）巡查校内日常管理措施及落实情况　是否将传染病防治纳入年度工作；是否制定传染病突发事件应急预案，是否对学生开展健康教育；是否组织学生每年进行健康体检，并建立学生健康档案；是否建立晨检制度和学生因病缺勤与病因追查登记制度，是否有记录，是否对新生有预防接种查验；是否建立传染病病愈返校查验制度，是否有记录，是否建立疫情报告制度，报告的内容、方式、时限是否正确，是否有记录；是否对学生进行传染病预防知识的宣传；是否对发生传染病的班级、宿舍等相关环境进行及时消毒并记录。

4. 学校卫生室（保健室）巡查　卫生室是否取得"医疗机构执业许可证"，未取得"医疗机构执业许可证"，标志应为"保健室"，医生是否持有二证（医师资格证书、医师执业证书），且执业地点、执业类别、执业范围是否与实际相符，护士是否持有护士执业证书；卫生室（保健室）设置、人员配备、设施与设备配置是否符合要求；卫生室医疗废物管理是否符合《医疗废物管理条例》中的相关规定。

（三）宣传与培训

1. 协助辖区内学校通过不同形式（如开设卫生宣传栏、课堂教学、专题讲座等）开展传染病防控、饮用水安全等相关知识宣传。

2. 协助当地卫生部门在传染病高发季节对学校开展有针对性的传染病预防知识宣传。

3. 协助当地卫生部门给学校发放卫生相关知识宣传品。

4. 协助当地卫生部门开展学校卫生工作培训。

四、非法行医和非法采供血信息报告

协助定期对辖区内非法行医、非法采供血开展巡访，发现相关信息及时向卫生监督执法机构报告。

（一）非法行医

非法行医是指未取得医疗机构执业许可证开展诊疗活动和未取得医师资格的人从事医师执业活动的行为。具体包括以下情形。

1. 依据《医疗机构管理条例》，非法行医主要包括下列 6 个方面：①单位或个人未取得"医疗机构执业许可证"从事诊疗活动的。②逾期不校验"医疗机构执业许可证"仍从事诊疗活动的，或者拒不校验的。③出卖、转让、出借"医疗机构执业许可证"的。④不按照核准登记的诊疗科目开展诊疗活动。⑤医疗机构使用非卫生技术人员从事医疗卫生技术工作的。⑥出具虚假证明文件的。

2. 根据《中华人民共和国执业医师法》，非法行医包括下列两个方面：①未经批准擅自开办医疗机构行医或者非医师行医的。②未经医师注册取得执业证书，从事医师执业活动的。

3. 依据《中华人民共和国母婴保健法》，非法行医包括未取得国家颁发的有关合格证书：①从事婚前医学检查、遗传病诊断，产前诊断或者医学技术鉴定的；②施行终止妊娠手术的；③出具本法规定的有关医学证明的，或进行胎儿性别鉴定的。

4. 依据《中华人民共和国刑法》，非法行医主要包括下列 5 个方面：①未取得或以非法手段取得医师执业资格却从事医疗活动的；②个人未取得"医疗机构执业许可证"开办医疗机构的；③被依法吊销医师执业证书期间从事医疗活动的；④未取得乡村医师执业证书从事乡村医疗活动的；⑤家庭接生员从事家庭接生以外的医疗行为的。

（二）非法采供血

非法采供血是指未经国家主管部门批准或者超过批准的业务范围进行采集、供应血液或制作、供应血液制品的行为。

非法采供血的常见形式包括下列方面：①非法采集血液的；②血站、医疗机构私自出售无偿献血者血液的；③非法组织他人进行出卖血液的；④超出执业登记的项目、内容、范围开展业务活动；⑤临床用血的保障、储存、运输不符合国家卫生标准和要求。

（三）工作内容

协助定期对辖区内非法行医、非法采供血开展巡访，发现相关信息及时向卫生监督执法机构报告。

1. 信息来源

（1）定期巡查　协管员通过定期巡查主动发现并收集非法行医和非法采供血信息。

（2）哨点监测　社区卫生服务站或村卫生室利用其专业性和便利性，发现、收集非法行医和非法采供血信息。

（3）举报投诉　卫生健康主管部门向社会公布举报电话，市民通过电话主动举报投诉非法行医和非法采供血信息。

2. 信息收集

（1）非法行医重点收集　非法行医地点、开诊时间段、是否有诊疗行为、是否有诊疗标识等相关信息。

（2）非法采供血重点收集　非法采供血单位、地点、非法采供血行为等信息。

3. 信息报告　发现非法行医行为或非法采血行为时，应立即向辖区卫生健康主管部门报告，并按要求填写"卫生监督协管信息报告登记表"。

五、计划生育相关信息报告

（一）计划生育

计划生育是指在全社会范围内，根据人口与社会经济发展的客观要求，对人口再生产进行有计划的调节。

人口指一定数量和质量的人组成的社会群体，是社会生活的基础与出发点。一个国家人口的数量、结构及变动与经济、社会的发展密不可分。我国实施计划生育政策，其目的是使人口数量、素质、分布和结构等与国家的发展相适应，以促进经济、社会、资源、环境的协调发展，促进家庭幸福、民族繁荣与社会进步，促进可持续发展。

（二）计划生育技术服务

计划生育技术服务是指使用手术、药物、工具、仪器、信息及其他技术手段，有目的地向育龄公民提供生育调节及其他有关的生殖保健服务的活动，包括计划生育技术指导、咨询及与计划生育有关的临床医疗服务。

1. 计划生育技术指导、咨询

（1）进行避孕节育与降低出生缺陷发生风险及其他生殖健康的科普宣传、指导和咨询。

（2）提供避孕药具，对服务对象进行相关的指导、咨询、随访。

（3）对施行避孕、节育手术和输卵（精）管复通手术的，在手术前、后提供相关的指导、咨询和随访。

2. 与计划生育有关的临床医疗服务

（1）避孕和节育的医学检查，主要指按照避孕、节育技术常规，为了排除禁忌证、掌握适应证而进行的术前健康检查及术后康复和保证避孕安全有效所需要的检查。

（2）各种计划生育手术并发症和计划生育药具不良反应的诊断、鉴定和治疗。

（3）施行各种避孕、节育手术和输卵（精）管复通手术等恢复生育力的手术，以及与施行手术相关的临床医学诊断和治疗。

（4）根据国家卫生健康委员会制定的有关规定，开展围绕生育、节育、不育的其他生殖保健服务。

（5）病残儿医学鉴定中必要的检查、观察、诊断、治疗活动。

（三）工作内容

协助卫生监督执法机构定期对辖区内计划生育机构计划生育工作进行巡查，协助对辖区内与计划生育相关的活动开展巡访，发现相关信息及时报告。

1. 信息来源

（1）日常巡查　巡查计划生育技术服务机构、医疗保健机构等，可与非法行医巡查一并开展。

（2）公众举报信息

（3）媒体报道信息

2. 信息收集

（1）建档　对辖区内涉及计划生育技术服务的机构、人员、相关设备及执业范围等情况建立档案。

（2）巡查　辖区内涉及计划生育技术服务的机构及相关医务人员是否具备相应的资质；是否存在非医学需要的胎儿性别鉴定和选择性别的人工终止妊娠等违法行为；辖区内计划生育技术服务机构、母婴保健技术服务机构是否存在超出范围的执业情况；辖区内超声诊断仪及染色体检测专用设备等医疗器械是否备案。

3. 信息报告　发现辖区内计划生育技术服务机构存在违法违规等相关信息；发现"两非"行为线索及其他计划生育工作相关信息后，应向辖区卫生监督机构报告，并按要求填写表13-1和表13-2。

表13-1　卫生监督协管信息报告登记表

机构名称：

序号	发现时间	信息类别	信息内容	报告时间	报告人

注：1. 信息类别，食源性疾病、饮用水卫生、学校卫生、非法行医（采供血）、计划生育。
　　2. 信息内容，注明发现问题（隐患）的地点、内容等有关情况简单描述。

表13-2　卫生监督协管巡查登记表

机构名称：　　　　年度：

序号	巡查地点与内容	发现的主要问题	巡查日期	巡查人	备注

注：对食源性疾病、饮用水卫生、学校卫生、非法行医（采供血）、计划生育开展巡查，填写本表。备注栏填写发现问题后的处置方式（如报告卫生监督执法机构或帮助整改等内容）。

任务三　服务对象与服务流程

一、服务对象

卫生监督协管的服务对象是指辖区内居住的所有居民。其工作对象是辖区内的各类学校、二次供水（水箱）单位、农村集中式供水设施；非法行医、非法采供血与非法计生服务提供者。通过对工作对象行为的规范来服务于辖区内的居民。

二、服务流程

卫生监督协管服务流程基本包括四个环节：①信息建档，建立辖区内监管单位本底资料，并实施计算机管理；②巡查记录，对巡查工作中的具体情况进行记录；③信息报告，巡查工作中发现问题填写报告登记表，并及时向辖区内卫生监督机构报告；④制订协管服务计划，协管单位根据规范确定的协管服务对象并在卫生监督执法机构的指导与评估下，制订协管服务计划。协管单位根据该计划开展巡查工作并做好相应记录，发现问题及时报告（图13－1）。

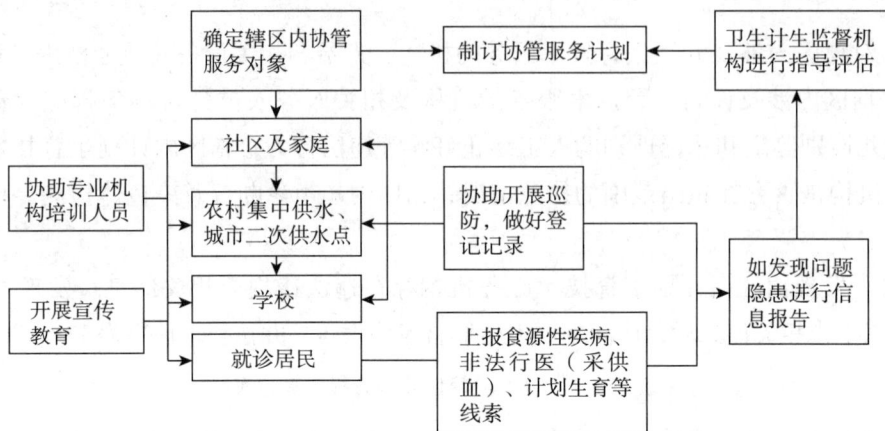

图13－1　卫生监督协管服务流程

任务四　服务要求和工作指标

一、服务要求

1. 县（区）级卫生行政部门要建立健全各项协管工作制度和管理规定，为基层医疗卫生机构开展卫生监督协管工作创造良好的条件。

2. 县（区）卫生监督执法机构要采用在乡镇、社区设派出机构或派出人员等多种方式，加强对基层医疗卫生机构开展卫生监督协管的指导、培训并参与考核评估。

3. 乡镇卫生院、社区卫生服务中心要建立健全卫生监督协管服务有关工作制度，配备专（兼）职人员负责卫生监督协管服务工作，明确责任分工。有条件的地区可以实行零报告制度。

4. 要按照国家法律法规及有关管理规范的要求提供卫生监督协管服务，及时做好相关工作记录，记录内容应齐全完整、真实准确、书写规范。

二、工作指标

1. 卫生监督协管信息报告率＝报告的事件或线索次数/发现的事件或线索次数×100%

注：报告事件或线索包括食源性疾病、饮用水卫生安全、学校卫生、非法行医和非法采供血、计划生育。

2. 协助开展的食源性疾病、饮用水卫生安全、学校卫生、非法行医和非法采供血、计划生育实地巡查次数。

✎ 练习题

答案解析

一、A 型题

1. 《卫生行政执法》的法律依据是（   ）

    A. 法律　　　　　　　　　B. 法规　　　　　　　　　C. 规章

    D. 以上均是　　　　　　　E. 以上均不是

2. 下列不属于卫生监督协管职能范畴的是（   ）

    A. 食源性疾病及相关信息报告

    B. 非法行医和非法采供血信息报告

    C. 学校卫生服务

    D. 职业卫生咨询指导

    E. 饮用水卫生安全巡查

3. 卫生监督协管服务的服务对象是（   ）

    A. 辖区儿童和老年人　　　　　　　B. 辖区餐饮机构服务人员

    C. 辖区市场摊贩　　　　　　　　　D. 辖区内流动人口

    E. 辖区内居民

4. 饮用水二次供水发生污染并影响人群健康，以下原因中不可能的是（   ）

    A. 设计和建筑不合理　　　　　　　B. 选址不当

    C. 长期不清洗消毒　　　　　　　　D. 二次供水水箱设在建筑物内

    E. 原材料污染

5. 生活饮用水水质基本要求不包括（   ）

    A. 水中不得含有病原微生物

    B. 水中所含化学物质不得危害人体健康

    C. 含大量矿物质

    D. 感官性状良好

    E. 放射性物质不得危害人体健康

6. 食物中毒与其他传染病最重要的区别是（   ）

    A. 多人同时发病　　　　　　B. 时间相对集中　　　　　　C. 是否传染

    D. 以急性胃肠疾病为主　　　E. 起病急

7. 按照《国家基本公共卫生服务规范（第三版）》的要求，以下法律法规不属于卫生监督协管服务工作依据的是（   ）

    A.《中华人民共和国食品安全法》　　　B.《中华人民共和国母婴保健法》

    C.《中华人民共和国环境保护法》　　　D.《学校卫生工作条例》

    E.《生活饮用水卫生监管理办法》

8. 按照《国家基本公共卫生服务规范（第三版）》的要求，在进行卫生监督协管服务中的非法行医巡访时，行医场所必须具有的资质是（   ）

    A. 执业医师证

    B. 税务登记证

C. 工商营业执照

D. 采供血许可证或采供血机构执业许可证

E. 医疗机构执业许可证

二、问答题

1. 什么是卫生监督协管？与卫生监督的区别是什么？

2. 简述卫生监督协管的服务内容。

（张　谦）

书网融合……

本章小结	微课	题库

实训项目

实训一　居民健康档案的建立

一、实训目的

1. 掌握居民健康档案的服务对象和服务内容。
2. 熟悉居民健康档案的服务流程。
3. 能正确填写"居民健康档案封面"和"个人基本信息表"。
4. 培养与社区居民沟通、收集信息的技能。

二、实训准备

1. 地点　多媒体教室或实训室。
2. 材料　"居民健康档案封面"和"个人基本信息表"。
3. 学生　学生提前分组，每三名学生为一组，每组中有社区卫生服务机构公共卫生人员、居民、质控员各一人。

三、实训内容

（一）填写"个人基本信息表"。

案例　王某，男，汉族，出生日期为 1959 年 4 月 13 日，身份证号为 140×××195904130037，现居住在山西省太原市杏花岭区某街道同乐苑社区，太原某集团有限公司退休职工。血型为 O 型/RH 阴性，文化程度为大学本科，高级工程师，已婚，未发现药物过敏史，未发现化学品、毒物、射线暴露史。王某于 2017 年 6 月被确诊为高血压，2019 年 10 月被确诊为糖尿病，2022 年 1 月被确诊为冠心病。无手术史、无外伤史、无输血史、无遗传病史、无残疾。其父曾患有哮喘、脑出血，其母曾患有脑出血，其弟患有颈椎病，其女儿身体健康。王某与他的妻子居住在小区的一幢高层住宅，厨房主要设置有燃气灶和油烟机，燃气类型为市政统一供应的天然气，饮水主要是家庭的自来水，厕所是水冲式卫生坐便器，没有养家禽、家畜。

问题 1　请根据以上案例，认真填写王某的"个人基本信息表"，做到应填尽填。
问题 2　在校学生如何填写"个人基本信息表"中"职业"栏？
问题 3　无工作单位人员，如未成年人、务农者、待业者等应如何填写"个人基本信息表"中"工作单位"栏？
问题 4　"残疾情况"栏，是以医生的现场判断为标准还是以残疾证明为标准？

（二）学生角色扮演、分组练习

三名同学为一组，每组中有社区卫生服务机构公共卫生人员、居民、质控员各一人。主要场景：居民来到社区卫生服务机构咨询或者就诊，公共卫生人员按照确定建档对象流程询问居民相关信息并建档，填写"居民健康档案封面"和"个人基本信息表"，居民提供个人真实信息，质控员对全过程进行检查，检查情节设计是否合理、服务流程是否规范、双方沟通是否顺畅，并查看"居民健康档案封面"和"个人基本信息表"是否填写正确、完整、符合要求。

问题：各小组成员根据主要场景进行情节设计并角色扮演，展示建档的完整过程，表演结束后进行小组互评和教师评价，表演成员根据评价意见进行完善。

四、实训结论

通过本次实训，同学们更加深刻掌握了居民健康档案管理的服务对象、服务内容、建档流程；进一步熟悉了居民健康档案的概念、表单填写的技术要求；培养了认真严谨、实事求是的工作作风。建立居民健康档案具有很重要的意义，可以全面记录个人的健康信息，有助于健康管理、个性化诊疗、科学研究，提高医疗服务质量，保障居民的健康和生活质量。

（张寒冰）

实训二　社区健康讲座活动方案的撰写

社区健康教育是指以社区为单位，以社区人群为对象，以促进社区健康为目标而进行的有组织、有计划、有评价的健康教育活动与过程。其目的是发动和引导社区居民树立健康意识，关心自身、家庭和社区的健康问题，积极参与社区健康教育活动，养成良好卫生行为和生活方式，以提高自我保健能力和群体健康水平。

健康讲座是社区健康教育活动的重要且常用的方式。通过本次实训，掌握健康教育开展和实施的具体步骤与方法。

一、实训目的

1. 掌握健康需求评估相关知识，能够进行社区健康需求评估；
2. 掌握社区健康教育计划制定的原则与方法；
3. 掌握健康教育活动方案撰写方法，能够撰写社区健康讲座活动方案。

二、实训准备

1. **地点**　多媒体教室或者多实训室。
2. **材料**　电脑、U盘、投影仪、纸张、笔。
3. **学生**　提前分组（5~6人一组），各组确定健康讲座的主题和内容，撰写活动方案。

三、实训内容

各组根据案例资料，在分组讨论基础上进行健康需求分析，确定社区主要健康问题，撰写社区健康教育讲座的活动方案。

案例资料　某社区卫生服务站，服务范围内有五个高层楼房住宅区，10个多层楼房（20年以上建筑）住宅区，一个某中学的教职工家属院，总人口6万多人，其中60岁以上老年人占11%，学龄前儿童占4%。服务范围内有三家幼儿园，入园幼儿人数均在500名以上。根据健康档案记录的数据，辖区内居民高血压患病人数为 7000 多人，35 岁以上人群高血压患病率达 26%，高于全国平均水平；35 岁以上颈肩腰腿痛患者约有 1 万多人，但就诊率不到 30%，因该病就诊的多为老年人，不来就诊的颈肩腰腿痛患者多为上班族，且有职业分布特点，会计、软件工程师、科研工作者、服装加工、食品加工等生产一线操作工人居多。

本社区人口分布特点：①新建高层住宅居民多数为中年知识分子，以脑力劳动为主，收入稳定，工作繁忙。早 7 点到晚 7 点，在小区内的人多为学龄前儿童及老人。②旧街区多层楼房建筑群居住的居民文化程度、经济状况参差不齐，职业分布多样化，年龄构成以中老年人口偏多。10 个多层楼房住宅区内，目前已经有 4 个在社区卫生服务工作人员帮助下，建立了"富贵病病友联谊会"，自 2014 年组织以来，参会会员已经发展到 60 人。2017 年 4 个小区联谊会联合组织了广场舞比赛、健康膳食烹饪大赛等社区活动，反响热烈，吸引了部分其他小区的高血压病、糖尿病患者前来咨询，有的表示愿意参加进来。

四、实训结论

主要总结学生对开展和实施健康教育活动的具体步骤与方法掌握及运用的情况，分析问题、解决问题及参与情况。

五、实训思考

本次实训结合社区健康教育活动实践，通过案例资料的分析与讨论，明确社区存在的主要健康问题，撰写社区健康教育讲座活动方案。该项目有助于学生掌握健康需求评估、健康教育计划制定及健康教育活动方案撰写的相关知识和技能，为今后在工作中开展社区健康教育服务奠定良好基础。

（张　谦）

实训三　预防接种服务

一、实训目的

能根据预防接种服务规范要求开展相关服务及管理。

二、实训准备

1. 地点　预防医学专业实训室或者社区卫生服务中心预防接种室。

2. 材料　国家免疫规划程序表、儿童预防接种证、电脑等。

3. 学生　学生提前分成两组，一组扮演儿童家长，一组扮演社区卫生服务中心预防接种工作人员（登记医生、接种医生）。

三、实训内容

（一）案例

某社区居民罗女士有一个 2 个月大的儿子，已经在该社区卫生服务中心建立了预防接种档案。按照免疫程序，罗女士儿子已经接种了乙肝疫苗第1、2剂次和卡介苗。如果你是社区卫生服务中心预防接种工作人员，请按照预防接种服务流程开展相关服务。

（二）模拟实训

1. 预约通知　社区卫生服务中心预防接种登记医生通过电话通知罗女士，让她带儿子到中心接种脊髓灰质炎灭活疫苗第1剂次。

2. 查验核实　罗女士带儿子到中心预防接种室，登记医生让其出示预防接种证，核实接种证上的姓名、出生日期、联系方式等基本信息，核实儿童之前接种的疫苗种类及剂次，确认本次是否接种脊髓灰质炎灭活疫苗第1剂次。

3. 询问告知

（1）询问　登记医生询问罗女士其儿子目前的健康状况，是否有发热、腹泻或者其他不适症状，最近是否有因病就诊的情况，以及以前接种疫苗的时候是否出现不良反应特别是严重不良反应等情况，判断是否适合接种。罗女士如实回答并无不适及严重不良反应等，登记医生如实记录。

（2）告知　登记医生告知罗女士，她儿子本次应该接种脊髓灰质炎灭活疫苗第1剂次。工作人员把这两种疫苗的基本信息、可预防的传染病、可能出现的不良反应等信息告知罗女士，让罗女士知晓并签署知情同意书。

4. 实施接种

（1）登记　登记医生为罗女士儿子进行登记，通知其按照接种顺序进入接种室。

（2）三查七对　接种医生再次进行"三查七对"。再次询问检查核实罗女士儿子的健康状况和接种禁忌证、预防接种证，核对确认罗女士儿子的姓名、年龄、本次接种疫苗的品种和剂次。确认无误后，接种医生从冰箱中取出疫苗，核实脊髓灰质炎灭活疫苗的接种途径是肌内注射，剂量为0.5ml。

（3）接种　再次核对无误后，接种医生按照安全注射的要求为罗女士儿子进行了接种。

5. 留观　接种完毕后，接种医生告知罗女士，带她儿子到留观室观察30分钟。

6. 预约　罗女士带儿子留观30分钟后，登记医生确认并未发生不良反应，告知罗女士可带儿子离开，并通知她过一个月记得带儿子来接种脊髓灰质炎灭活疫苗第2剂次和百白破疫苗第1剂次。

四、实训结论

主要总结学生的角色把握与知识技能掌握情况，分析问题、解决问题以及参与情况。

五、实训思考

1. 本次实训主要以模拟场景、角色扮演的方式开展，重点培养同学们在真实岗位上开展预防接种服务的能力。

2. 在实训过程中同学们要注意医学人文关怀和沟通交流中的方式方法，严格做到知情同意，切实为人民服务。

（王　丹）

实训四　新生儿家庭访视情景模拟

一、实训目的

1. 掌握新生儿家庭访视的内容。
2. 熟悉新生儿家庭访视的工作流程。
3. 能正确填写"新生儿家庭访视记录表"和"母子健康手册"。
4. 培养与新生儿照护者有效沟通的能力。

二、实训准备

1. **地点**　实训室或多媒体教室。
2. **材料**　新生儿访视包、新生儿护理模拟人、"新生儿家庭访视记录表""母子健康手册"。
3. **学生**　将学生分为社区卫生服务中心公共卫生人员、产妇及其家人、质控员三组。

三、实训内容

（一）实训主题

1. 新生儿家庭访视的流程。
2. 新生儿家庭访视的时间、内容和步骤。
3. "新生儿家庭访视记录表"的信息填写。

（二）案例

某医院产妇顺产一女婴，出生体重3100g，身长51cm，生后1分钟、5分钟、10分钟Apgar评分均为10分，产后第三天出院回家。社区卫生服务中心医务人员应在新生儿出院后七天内完成首次家庭访视。请分角色扮演完成该新生儿家庭访视的全过程。

问题1：新生儿首次家庭访视有哪些流程？

问题2：新生儿首次家庭访视的内容主要有哪些？

问题3：根据对新生儿的检查和评估结果，为新生儿母亲及其家人提供具体的指导意见。

问题4：如何指导和鼓励新生儿母亲坚持纯母乳喂养至6月龄？

（三）实施过程

学生完成分组后，可抽签或自行选择扮演角色，根据案例具体情况和新生儿家庭访视内容进行讨论，确定模拟的流程和各成员的台词。各小组成员根据设计进行角色扮演，展示首次家庭访视的完整过程，表演结束后进行小组互评和教师评价，表演成员根据评价意见进行完善。

四、实训结论

主要总结学生的角色把握与知识技能掌握情况，分析问题及解决问题的情况。

五、实训思考

通过对新生儿首次家庭访视服务的学习，掌握新生儿家庭访视的主要内容，能够正确为新生儿完成体格检查和评估，为其照护者提供喂养、护理、发育、疾病预防、伤害预防等相关指导意见，早期发现异常和疾病，及时转诊，降低新生儿的患病率和死亡率。

（李　君）

实训五　产后访视情景模拟

一、实训目的

1. 掌握产褥期妇女的保健措施。

2. 熟悉产妇的生理变化及特点。

3. 能够根据对产妇的访视情况，填写产后访视基本信息内容，并对产妇开展健康评价及指导。

4. 引导学生形成产妇健康管理服务的规范意识和服务意识，培养学生具备与产妇良好沟通以及对产妇进行人文关怀的能力。

二、实训准备

1. 地点　实训室。

2. 材料　产后访视记录表、笔、纸、体温计、访视包等。

3. 学生　将同学分为模拟产妇组、社区卫生服务中心公共卫生工作人员组。

三、实训内容

（一）案例

王某，女，汉族，现年30岁，已婚，于2023年6月2日，在医院自然分娩一名女婴，体重3200g，身高50cm。产后无异常，并于产后3天出院。当地社区卫生服务中心在收到分娩医院转来的产妇分娩信息后，于6月5日到该产妇家中进行产后访视。访视期间，该产妇自诉乳房胀痛，有产后便秘的情况，同时社区卫生服务中心公共卫生工作人员发现产妇在交流过程中，情绪低落、表情抑郁、无精打采。

（二）情景模拟

1. 通过角色扮演法，教师将同学分为模拟产妇组、社区卫生服务中心公共卫生工作人员组。

2. 学生根据访视案例分配角色，并组成小组。通过小组的准备和研究，对访视案例中的相应问题提出解决方案和建议，并以书面形式列出走访对象、目标、内容和程序。

3. 各小组依照各自的访视设计以及角色扮演展示访视过程。在各小组表演结束后，师生针对各小组的扮演情况共同评价并提出改进意见。

问题1　产后访视的询问和检查内容包括哪些？

问题2　针对情景中产妇的情况，该社区卫生服务中心公共卫生工作人员如何对王某进行健康评价及指导，填写"产后访视记录表"？

问题3　进行产后访视时，如何与产妇进行良好沟通以及开展人文关怀？

四、实训结论

主要总结学生的角色把握与知识技能掌握情况，分析问题、解决问题以及参与情况。

五、实训思考

本次实训结合基层工作实践，模拟产后访视情景，使学生能够根据产妇的实际状态以及访视结果，对其开展健康评价及指导。该项实训不仅有助于学生对知识技能的掌握，同时能引导学生形成规范的孕产妇健康管理服务意识，为今后实地开展高效、优质的基层公共卫生服务奠定良好基础。

（李佳蔓）

实训六　老年人健康管理服务

一、实训目的

1. 掌握老年人健康管理服规范，能开展针对老年人的基本公共卫生服务，为老年人进行健康评估和健康指导。
2. 同时培养学生与老年人沟通的能力。

二、实训准备

1. **地点**　实训室或多媒体教室。
2. **材料**　"老年人生活自理能力评估表"、纸、笔等。
3. **学生**　将学生分为老年及其家人、社区卫生服务中心公共卫生人员、质控评价员三组。

三、实训内容

（一）实训主题

1. 对老年人进行健康评价及指导。根据老年人体检结果及生活自理能力评估，对老年人开展健康评价及指导。
2. 开展老年群体基本公共卫生服务。结合实际工作，模拟开展老年人基本公共卫生服务项目。

（二）案例

王某，男，汉族，70岁，已婚，退休后一直在家，平时不怎么爱活动，不喜欢与人交往，吃饭口味重，不忌口，喜欢甜食和荤菜。老伴劝其去社区医院检查，检查结果：血压为138/88mmHg，身高168cm，体重75kg，腰围98cm，空腹血糖6.8mmol/L。

（三）具体实施

1. **情景模拟**　模拟老年组（老年人1名、家人2名）、社区卫生服务中心公共卫生人员（若干）和质控评价组，进行情景模拟。

问题1　根据问询王某个人健康基本情况，填写"个人基本信息表"及"老年人生活自理能力评估表"。

问题2 王某到社区卫生服务中心体检，该社区卫生服务中心对王某进行了体检，体检结果出来后，该社区卫生服务中心如何对王大爷进行健康评价及指导？

2. 头脑风暴 教师作为主持人，把控整个会议。学生记录员3~4名，认真记录每个人的发言。其余同学认真思考，进行头脑风暴。

问题3 在针对老年健康管理时，该如何融入医学人文呢？请同学们展开讨论。

四、实训结论

主要总结学生的角色把握与知识技能掌握情况，分析问题及解决问题的情况。

五、实训思考

教师对本次实训进行总结，对发现的问题进行梳理，和学生一起找到整改的方向和措施。引导学生具备老年人健康管理服务的规范意识，高效高质量开展基层公共卫生服务，对老年人进行健康管理。

（崔司宇）

实训七　高血压患者健康管理服务

一、实训目的

1. 掌握高血压患者健康管理服规范，能开展针对高血压患者的基本公共卫生服务。
2. 规范填写高血压患者随访记录表，并正确归档。

二、实训准备

1. 地点　实训室或多媒体教室。

2. 材料　"高血压患者随访记录表"、纸、笔等。

3. 学生　将学生分为高血压患者组、社区卫生服务中心公共卫生人员组、质控评价人员组。

三、实训内容

（一）实训主题

1. "高血压患者随访记录表"信息填写。通过对高血压患者的问询，填写"高血压患者随访记录表"。

2. 对高血压患者进行随访评估及分类干预。根据高血压患者评估结果，对高血压患者开展分类干预，包括生活方式指导及用药调整。

3. 开展高血压群体基本公共卫生服务。结合实际工作，模拟开展高血压基本公共卫生服务项目。

（二）案例

患者，男，45岁，身高175cm，体重75kg，血压140/90mmHg。患者2个月前社区体检发现血压150/100mmHg，复查后确诊为高血压，予生活方式指导。无眼花耳鸣、头晕头痛，饮食睡眠可，二便正常。无其他慢性病史。无吸烟史。饮酒史 25 年，平均每日饮白酒 5 两，发病后已逐步戒酒。生活习惯：饮食嗜油嗜盐，爱好肉食，喜夜宵，目前已调整。每日散步约 30 分钟。

（三）具体实施

1. 情景模拟　模拟高血压患者组（高血压患者 1 名、家人 2 名）、社区卫生服务中心公共卫生人员（若干）和质控评价组，进行情景模拟，并进行"高血压患者随访服务记录表"填写。

问题 1　根据问询患者健康状况、检查结果等信息，填写"高血压患者随访记录表"。

问题 2　若患者到社区卫生服务中心进行随访，血压 160/100mmHg，该社区卫生服务中心该如何对患者进行健康评估及用药指导。

2. 头脑风暴　教师作为主持人，把控整个会议。学生记录员 3~4 名，认真记录每个人的发言。其余同学认真思考，进行头脑风暴。

问题 3　若该社区卫生服务中心到所在辖区的社区进行高血压高危人群筛查，需要如何做？回答时应包括前期准备工作及回到社区后的工作等系列服务流程。

四、实训结论

主要总结学生的角色把握与知识技能掌握情况，分析问题及解决问题的情况。

五、实训思考

教师对本次实训进行总结，对发现的问题进行梳理，和学生一起找到整改的方向和措施。引导学生具备高血压患者健康管理服务的规范意识，高效高质量开展基层公共卫生服务，对高血压人群进行健康管理。

（杨智源）

实训八　2 型糖尿病患者健康管理服务

一、实训目的

1. 掌握 2 型糖尿病患者健康管理服规范。
2. 能开展针对 2 型糖尿病患者的分类干预服务。
3. 规范填写"2 型糖尿病患者随访记录表"，并正确归档。

二、实训准备

1. 地点　实训室或多媒体教室。
2. 材料　"2 型糖尿病患者随访记录表"、纸、笔等。
3. 学生　将学生分为 2 型糖尿病患者组、社区卫生服务中心工作人员组和质控评价人员组。

三、实训内容

（一）实训主题

1. "2 型糖尿病患者随访记录表"信息填写。通过对 2 型糖尿病患者的问询，填写"2 型糖尿病患者随访记录表"。

2. 对 2 型糖尿病患者进行随访评估及分类干预。根据 2 型糖尿病患者评估结果，对 2 型糖尿病患者开展分类干预，包括生活方式指导及用药调整。

3. 开展 2 型糖尿病群体基本公共卫生服务。结合实际工作，模拟开展 2 型糖尿病基本公共卫生服务项目。

（二）案例

患者，赵某，男，49 岁，身高 175cm，体重 79kg。社区健康体检时空腹血糖 9.8mmol/L，进一步询问患者近半年口干，每日饮水 2.5~3L，口干无改善。小便次数增多，夜尿 5~8 次，体重稍有降低。从事办公室工作，吸烟史 10 余年，平均每天吸烟 1 包。无饮酒史。喜爱夜宵。血压正常，无其他慢性病史。

（二）具体实施

作为一名社区医生，若患者随诊过程中，患者出现以下情况，应如何处理？

情景模拟一　患者血糖控制稳定（空腹血糖 5.9mmol/L），无药物不良反应、无新发并发症，如何进行评估？根据评估结果，应如何干预？

情景模拟二　患者血糖偏高（空腹血糖 8.6mmol/L），无药物不良反应、无并发症，如何进行评估？根据评估结果，应如何进行干预？

情景模拟三　患者主诉食欲减退、恶心呕吐、呼气有烂苹果味，如何进行处理？

1. 分组活动　分小组进行讨论，每组 4~5 人，集中讨论。模拟 2 型糖尿病患者、社区卫生服务中心工作人员（若干）和质控评价组，进行情景模拟，并进行 2 型糖尿病患者分类干预。

2. 头脑风暴　教师作为主持人，把控整个会议。学生记录员 3~4 名，认真记录每个人的发言。其余同学认真思考，进行头脑风暴。

四、实训结论

主要总结学生的角色把握与知识技能掌握情况，分析问题及解决问题的情况。

五、实训思考

教师对本次实训进行总结，对发现的问题进行梳理，和学生一起找到整改的方向和措施。引导学生具备 2 型糖尿病患者健康管理服务的规范意识，高效高质量开展基层公共卫生服务，对 2 型糖尿病人群进行健康管理。

（杨智源）

实训九　基层突发公共卫生事件案例分析

一、实训目的

1. 掌握传染病及突发公共卫生事件报告和处理服务流程；熟悉突发公共卫生事件的应急准备与处理。

2. 能够通过对突发公共卫生事件的核实调查，熟悉突发公共卫生事件调查处置流程和报告流程。

3. 引导学生养成传染病及突发公共卫生事件报告意识，培养学生具备发现传染病与突发公共卫生事件并报告的能力。

二、实训准备

1. 地点 实训室。

2. 材料 流行病学调查技术资料、相关传染病应急预案、笔、纸等。

3. 学生 将同学分为县疾控中心专业技术人员组、乡卫生院报告组、中心小学和中学负责老师组、病例组、疑似病例组。

三、实训内容

（一）案例

2023 年 11 月 16 日上午某市某县某乡卫生院向该县疾控中心报告，本地中心小学和中学诊断报告十余例麻疹病例，有二十余例疑似病例，疑似病例均有发热、咳嗽、红眼等感冒样症状。该县疾控中心于 16 日下午组织专业技术人员前往该乡开展现场调查处理，共搜索到 39 例疑似病例，采集血清标本送该地市疾控中心检测，经检测 9 例病例麻疹 IgM 抗体均阳性。

（二）情境模拟

1. 通过角色扮演法，教师将同学分为县疾控中心专业技术人员组（4 人，流调 2 人、采样 1 人、消毒 1 人）和乡卫生院报告组（2 人，医护各 1 人）、中心小学和中学负责老师组（2 人，小学和中学各 1 人）、病例组（12 人）、疑似病例组（30 人）。

2. 各小组依照各自的角色开展情景演练并思考以下问题。

问题 1 县疾控中心专业技术人员组在出发前需要准备哪些物资和资料？

问题 2 乡卫生院组需要向县疾控中心报告哪些信息？

问题 3 中心小学和中学的负责老师在县疾控中心专业技术人员组未到之前应该采取哪些措施？

问题 4 所有同学都思考到了现场首先要开展什么工作？核实此次麻疹疫情需要从哪些方面开展？

四、实训结论

主要总结学生的角色把握与知识技能掌握情况，分析问题、解决问题和参与情况。

五、实训思考

本次实训结合基层工作实践，模拟突发公共卫生事件的处置过程，使学生能够掌握传染病与突发公共卫生事件处理服务流程，为今后实地开展高效、优质的基层公共卫生服务奠定良好基础。

（刘世安）

参考文献

［1］ 胡晓江，徐金水，姜仑．国家基本公共卫生服务健康管理与实践手册［M］．南京：东南大学出版社，2020．

［2］ 傅华．预防医学［M］.7版．北京：人民卫生出版社，2018．

［3］ 杨柳清．基层公共卫生服务技术［M］．武汉：华中科技大学出版社，2018．

［4］ 杨柳清，代爱英，刘明清．基本公共卫生服务实务［M］．北京：北京大学医学出版社，2021．

［5］ 毛萌，江帆．儿童保健学［M］．北京：人民卫生出版社，2020．

［6］ 王永红，史卫红，静香芝．基本公共卫生服务实务［M］．北京：化学工业出版社，2021．

［7］ 王琦．中医体质学［M］．北京：中国中医药出版社，2021．

［8］ 尚莉丽．儿童保健学［M］．北京：中国中医药出版社，2021．

［9］ 中华人民共和国国家卫生健康委员会统计信息中心.2022中国卫生健康统计年鉴［M］．北京：北京协和医科大学出版社，2022．

［10］ 王晓晓，郭清.2017年河南省孕产妇健康管理服务满意度调查［J］．中国妇幼保健，2020，35（03）：248－249．

［11］ 马超，安志杰，王富珍，等．预防为主服务健康，百年筑就免疫长城——中国共产党成立100年来免疫规划工作和成就回顾［J］．中国疫苗和免疫，2021，27（6）609－614，638．

［12］ 宋成功，李和伟．"十四五"时期中医药健康管理服务发展思考［J］．中医药管理杂志，2022，30（20）：71－74．

［13］ 杨子，徐铭遥，张钟文，等．以人民健康为中心 提升基层中医药服务能力［J］．中国医药，2022，17（10）：1441－1445．

［14］ 秦彦，吴娟，毕媛，等．国家基本公共卫生服务项目规范填报实施策略研究［J］．中国公共卫生管理，2023，39（04）：491－493．